文学心理
与文学治疗

邱鸿钟◎编著

U0351896

广东高等教育出版社
GuangDong Higher Education Press
·广州·

图书在版编目（CIP）数据

文学心理与文学治疗/邱鸿钟编著. —广州：广东高等
教育出版社，2017.4
（艺术治疗丛书）
ISBN 978 - 7 - 5361 - 5871 - 9

I. ①文… Ⅱ. ①邱… Ⅲ. ①文学 - 应用 - 精神疗法 -
高等学校 - 教材 Ⅳ. ① R749. 055

中国版本图书馆 CIP 数据核字（2017）第 043353 号

Wenxue Xinli Yu Wenxue Zhiliao
广东高等教育出版社出版发行
地址：广州市天河区林和西横路
邮编：510500 电话：（020）87554152
网址：http://www.gdgjs.com.cn
佛山市浩文彩色印刷有限公司印刷
787 毫米×1 092 毫米 16 开本 14.25 印张 279 千字
2017 年 4 月第 1 版 2017 年 4 月第 1 次印刷
定价：30.00 元

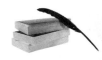

序　言

　　语言加速了人的大脑与智能进化，语言创造了其他动物所没有的精神世界和文本世界，因而它将人从动物世界中提升出来而成为万物之灵。正如水能载舟，亦能覆舟一样，语言之于存在，没有语言就没有存在的敞开；语言之于心理活动，没有语言就没有人的心理活动。语言是人心理活动的载体，人因语言而从野性的自然人演变为文明的社会人。"语言是人口开出的花朵"，也是人精神安居的家园。但人亦可因语言刺激而爱恋或狂躁，因语言的蒙蔽而痴迷或偏执，语言可以成为囚禁人的牢笼，人也可因语言的鼓动而无比坚强，因语言的安抚而变得平静顺从。因此，研究如何运用语言艺术来宣泄或治疗各种心理问题就成为文学创作和文学阅读中的一个值得研究的课题。从促进心理健康的角度来看，文学创作与文学阅读就是一种目的藏而不露，形式温文尔雅，效果潜移默化的心理治疗过程。

　　文学是受众最多且其年龄跨度最大，历史最悠久的艺术形式之一。无论是父母在给睡前的孩子讲故事，学生自己朗读课文，还是成年人在茶馆或通过收音机听评书，或自己在家看书默读，或浏览手机上的电子书籍，都是广义的文学阅读形式。文学阅读常常具有很强的吸引力，这是因为在某种程度上，读者可以感受到作品中的主人公一吐为快，替自己讲述了"想说而不敢说"的话；或做了自己"想做而不敢做"的事，宛如替自己出了一口闷气而心满意足；或者是对书中人物的遭遇感同身受，共情悲泣；或被书中人物豪言壮语或英勇行为所打动，如醍醐灌顶，茅塞顿开；或被作品的情节和故事所刺激、浸染、升华，有所思或有所得。但是，并非所有的文学作品都是补品良药，都适合用作文学教育与阅读治疗的处方，而是需要仔细甄别鉴赏，虽然教师、医生、心理医生和家长也许能承担这种鉴别的重任，但需要接受专门的培训。治疗性的文学阅读也需要一定的引导和讨论，因为一些未成年人和人格发育幼稚的人可能会混淆文学幻想与现实的关系，将神话与虚构当成真实，以至于因为羡慕或模仿而酿成悲剧。

　　文学是艺术，也是心理学、社会学和人类学。也就是说，文学是用艺术的手法来表达和处置人的心理、社会等各种问题的一门学问。于是乎，古今中

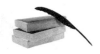

外，就有许多亦医亦文的杰出人物，这可能并非一种偶然。如阿拉伯医圣阿维森纳（Avicenna）不仅以他的医学巨著《医典》给中世纪和近代前期西方医学和东方医学以巨大影响，而且他还是四行诗的创建者，写有《灵魂之歌》等名篇，他的人文主义思想对诗人但丁和多个民族的文学发展有公认的影响。1902年因证明蚊子传播疟疾的假说而获得诺贝尔生理学或医学奖的英国医学家罗纳德·罗斯（Ross R，1857—1932），同时还是一位蜚声文坛的作家，他创作的《奥莎雷的狂欢》是英国20世纪30年代的十大畅销小说之一。1913年因对血清疗法和过敏性原理研究做出杰出贡献而获诺贝尔生理学或医学奖的毕切特（Pichet C R，1880—1935）也擅长写小说，他创作的剧作常常在欧洲各地演出。在诺贝尔奖获得者当中还有卡雷尔（Carrel A，1873—1944）、卡加（Cajal S R，1852—1934）和科夫（Kofwl A，1874—1949）等人在文学上颇有造诣。现代实验生理学的奠基者贝纳德（Bernerd C，1813—1878）也是一位剧作家，而生理学家哈勒（Haller A，1708—1777）则是一位诗人。作为普通医生的文学名人在近现代亦不少见。如法国著名的小说家和外科医生纽哥·休（Eugene Sue，1804—1857）的长篇小说《巴黎的秘密》还曾受到恩格斯的高度评价。俄国著名的小说家契诃夫（1860—1904）是一名乡村医生，常以患者、疾病和医院为文学创作的题材。20世纪以现实主义小说而闻名的墨西哥文学代表马里亚诺·阿苏埃拉（Mariano Azuela，1873—1952）也是一位行医多年的医生。写有小说《红房子》等著名作品的瑞典知名作家奥古斯特·斯特林堡（Strindberg J A，1849—1912）和印度尼西亚知名小说家阿卜杜尔·慕依斯（Abdul Muis，1890—1959）也都是先医后文的范例。在中医历史上，医文并举闻名于世的医家如繁星灿烂。如写有《黄帝三部针灸甲乙经》这部被誉为"针灸之祖"名著的皇甫谧（215—282），还写有《帝王世纪》《列女传》《玄晏春秋》等大量文学、史学方面的专著与散文。医家葛洪（约300—380）所写的《西京杂记》曾被鲁迅评价为"意绪秀异，文笔可观"，他创作的神话作品更为中国神话文学之大淳。① 又如陶弘景（452—536）除有医著《名医别录》闻名于世外，他的《答谢中书书》等写山川之美的文学短札是中国文学史上历来传颂的写景名作。② 名医王履（1332—1391）是当时的诗画家和史学家，撰有《医史补传》，中医医史之名据说由此而始。蒙医伊希里金旺吉拉（1853—1906）一生中创作了《吉祥天女赞》《火喻经》《金石箴言》等许多脍炙人口的文学作品，他用诗歌体和歌赋体形式写作的《珊瑚验方》《医

---

① 青木正儿. 中国文学思想史［M］. 孟庆文，译. 沈阳：春风文艺出版社，1988：218－219.

② 游国恩. 中国文学史［M］. 北京：人民文学出版社，1979：28.

学歌诀》等四部医书，词句凝练优美，易诵易记，为广大蒙医广为流传。用文学形式表述中医药知识还是古代中医教育的一种独特方法。如名医许叔微（1080—1154）著《伤寒百证歌》五卷，写有七言歌诀100首，开中医科普文学体裁之先河。清代巨著《医宗金鉴》的总修官吴谦医文皆精，他编写的专著图文并茂，各有歌诀，被称为古今医学奇书。名医陈念祖（1736—1820）以诗歌体编写的《时方歌诀》是当时最为流行的医著。晚清名医恽铁樵（1878—1935）曾任《小说月报》主编，翻译过不少西洋小说，后学医成名。由历史史实来看，无论是创作，还是阅读文学作品总是沾染有一点"治病救人"的味道。当年孙中山先生弃医从政，鲁迅先生弃医从文，其实也可以看作是医学与文学的互通互用，也许政治的主要目的是改造人生存的环境，医学改善的是人的身体，而文学影响的则是人存在的精神，三者殊途同归：一切为了追求人的幸福。

作者相信本书不仅适合教师、心理咨询师或心理治疗师、各类医生借鉴运用，也适合家长和青年人阅读。在这里我们可以了解基于心理治疗观的文学发展史，认识文学创作和文学阅读的心理机制，学习文学治疗的程序、方法以及结合文学阅读的处方，通过案例分析，认识作者人格、人生际遇与其创作动机、作品主题、作品风格的关系。作者相信，心理学家借助于文学，或者是文学家借助于心理学都是可以互相补益的。

丁酉年春天的奏鸣曲已经开始，至此，我的艺术治疗系列三本专著全部完工，但关于艺术治疗进医院、进学校、进社区的热浪却才刚刚掀起。

邱鸿钟

于农历丁酉年正月廿八日

广州白云鹿鸣湖畔杏林书斋

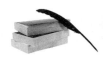

目　　录

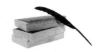

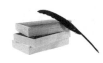

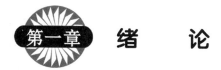 绪 论

文学治疗源于古代，盛行于现代。本章讨论文学的性质与艺术特点、文学的类型与体裁、文学治疗的特点与方式等基本问题。

第一节 文学概述

一、文学的性质与艺术特点

广义的文学是指一切口头或书面语言行为艺术和作品的统称。与用颜色和造型的美术不同，也与用时间节律塑造的音乐不同，文学是用形象化的语言文字来反映作者对自然和社会生活的审美感受，以及表现心灵世界的艺术形式。文学与科学虽然都用文字描述，但科学表述是无感情色彩和抽象的，而文学描写则是生动形象和具体可感的。文学用语言塑造的艺术形象，与直接地呈现在读者面前的绘画和舞蹈不一样，文学形象只有通过由文字引发读者的想象，并联想其自己的生活经验才有可能被感知。因此文学艺术形象具有间接性的特点。正是基于这一特点，文学作品所塑造的艺术形象不受客观事物、真实时空和自身经验等主客观条件的限制，梦、神话传说、科幻虚构等任何奇特的想象和个人私密的体验都可以成为文学作品的内容。从人性的塑造与语言的关系来看，人类是唯一会书写符号的动物，也是唯一经语言教育从自然人完成社会化过程的高级动物，因此，自文字产生之后，文学就往往成为其他艺术创作的思想基础，与随时间流逝的音乐作品和占据一定空间的美术作品相比，文学作品所反映的历史纵深感和社会领域的广泛性，以及所表达思想的完整性和深刻性都远远胜过其他艺术形式。一部洋洋数万字的小说或者说一首史诗可以纵横历史数十年，反映丰富多彩的文化风俗，揭示众多人物复杂的个性和细腻的情感世界，如但丁的《神曲》一诗从"地狱""炼狱"写到"天堂"三界，讨论了人类的好色、饕餮、贪婪、愤怒、强暴、欺诈、背叛与傲慢、忌妒、怠惰、贪财、贪食等"罪行"，其寓意之深，跨度之大，内容之广是其他艺术形式不可比拟的。正如黑格尔所评价的那样："语言的艺术在内容上和表现形式上比起其他艺术都远较广阔，每一种内容，一切精神事物和自然事物，事件，行动，情节，内在的和外在的情况都可以纳入诗，由诗加以形象化。"相比美术和音乐，文学比其他艺术形式更具有认知态度、情绪情感的色彩。因此，在这种意义上，文学是一种具有更加鲜明意识形态的艺术。

文学艺术的特点可以概括如下：①语言文字是塑造艺术形象的媒介和材料。只有掌握一种语言才能创作文学作品，只有听懂或认识一种语言才能阅读和欣赏相应的文学作品，文学艺术的审美和文学治疗必然依赖于对语言的理解和掌握。②文学塑造的艺术形象具有非直接性。雕塑、绘画和舞蹈可以将艺术形象作用于人的视觉或触觉，音乐则可模仿各种天籁之音作用于听觉，相比而言，文学用语言塑造的艺术形象不可能直接地呈现在人的感官面前，只能通过读者基于自己的生活经验之上的想象和联想，才有可能感知文学作品中的艺术形象。因此，这也就是说文学语言只有与人过去的经验、回忆和表象联系着，才能使文学艺术形象实现具体可感性。③文学所塑造的艺术形象只存在于读者的想象世界中。例如中国古代神话小说《西游记》中能七十二变的孙悟空、武打小说中用轻功一跃就能登上屋顶的武林高手、《聊斋志异》中的各种鬼魅、科幻小说中的巨人或外星人在现实世界中是根本不存在的。文学所塑造的故事情节和内容几乎不受时间和空间、主观和客观条件的限制，从这种意义上说，文学是一种最彻底的虚构的艺术。④文学可以直接表达人的各种意识状况和非常个性化的想法，而其他艺术大多只能表达人的外显行为和形象。如意识流小说仅仅描写一个人或几个人内心世界的自我对白就可能成为一部名著，如《尤利西斯》就是爱尔兰作家詹姆斯·乔伊斯以一个都柏林小市民一昼夜的经历和内心意识活动为题材而构想的意识流小说，至今深受读者喜爱。

二、文学的类型与体裁

文学作品的类型是指作品反映现实的方式，而文学作品的体裁是指作品话语系统的结构形态。文学作品可以按不同的标准进行分类。

（一）文学的类型

根据文学创作的主体对现实的不同反映方式，文学作品可分为现实型、理想型和象征型三种类型。所谓现实型文学是指试图通过逼真的人物和事件描述来再现客观现实的一类作品，例如《诗经》和《荷马史诗》。理想型或浪漫型文学是指通过夸张、变形、虚拟来表现某种主观的想象和抒发自己的情感，塑造出奇人、奇事和奇境的一类文学作品，例如屈原的《楚辞》和莎士比亚的《巨人传》。象征型文学是指通过拟人化、比喻，象征或暗示某种超越所描写

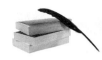

的个别形象的寓意，例如《庄子》和《伊索寓言》。

当然，各种文学类型之间的关系并不是机械的和泾渭分明的，有时是合二为一的，例如《堂吉诃德》就兼具有现实与象征性两种特征，但丁的《神曲》甚至是三种类型的特点兼而有之。

（二）文学的体裁

文学体裁又称作品的"样式"或"文体"，是指作品表现出的语言运用及结构布局等因素有机结合而显现出的作品外部形态。文学体裁的多样化，不仅是社会生活多样化的反映，也是人类社会生活从简单到复杂，由粗糙趋向精细发展的历史结果，更是人类心灵不断探寻新的和更深刻的表达方式的需要。各种文学体裁本源于民间，后经文人学者的发展而变得精细。各种文体在发展过程中，逐步地形成了各自的语言特点和艺术风格，以及在反映社会生活、表达思想感情方面具有各自不同的心理和社会效能。正如同样的药物既有片剂，又有水剂和针剂一样，不同体裁的文学作品不仅可以适合不同个性、气质和兴趣爱好的读者，也有助于不同年龄、性别和阅读偏好的人选择。

在不同的历史时期和不同的国家，文学体裁有不同的分类方法，概括起来大体上有如下几种。

1. 两分法。在没有文字记录和印刷术之前，口头文学早已在民间萌生和流行，因此，文学起源于口头文学，发展于书面文学。既然最早的口头文学多数是拿来吟唱的，如巫歌、民歌等，那么，最早的文体分类是按文学作品的语句是否押韵分为韵文与散文两大类。

2. 三分法。文学作品按照表达手法的不同方式分为：叙事类作品、抒情类作品、戏剧类作品。所谓叙事类作品是指通过对事件的描述和人物性格的刻画，借以反映现实和表达作者思想感情的作品。在这类作品中，有关作者本人的人格、认识和情绪都渗透或隐蔽在作品的人物或对具体事件的描述中，虽然看不见作者，读者却可以感受到作者的存在。这类作品包括叙事诗、小说、寓言等。抒情类作品指作者"用自己的口吻来叙述"对自然和现实生活的感受及其情感的作品。在这类作品中，作者的个性就是作品的灵魂，读者只有通过作者的个性去感受和理解作品的一切。这类作品包括抒情诗和抒情散文等。戏剧类作品指的是那些把人物安置在舞台上，让人物通过行动来表现性格的作品。这类作品，既具有叙事的特点，也具有体现角色意志、性格和情绪的事件发生过程的特点。这类作品包括悲剧、喜剧和正剧等。

3. 四分法。文学作品按照形象塑造、文句组织结构、语言运用和表现方法等方面的不同分为：诗歌、小说、散文、戏剧文学。其中诗歌的文体按表达方法的风格差异可以分为：抒情诗和叙事诗；按音韵格律和结构方式可以分为：格律诗和自由诗。散文文体丰富，包括抒情散文叙事类中的游记、杂记、

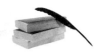

报告文学、传记、杂文、小品等。

无论对文学体裁如何分类，各类体裁之间的差异和区别也是相对的，例如我国古代的"赋"和现代的"散文诗"这两种文体"铺采文，体物写志"，既讲求文采、韵律，又借景抒情，既有诗的激情，但也具有散文的表现形式。又如短篇小说和报告文学的界限也不是那么清晰的。

4．其他分类方法。此外，还有许多没有纳入正式分类系统的文学作品形式，如神话、传说、童话、笑话、谚语和格言等。

三、文学的目的与意义

什么是文学的目的？从文学创作的目的与动机来看，文学的目的可以分为两大类：一类是为别人写的，或为了唤醒一个民族或教育他人，或替人抒发情绪情感和呐喊。如俄罗斯文学家高尔基就持这样一种文学观。他认为："文学的目的，是帮助人了解自己本身，提高他的自信心，激发他对于真理的企求，同人们的鄙俗行为做斗争，善于在人们身上找到好的东西，唤醒他们灵魂中的羞耻、愤怒和勇气，做一切使人能变得高尚坚强、能用美好圣洁的精神来活跃自己的生活的事情。这就是我的公式。"另一类是为自己写的，发泄某种不满，或满足某些愿望。如鲁迅写的第一部白话文小说《呐喊》就是借一个患有被害妄想的精神病人之口来表达自己对那个吃人社会的讥讽。

不同的文学流派对其目的会有不同的看法，但对于文学总是服务于人的目的这一点却是具有共识的。鲁迅把文学看作是"国民精神所发的火光"和"引导国民精神的前途的灯火"，认为文学的目的就是对民族精神的启蒙和引导。即使是那些现实主义的文学作品也是蕴含理想之光的，如罗曼·罗兰说："缺乏理想的现实主义是毫无意义的。"2010 年，秘鲁作家马里奥·巴尔加斯·略萨获得诺贝尔文学奖，瑞典皇家学院在致辞中写道：以此表彰他对权力结构的制图般的描绘和对个人反抗的精致描写。略萨是一个持现实主义观的作家，他认为，文学应具有社会责任，不应脱离对社会、政治的关切。文学是一种行动方式，引导、影响人们，而不是追求语言、声音的优美。文学不是无意义的活动，文学应该唤醒人们的意识。《酒吧长谈》是略萨最为重要的作品，书中描写的是 1948 年至 1956 年秘鲁由奥德利亚军事独裁统治时期的社会现实生活。作品中描述的一个是在独裁政权中当过保镖和密探的人，另一个则是默默无闻的失意记者。两人偶然相遇，在漫长的谈话中，在黑暗时代的独裁统治下，被席卷的日常生活、爱情和梦想一一浮现。作者自己说："如果要我选一本能够留下来的书，那将是《酒吧长谈》。因为我花了太多的工夫才把它写出来。"他认为，文学是值得花费大工夫的，不管是写作还是阅读。"有一系列理由让我们认为，文学能提供独一无二的服务"。首先，没有什么能像文学一

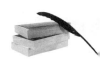

样让我们更好地了解到自己语言的丰富以及可能性。这里面有无尽的智慧和微妙的表现形式。其次，在今天这个专业化越来越突出，隔行如隔山的时代，文学可以打破专业化隔离，让人们在不同行业中找到共同的兴趣。最后，文学是教育中的一环，可以丰富人们的想象力，可以替代满足现实生活中的不安和不满。

第二节　文学治疗的研究历史

尽管许多文学作品具有影响民众精神的巨大作用，但并不是所有作家在创作作品时就意识到文学的治疗功能，或者说会有意将文学作品用于心理治疗。同样的道理，大多数读者在开始阅读文学作品时也只是为了好奇或娱乐，不曾预料会给自己带来多大的影响或医治自己的某些心理问题。尽管文学有悠久的发展历史，但有意识地将文学作品作为一种心理治疗手段却是较晚的事情。

一、西方文学治疗的研究

真正注意到文学作品具有心理治疗功能的人大多是文学评论者、人类文化学家和医生。据说 1802 年，美国医生贝加敏·路斯（Dr. Benjamin Rush）最早建议病人通过阅读小说来改善心理状况。1916 年麦柯德·克罗舍斯（Samnel Mechord Crothers）是第一个真正把阅读称作一种心理疗法（Bibliotherapy）的学者。从 20 世纪 40 年代开始到 90 年代，许多学者和心理医生对阅读疗法的定义、目的与功能、实施方式等问题做了大量的研究。[①] 虽然各位学者关于阅读疗法的理解不尽相同，但是对于书籍对阅读者心理体验历程的认识还是比较一致的。弗洛伊德对文学作品与心理关系的研究闻名遐迩，他利用神话传说、寓言、小说、戏剧等文学作品论证了他在临床个案观察中发现的一些潜意识规律和神经症病理机制，也探讨了诙谐的故事令人愉悦的心理机制，研究了文学作品对读者心理产生的正面和负面的影响。加拿大文学批评家诺思洛普·弗莱（Northrop Frye，1912—1991）所开创的神话—原型批判理论与精神分析学被认为是 20 世纪 50 年代西方文学界最有影响的理论。他的主要著作有《伟大的代码：圣经与文学》《作为纯粹理性批判的文学》等。他认为，文学是对抗理性异化、维护人性健全必不可少的手段，在当今这样一个疯狂的世界里，不应当忽视文学和艺术所具有的助人康复的巨大力量。弗莱的上述认识也与他母亲

---

① 王万清. 读书治疗 [M]. 台北：心理出版社，1999.

的一段故事有关。弗莱的母亲生下他姐姐之后患了重病，并且诱发了精神失常。他外祖父为了帮助她精神康复，找来了苏格兰历史小说家和诗人沃尔特·司各特的系列历史小说《威弗利》（*WAVERLEY*）送给她阅读。结果当阅读完这些小说之后，她所患的病竟然也奇迹般地痊愈了。这件事给弗莱留下了深刻的印象。后来他也研读了司各特的小说，认为它气势磅礴，宏伟壮丽，故事人物悲欢离合曲折遭遇的历史小说情节足以构成一种对抗精神失常的力量，他认为他母亲的精神康复便与这种力量有关。

20 世纪初，美国女人类学家露丝·福尔顿·本尼迪克特（Ruth Fulton Benedict，1887—1948）早年学习过英国文学，她在其代表作《文化模式》一书中提出了文学的跨文化治疗的问题，认为过去历史上被长期忽略的，或者被强势文化压抑的，各少数民族和边缘性弱势文化中的民间文学传统作为具有特殊疗效的宝贵文化资源，无疑会有广阔的开发前景。伊朗心理学家诺斯拉特·佩塞施基安（Nossrat Peseschkian，1933—2010）所开创的故事疗法就是对本尼迪克特设想的一种实践。他长期从事跨文化心理学研究，运用谚语、神话、寓言和故事等文学形式来提供跨文化的观点，使病人能从故事比喻的角度重新认识自己，顿悟解决心理冲突的途径，创造了一种积极的心理治疗方法。①

二、中国文学治疗的研究

在中国，关注文学对民众病态的或精神麻木的治疗作用始于近代梁漱溟和鲁迅等文化改革的先锋。20 世纪之后，中国学者先后发表了一些关于文学治疗功能的论文，如叶舒宪的《文学与治疗——关于文学功能的人类学研究》②，高旭东的《鲁迅：在医生与患者之间》③，萧兵的《文学治疗的生态意义》④，张蔚的《浅谈〈诗经〉的文学治疗功能》⑤，袁愈祯的《文学叙事治疗理论与实践》⑥，王艳凤和杨荣的《试论〈罗摩衍那〉的文学治疗功能和禳灾功能》⑦

---

① 佩塞施基安. 冒险一试的勇气：用于积极心理治疗的东方故事［M］. 明太，明谊，译. 北京：社会科学文献出版社，1998.

② 叶舒宪. 文学与治疗：关于文学功能的人类学研究［J］. 中国比较文学，1998（2）：88.

③ 高旭东. 鲁迅：在医生与患者之间［J］. 山东大学学报（哲学社会科学版），1999（1）.

④ 萧兵. 文学治疗的生态意义［J］. 中国图书评论，2003（2）：20.

⑤ 张蔚. 浅谈《诗经》的文学治疗功能［J］. 淮北职业技术学院学报，2013（2）：64.

⑥ 袁愈祯. 文学叙事治疗理论与实践［D］. 西安：陕西师范大学，2014.

⑦ 王艳凤，杨荣. 试论《罗摩衍那》的文学治疗功能和禳灾功能［J］. 内蒙古师范大学学报（哲学社会科学版），2014（3）.

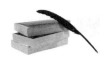

等；同期还出版了一些文学治疗的研究专著，如叶舒宪主编的《文学与治疗》① 汇集了一些学者对文学治疗的思考与研究，但这些理论研究对临床心理治疗和心理咨询的实际影响并不大。从心理学的视角来研究文学的创作与治疗功能也是现代文学治疗研究的一种取向，如吴立昌（1937— ）发表的《精神分析与中西文学》②《人性的治疗者：沈从文传》③ 及蒋孔阳的《漫谈精神分析与文学》④。

笔者将文学作品引进临床心理辅导与心理治疗已有十余年，按文学治疗的功能和治疗目的，将收集起来的优美散文分为五个主题，主编出版了"阅读心理治疗"丛书，这五个主题分别是《大自然是一间疗养院》《人生是一首未完成的诗》《习惯铸造人格》《挖掘你的快乐之泉》和《音乐的精神分析》。这是中国第一套可以运用于心理治疗实践的文学处方集。这些精心挑选来的富有心理治疗意义的优美散文加上心理医生撰写的阅读指南，可以帮助读者更容易通过阅读而了解自己，改变自己的认知、情绪或行为模式。这套丛书可以作为认知行为治疗中的家庭作业布置给来门诊咨询的来访者，在复诊时以便与来访者就阅读中的心得体会进行讨论。经多家医院心理门诊运用于患者认知行为治疗，以及在监狱服刑人员中开展的阅读心理实验，都取得显著的心理治疗效果。此外，笔者还主编出版了体现中医心理学思想的《四气调神》系列配乐CD：《春》《夏》《秋》《冬》和《中国养心箴言系列》配乐CD，成为不多见的可以运用于临床实际的中国本土化的非药物心理疗法。笔者领导的研究团队将十几年来的实践研究成果汇集出版了《艺术心理治疗的理论与实践》⑤ 一书。

第三节 文学治疗的诸要素

什么是文学治疗？狭义上，文学治疗是指心理咨询师或心理治疗师运用文学作品，实现心理咨询和心理治疗目标的过程。广义上，只要是运用了文学作品实现心理健康教育、人格塑造，或进行心理问题的矫治或心理问题解决的活

① 叶舒宪. 文学与治疗［M］. 北京：社会科学文献出版社，1999.
② 吴立昌. 精神分析与中西文学［M］. 上海：学林出版社，1987.
③ 吴立昌. 人性的治疗者：沈从文传［M］. 上海：上海文艺出版社，1993.
④ 蒋孔阳. 漫谈精神分析与文学［M］//美学与艺术评论：第1集. 上海：复旦大学出版社，1984.
⑤ 邱鸿钟. 艺术心理治疗的理论与实践［M］. 广州：暨南大学出版社，2010.

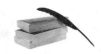

动都叫文学治疗。文学治疗包括参与文学创作和接受文学治疗两大类。具体来说，生活中常见的写作、讲故事、听评书、朗诵、阅读与聆听文学作品都是文学治疗的形式。被高尔基誉为世界民间文学史上"最壮丽的一座纪念碑"的阿拉伯民间故事《一千零一夜》讲述的就是一个最好的案例。相传在古阿拉伯的一个叫萨桑王国的海岛上，国王山鲁亚尔因知道王后红杏出墙后便对女性产生仇恨，此后每日娶一少女，翌日早晨即杀掉。为了拯救无辜受害的女子，终止国王的这种变态心理，聪明善良的山鲁佐德自愿嫁给国王，用讲述故事的方法吸引国王，故事一共讲了一千零一夜，国王的变态心理终于被纠正，愿与山鲁佐德白首偕老。

文学治疗与其他艺术治疗一样，具有治疗目的藏而不露，治疗过程潜移默化，治疗方法温文尔雅的特点。文学治疗既可以作为一种独立的治疗方法，也可以作为与其他方法整合在一起的整个治疗过程中的一个环节。作为一种心理治疗方法，文学治疗主要包括如下几个要素：具有心理治疗作用的文学作品、懂得运用文学治疗方法的专业人员、读者或合适文学治疗的对象等。现分述如下。

一、文学治疗的作品

（一）文学作品选择的标准

可以用于文学治疗的并不是所有文学作品，而只是其中的一部分优秀作品，因此，如何找到具有心理治疗效果的文学作品是文学治疗中的基础性工作。一般来说，具有阅读治疗效果的文学作品具有哪些基本特征呢？①主题积极向上，给人以鼓舞、启发和教育意义。②具有良好的道德观与人文价值取向。③虽然是关于作者个人经历和情绪情感发泄的作品，但有助于引发读者共情而实现宣泄作用。④作品通俗易懂，具有良好的可阅读性。

对心理治疗效果影响不大的因素有：文体的形式、作品的年代、作者的身份等。简而言之，作为阅读治疗的作品必须是提供正能量和具有促进心理健康的效能的，而不能有负面的消极作用。

用于心理治疗的阅读材料要认真甄别与选择，防止不良作品带来的医源性疾病，对可能带来不良模仿效应的作品应加以杜绝。一般认为不宜作为文学治疗之用途的作品包括：①宣扬和主张暴力等反社会行为的。②对自杀行为表示出赞赏性的。③着意宣扬色情和不道德性关系的。④表现出性别歧视和种族歧视倾向的。

用于文学治疗的作品既可以是叙事的，也可以是抒情的；作者可以是隐藏在故事之后的，也可以现身为故事中的主人公，以第一人称来进行直接表达。

准备用作文学治疗的作品一般需要由心理咨询师和心理治疗师进行研读备

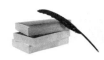

课，在作品中找出具有心理治疗效应的观点和语句等靶点，拟定向接受治疗者的提问，等等。

（二）创作性文学治疗作品的特点

作为创作性的文学治疗的作品，创作的主要目的是为了自己的情绪发泄，并不是为别人而写的，当然这并不排除作品想告诉世人一些东西，这些作为心理治疗的产物最初并不打算拿来出版或印刷公之于世，因此，这些作品具有以下特点：①表达作者想表达的任何观点、信仰和情绪情感，而无论其道德和价值观如何。②可以是发泄愤怒、不满等各种负性的情绪和反社会的情感，抒发激情与爱情。③文本不必拘于规范，文句不必拘于文雅和正确，也不必在乎别人是否可以理解或读得明白，不必在意别人阅读的感受，因为这些作品并不是为别人写的。卡尔·古斯塔夫·荣格硬着头皮阅读了爱尔兰作家詹姆斯·乔伊斯花了数年写出来的意识流小说《尤利西斯》之后说：这部从来就没有把话说完过，但反映了生活的一万个侧面，以及这一万个侧面的十万层色彩的冗长的小说，使读者感到沮丧、窒息的和彻底无望的虚无，使人变得难以忍耐的地步。他认为乔伊斯文体的这种空虚与无用的复杂多变具有一种令人昏昏欲睡的催眠效果。"这部书中没有任何迎合读者的东西！"① 因此，从这种意义上说，这类只为满足作者自己感受的作品属于典型的文学创作性治疗的产物。

二、文学创作的类型

荣格认为小说等文学艺术有两种截然不同的创作模式，一种是心理模式，另一种是幻觉模式，两者各有不同的特点，并且还列出了他认为是不同类型的代表作品。他认为两类模式创作的作品具有同等的价值。既不要怀疑心理模式所依据的生活经验的真实性和严肃性，同样也不要怀疑幻觉是一种真正的原始经验，幻觉对象在意识经验之外，所以，幻觉只是某种尚未完全为人知晓的东西的表达。

（一）心理模式类作品的特点

这类文学作品艺术加工的素材来自人的意识领域或意识生活，例如人生的教训、情感的震惊、激情的体验以及人类普遍命运的危机。这些主题多次重复出现，诗人或小说家的工作就是解释和说明意识的内容、生活的必然经验、悲哀与欢乐。这些描述的东西是清晰的和被得到充分地解释的。心理模式类艺术作品的题材来自人类意识经验这一广阔领域，包括许多爱情小说、环境小说、家庭小说、犯罪小说、社会小说、说教诗和大部分的抒情诗、悲剧和喜剧作

---

① 荣格. 心理学与文学 ［M］. 冯川，苏克，译. 北京：北京联合出版公司，2013：108－109.

品，如歌德的《浮士德》剧本的第一部，这些作品所包含的经验及其艺术表现形式都是能够为人们理解的，即使是有些非理性的内容，但也始终未能超越心理学能够理解的范围。

（二）幻觉模式类作品的特点

这类为文学艺术表现的素材是人们所不熟悉的，也不需要日常生活经验。这些主题和素材可能来自人类心灵深处的某种陌生的东西，仿佛来自人类史前时代精神发端的深渊，或许是来自黑暗灵魂的梦魇，或是另一个世界的幻觉，是一种超越人的情感和理解力的原始经验，这些经验不仅显得有些陌生，而且显得阴冷、多面、超凡、怪异，甚至是对人类价值标准和美学标准的背叛，对秩序井然的世界帷幕的撕裂。阅读这些作品往往会令人感到惊讶、迟疑、困惑、警觉，甚至厌恶和反感，或者令人回忆起梦、夜间的恐惧和心灵深处的黑暗，而且在这类作品中作者并没有对他的人物做过心理学的阐说，为心理学家留下了分析解释的余地。[①] 如《浮士德》第二部、尼采的《勃勃生气的狄奥尼索斯》、瓦格纳的《尼伯龙根的戒指》、施皮特勒的《奥林匹斯的春天》等。这类作品的创作力虽然来源于人类的原始经验，但作家往往借助于神话想象来赋予它形式，用充满矛盾的想象来表现他的幻觉的怪诞和荒谬。荣格认为，那种在幻觉中显现的东西就是集体无意识。所谓"集体无意识就是指由各种遗传力量形成的一定的心理倾向"。荣格认为有理由推测，心理在结构上也同样遵循生物种系进化的规律，也会在一些地方显示出各种早期进化阶段的痕迹，如集体无意识就是心理发展处于原始水平的痕迹。

荣格认为，一个富于创造性的人总是两种或多种矛盾倾向的统一体。一方面他是一个过着个人生活，有七情六欲、喜怒哀乐、个人意志和个人目的的人类成员，可能是心理健全的或者是病态的；另一方面，他又是一个没有自由意志，寻找实现其个人目的的人，是一个允许艺术通过他实现艺术目的的无个性的人。因此，"渗透到艺术作品中的个人癖性，并不能说明艺术的本质；事实上，作品中个人的东西越多，也就越不成其为艺术。艺术作品的本质在于它超越了个人生活领域而以艺术家的心灵向全人类的心灵说话"。他是一个负荷和造就人类无意识精神生活的人，此时，"作为艺术家，他就是他的作品，而不是他这个个人"[②]。

---

①　荣格. 心理学与文学［M］. 冯川，苏克，译. 北京：北京联合出版公司，2013：11.

②　荣格. 心理学与文学［M］. 冯川，苏克，译. 北京：北京联合出版公司，2013：103.

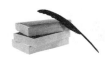

三、读者与阅读

没有读者，就没有阅读，也就不会有文学创作的市场。作者创作文学作品不仅是为了表达自己，也是为了别人阅读，并通过别人的阅读而获得社会的认同与共鸣，在读者的阅读中获得肯定、自尊和精神的升华。然而，阅读有何重要性？阅读什么作品？如何阅读？读出了什么样的理解？阅读后有什么样的反应？对于文学治疗来说都是十分重要的影响因素。

读者阅读文学作品的动机与需求对于治疗效果也有非常大的影响。如果阅读文学作品不是为了在别人面前卖弄词句学问，不是跟风好奇，而是为了了解历史与世界，陶冶情操，吸收知识，反思自己，知行结合，那么，这样的阅读自然效果就好。从情感投入的角度来看，可将读者分为分享型和旁观型。前者读书如读人生，设身处地，与书中人物同喜同乐；后者读书时始终保持旁观者与审判者的心态，将书中人物与自我分得一清二楚。从接受心理的角度来看，可将读者分为消费型和欣赏型。前者阅读行为具有随意性、体验的浅表性；后者的欣赏活动较为严肃认真，体验较为深刻。从心理治疗的角度来看，分享型和欣赏型的阅读其心理治疗效果较好。

文学治疗因人施治是原则。如果阅读治疗的对象是未成年儿童和低文化者，应注意引导其认识文学作品与现实的关系，使其不要沉迷于作品情景的幻想之中，混淆了作品与现实的关系，导致妄想的出现。文学阅读材料和治疗方式的选择与治疗单元的设计应依参与者的具体情况和治疗目的而定。一个治疗单元的阅读材料一般应该由数篇作品构成。

四、文学治疗从业人员的素养

目前在世界上文学治疗还没有分化为一种职业化的专业，对于文学治疗，一般那些具有认知心理学和人本主义取向的心理咨询师或心理治疗师乐于应用。当然，爱好文学作品分析的心理学家还包括精神分析学派和分析心理学派的学者。

仅就文学治疗的角色而言，从业人员应具有哪些基本素养呢？

其一，热爱文学，对文学作品的影响力具有合适的信念；其二，爱好阅读文学作品，并具有广泛的阅读面、相当的阅读量和丰富的阅读体验；其三，对文学作品中的人物思想和情绪情感有良好的理解和移情能力；其四，具有识别文学作品治疗价值的鉴赏能力；其五，具有与他人分享阅读体验和进行良好沟通的能力。

文学治疗专业人员应该注意避免出现以下情况：①阅读题材和内容的特殊偏好，例如只对言情小说、色情小说、武打小说、神乱怪异等作品具有浓厚的兴趣。②将文学作品当作真实案例或现实榜样强行要求求助者效仿。③对文学作品进行主观任意解释，并指桑骂槐或影射求助者，以至于求助者产生了被侮辱、毁谤、攻击、贬低等不良情绪反应。

五、文学治疗的对象与适应证

在生活中，适合接受文学治疗的对象十分广泛，如果将富有教育意义的讲故事也算作是广义的文学治疗的话，那么很喜欢听大人讲故事的 2~3 岁儿童就已经是最早接受文学治疗的对象了。表面上，文学治疗似乎最合适有文化的人，其实不然，聆听故事和喜欢听评书（story telling）的老百姓远比阅读文学作品的读者更多，他们可能是生活中接受文学治疗最为广泛的群体。从朗读文学作品的学生，到一边开车一边聆听收音机里评书的的士司机，从在手机和电脑上浏览网络小说的网民，到接受正规文学治疗的心理求助者，几乎每一个公民都以不同的形式受到文学作品的影响。丰富多样的文学作品及其蕴含的精神正悄然地影响着人们的内心世界。

文学治疗适合有听力或视力、智力正常的任何人。就适合接受文学治疗并且可能产生较好治疗效果而言，接受治疗的对象最好是：喜欢阅读或聆听或朗诵文学作品，对文学作品中的人物和事件有较好的理解和合适的移情反应，具有察觉、顿悟、反思和比较的能力的人。

就心理治疗的心理问题和心理障碍而言，文学治疗几乎适合所有具有各种类型的心理问题、神经症和精神障碍患者。根据卡得纳（Cardenas）、西科纳（Schrank）等学者的研究和临床心理治疗的经验，文学治疗尤其适合于：①个人认知问题，如生活目标的迷失、空虚感、无意义感、残疾劣等感、自卑者、自高自大者。②情绪方面的问题，如孤独、自闭症、恐惧症、强迫症、抑郁、焦虑等。③意志与行为方面的问题，如胆小畏缩、意志薄弱、行为退缩等。④语言方面的问题，如失语症、失读症、口吃等。⑤人际交往方面的问题，如人际沟通不良、人际关系障碍、社会角色适应不良等。⑥家庭方面的问题，如沟通障碍、家庭矛盾、离婚、丧偶、角色不当等。⑦性心理问题，如性角色失调、对异性的认识偏差、性神经症、性变态问题、心因性性功能障碍等。⑧社会心理问题，如酗酒、吸毒、失业、自杀、因贫困引起的心理问题、婚外情问题等。⑨心身性疾病问题，如高血压、冠心病、消化性溃疡等。⑩人格问题，如依赖性人格、癔症性人格、反社会性人格等人格不健全者。

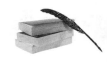

第四节　文学治疗的形式

文学治疗可以按照不同的标准进行分类。根据当事人与文学作品的关系，以及感知文学作品的感觉器官的不同，可以分为以下四种形式。

一、文学创作治疗与文学阅读治疗

文学创作治疗是指在心理咨询师的指导下，来访者用讲故事或笑话，写作诗歌、散文、小说和朗诵文学作品的方式表达自己的心理问题，探寻和领悟解决问题的途径与方法的过程。而文学阅读治疗是指通过阅读文学作品或通过参加评书会或使用 CD 和收音机等手段聆听文学作品，实现心理治疗的方式。

二、个人阅读治疗与团体阅读治疗

依据参加文学治疗的人数不同，可将阅读治疗分为：个人阅读治疗与团体阅读治疗两种。

个人阅读治疗是指由当事人基于自觉的动机或经由医生等其他人介绍推荐，自己主动阅读文学作品，并在阅读过程中产生认同、移情、净化、领悟等作用，对自己原有的心理问题产生疗效的方式。这种方式可以再细分为：个人完全自主式和心理医生的有限指导式两种。在前一种方式中，当事人可能出于平时爱好阅读的习惯，也可能出于解闷或带着某些疑问去阅读，偶尔读到一本书或文章自觉对自己有很大的触动和影响。在选择作品、确定治疗目标、治疗效果的获得等整个过程都是当事人完全自主完成的，没有心理专业人士的指导或其他人的参与。在后一种方式中，当事人可能是在心理医生口头、信函、电话的推荐下开始接受阅读的，但心理医生只给予了作品推荐、阅读结束后的晤谈等非常有限的指导，阅读期间双方没有接触，阅读心理历程主要由当事人自己自然完成和自我管理。个体可以选择自己喜欢的场所和时间来阅读作品。

团体阅读治疗是指由多个当事人组成的治疗小组，通过成员之间的互动作用，加强阅读治疗效果的方式。小组可以由具有共同兴趣和需求的当事人自愿组成，也可以由心理专业人士发起组织。这种治疗方式最大的好处是借助团体成员之间的相互作用、相互监控、团体讨论，可以增进阅读的乐趣性和积极性，催化成员对自己的问题的领悟，对于自我认识偏差、人际关系不良、社会认识偏激等问题的治疗更具有事半功倍的效果。团体阅读治疗的步骤一般包括：①知识准备和认知建立环节。阅读治疗实施之前应该提高被治疗者对阅读治疗的认识和信心，信心本身就是提高治疗效果的前提。指导者可运用幻灯或指导小册子，用成功案例的方法，向参加成员介绍读书治疗的功能、原理和成功的案例。②示范与讨论环节。分享过去读书的体验，启动对阅读意义与作用的讨论，明确治疗目标。指导者先向团体成员介绍一篇示范的故事材料（用朗诵或播放磁带的方式），让大家阅读或倾听完后开展讨论，讨论的目标是促进团体共识的达成和个人对自我的独特了解。讨论的内容可以是：谁是故事的主角？他遭遇了什么问题？问题如何演变？这些问题与其他角色之间的关系如何？问题是如何解决的？在问题的解决过程中主角的感受、情绪、意志、想法和行为方式如何？这个故事使你想起了什么事和人？故事中给人印象最深的是什么事和角色？在阅读或倾听过程中你有什么感受和想法？假如你是故事中的主角或某人，你将会怎样想和怎样做？③个人经验分享环节。让参加者分别讲述自己曾经读过并且最喜欢或印象最深刻的一本书或一篇文章，尤其要突出表达当事人当时的真切体验，其他成员可以向分享者提问，讨论分享对阅读意义和作用的认识。④鼓励成员讲述自己目前的心理问题或心理需求，由阅读指导者或其他有经验的成员向当事人推荐合适的文学作品。阅读的题材可以是小说、散文、诗歌、杂文、戏剧、寓言和故事、传记等，阅读的材料形式可以是影片、录像、CD、书籍、杂志等。⑤让成员回家自己阅读材料或以聚会的形式分享阅读的体验，有条件的可采用录音磁带、CD、VCD播放，集体聆听或观看。

三、指导性文学治疗与非指导性文学治疗

指导性文学治疗是指有心理咨询师等专业人士对求助者创作和阅读文学作品的整个过程给予指导、监控和评价的方式。一般来说，专业人员根据求助者所面临的心理困境和个人背景资料，选择与推荐相应的文学作品给当事人阅读，并对阅读的心理历程给予必要的导引、影响和干预，阅读结束后进行讨论，促进经验的扩展，进行效果的评价等。在这种情况下，对于治疗用的文学作品的治疗成分，心理咨询师已经做过较为仔细的分析，并针对当事人的阅读情况给予必要的提示。心理咨询师也会与当事人一起讨论阅读体验，通过倾听阅读者的体验进一步增进对其心理问题的了解，对下一步阅读和经验拓展给出必要的建议。

非指导性阅读治疗是由读者自主完成治疗的方式。从参加的人数上来说，它既可以是个人自助式的，也可以是团体互助式的，如班集体的读书会活动。

四、说书、朗诵和聆听文学治疗

根据人接受文字信息的感觉途径和运用五官的不同，文学治疗可以分为说

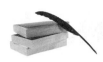

书、朗诵和聆听几种方式。说书是许多地方群众喜闻乐见的一种文娱方式，一人在台上说书，众人在台下聆听，说书者和听众都沉浸在文本构造的虚幻世界中；朗诵是指朗朗出声的阅读治疗，是中小学校较常见的学习方式之一；聆听是指借助于听别人说书，或借助收音机、CD 等音频技术欣赏文学作品的方式。目前由笔者开发且能运用于临床的聆听文学作品有配乐文学《四气调神》和《中国养心箴言系列》CD。几种方式各有所长，评书人往往可以将作品演绎得绘声绘色，使听众如亲临其境般，感同身受；而朗诵则可使得朗诵者倾情投入，激情豪迈；聆听别人朗读则可闭目养神，静心领会文章诗意，尤其适合于阅读困难的患者和老年人。

【拓展阅读】

1. 钱谷融，鲁枢元，《文学心理学》，华东师范大学出版社，2003 年。
2. 叶舒宪，《文学与治疗》，社会科学文献出版社，1999 年。
3. 冯川，《文学与心理学》，四川人民出版社，2003 年。

【拓展训练】

1. 基于近十年的外文文献检索，撰写一篇关于文学治疗的文献综述。
2. 对前来心理咨询中心或医院心理门诊就诊的各类来访者进行一次问卷调查，统计分析人口学变量与阅读爱好、书籍类型与心理问题之间的相关性。

第二章 基于心理治疗观的西方文学史

　　古代贤者早就发现文学语言可以引发不同的意识与情绪反应。"语言之于心灵犹如药物之于身体；不同的话语可以产生不同的效果；有的使人悲痛，有的使人愉悦，有的使人害怕，有的促人勇敢，有的像魔术一样使人着迷。"①如果从文学与心理学的关系来看，文学治疗的发展史与文学创作与阅读的历史发展相同步。有作者就有读者，有作品就有阅读，一部文学创作的历史就是无数作者揭示人类心理世界与社会生活秘密的探险史，同时也是无数读者接受文学影响的文化传播与社会心理学史。从文学治疗的角度来研究文学创作与阅读的历史，首先我们必须改变对文学作品意义与作用的评价标准，就如同不能以"像与不像""美与不美"的标准来看待原生艺术那样。现代文学流派眼中的所谓美与善，在于作家是否能用独特的艺术手法，真实和完美地显示人类或自己的精神世界，而不是讨好某种社会集团的价值观。从文学治疗的角度来看，一些作品主要揭露了人类潜意识中的劣根、阴暗与丑陋，而一些作品以弘扬和赞颂人类美德为己任，这些作品对于读者和社会风气都具有启发、教育和治疗的作用。前一类作品可称为清除病因的"祛邪"之药，而后一类作品则可以称为培植精气神的"扶正"之药，两者都具有不可替代的独特作用。本章基于心理学的视角来简要地梳理一下西方的文学发展史。

第一节　古希腊文学

　　古代，在世界历史学上通常指原始公社制时代和奴隶制时代，约公元前30 世纪到公元初的几个世纪。因世界各国历史发展的不平衡性，"古代"一词在世界范围内并无统一的断代分界。在古希腊和古罗马，约公元前 8 世纪到公元 5 世纪，即 476 年西罗马帝国灭亡止为上古史。

---

① 亚里士多德. 诗学［M］. 陈中梅，译注. 北京：商务印书馆，1999：203.

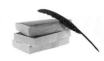

古希腊文学是欧洲文学的源头，史诗、教谕诗、抒情诗、田园诗、悲剧和喜剧、传记、传奇和寓言等主要文学体裁莫不创始于古希腊。古希腊文学发展大致可以分为三个阶段：从氏族向奴隶社会过渡时期的神话和史诗阶段；奴隶制全盛时期的悲剧、散文和文艺理论发展的古典阶段；新喜剧发展的希腊化阶段。古希腊还产生了文艺理论家柏拉图和亚里士多德，为后人留下了不少关于文学治疗功能评价的言论。

一、神话、寓言和诗歌

我们先谈谈古希腊神话的心理学意义。古希腊神话是原始氏族社会的精神产物，大约产生于公元前 8 世纪以前，是人类历史上最早出现的文学形式。古希腊神话是指有关古希腊人的神、英雄、自然和宇宙历史的传说故事，它在古希腊原始初民长期口头相传的基础上形成，后来在《荷马史诗》和赫西俄德的《神谱》及古希腊的诗歌、戏剧、历史、哲学等著作中被记录下来。神话本是人类精神生活和社会生活的投射，整体地观察古希腊神话，可以发现许多与人类健康、情绪和矛盾的心理活动相关的神祇，如主管光明、医药、音乐的阿波罗（Apollo）是人类文明保护神、光明之神、医神以及消灾弥难之神；主管美与爱欲望的阿弗洛狄忒（Aphrodite）女神；主管爱欲、生育及性欲等一切爱欲的化身（包括同性和异性）的爱神厄洛斯（Eros）；主管智力的科俄斯（Coeus）神；主管灵魂的伊阿珀托斯（Iapetus）神；主

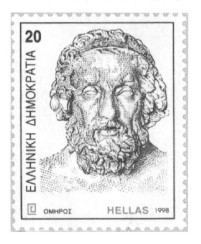

图 2-1　希腊邮票荷马

管记忆的谟涅摩叙涅（Mnemosyne）神；代表非理性、放纵和激情的狄俄尼索斯（Dionysus）神；睡神修普诺斯（Hypnos）和梦神俄尼里伊（Onirii）；主管穷困、忧伤、焦虑之神俄匊斯（Oizys）；恐惧之神得摩斯（Deimos）；主管堕落、恶德之神卡喀亚（Cacia）；等等。这些分别代表人类理性和非理性，善的和恶的各种神祇其实正反映了当时古希腊人对人类自身心理的认识水平。

《圣经·旧约》不仅是一部关于民族的历史百科全书，也是一部文学巨著，几乎奠定了神话、传说、小说、寓言、戏剧、散文、诗歌、谚语、格言等所有的文学创作形式，是西方文学等艺术的重要思想渊源。《旧约·箴言》首先就解释了箴言的教化作用："要使人晓得智慧和训诲，分辨通达的语言，使人处事领受智慧、仁义、公平、正直的训诲，使愚人灵明，使少年人有知识和谋略，使智慧人听见，增长学问，使聪明人得着智谋。"《旧约·诗篇》中记

述了那时的以色列人对圣者所说言语的敬重和引导效果："你的言语在我上膛何等甘美，在我口中比蜜更甜！""你的话是我脚前的灯，是我路上的光。""你的言语一解开，就发出亮光，使愚人通达。"从这种意义上说，《旧约》的许多篇章是西方最早具有教化作用的文学作品。

诗是一种古老的艺术形式，在古希腊，"诗的听众是整个民族"，诗的社会影响之大非今日可比，早期的诗人不仅是原始神学的阐释者，还被认为是民族的教师，人们通过聆听或阅读史诗了解史书上没有记载的往事，是历史上人的功能或价值的见证和用语言筑成的纪念碑，"诗可以使注定要死亡的凡人在某种程度上获得永生。"就诗歌与创作者人格与情感的关系而言，亚里士多德认为，"诗是天资聪颖者或疯迷者的艺术。"① 古希腊诗歌的发展历史似乎为亚

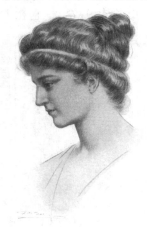

图2-2 萨福

氏的观点提供了佐证。荷马（Homer，约前9世纪—前8世纪）是古希腊第一位有史可记的说唱艺人和诗人。他根据民间流传的短歌综合编写而成的《荷马史诗》（包括《伊利亚特》和《奥德赛》）不仅在很长时间里影响了西方的文学、宗教、文化和伦理观，而且在考察社会史、风俗史、历史、地理、考古学和民俗学方面具有很高的价值。荷马这样看待人的存在："既然无所事事亦难逃一死，何不奋斗终生。"因此，这部史诗表现了人文主义的思想，肯定了人的尊严、价值和力量，是人类童年时代最励志的艺术杰作。继荷马之后，涌现了许多杰出的作家，如抒情女诗人萨福（Sappho，约前612—前592），一生写过不少情诗、

婚歌、颂神诗、铭辞等，她的诗作优雅精致、性感香艳，被人们视为描写女性爱情的圣人、女性主义者的偶像，她把诗歌咏唱的对象由神转向人，用第一人称抒发个人的哀乐，开当时文学前卫创作之先。传说她有过一段不幸的婚姻，并生有一女，因不满婚姻而只身离开了家庭去创办了一所女子学校，后来她因为遭到一位女恋人的拒绝而心碎跳崖自尽，丧命英年。中世纪时，因萨福的诗篇歌咏同性之爱而被教会视为异端，她的诗歌多被焚毁。从19世纪末开始，萨福甚至成为女同性恋（Lesbian）② 和（女子的同性爱）Sapphic 的代名词。阿那克瑞翁（英文 Anacreon，约前570—前480）据说是一位高寿的宫廷诗人，

---

① 亚里士多德. 诗学 ［M］. 陈中梅，译注. 北京：商务印书馆，1999：125.

② 女同性恋（Lesbian）一词源于 Lesbos（莱斯波斯岛）一词，该岛在公元前7世纪曾是古希腊的一个文化中心，萨福在这个岛上度过了童年时期和创办了女子学校。

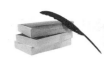

擅长写作哀歌、讽刺诗、短长格诗和歌曲等，饮酒与爱情是他的诗歌中最常见的主题。品达（Pindar，约前518—前438），古希腊抒情诗人，他的诗品意境高，思想深邃，风格庄重，辞藻华丽，形式完美，他的诗里透射出爱国热情和道德教诲，常以整个希腊民族为歌颂的主体，被誉为"国民诗人"。品达的合唱歌对后世欧洲文学有很大影响，在17世纪古典主义时期被认为是"崇高的颂歌"的典范。

古希腊伟大的哲学家柏拉图（Plato，约前427—前347）在遇到苏格拉底之前是一个颇有抱负的诗人，但基于当时诗人对哲学的嘲笑和有些诗人不惜牺牲本应该坚持的道德原则和艺术标准来换取观众廉价掌声的"堕落"，柏拉图经过反复的思考后说出了自己对诗的看法，虽然他认为优秀的诗篇给人美的享受，表现人的睿智、责任感和求索的精神，还可以陶冶人的心灵，主张青少年熟读或背诵对身心有益的作品，但他认为诗毕竟不是理性的产物，"诱人的诗篇来自缪斯花园里淌着蜜水的溪流"，"在表象和美的诱惑下，诗人忘却了'原形'世界的真善美。"① 因此，诗不是真实的；他认为，受理智制约的理性是心之精华，而受情感和冲动支配的欲念则是心之糟粕，不幸的是诗和诗人恰好被卑俗低劣的欲念所驱使，使理性屈服于冲动和激情，因此，诗增大了欲念的强度，削弱了理性的力量，搅乱了人的心境，破坏了心理的平衡。柏拉图对诗的心理效应的一分为二，可能是世界上最早对文学作品具有双刃剑作用的认识。

寓言是古代最早发明的一种具有教育意义的文学形式。古希腊寓言作家伊索（Aisopos，约前620—前560）童年时曾被认为是一个迟迟不会讲话的"哑巴"，但他却有一个爱他的非常会讲故事的母亲。母亲去世后，伊索跟着曾照料过他的老人到各地去漫游，增长了不少阅历。可是后来他被一个牧羊人卖了，从此沦为一个奴隶，并被多次转卖。最终他因知识渊博，聪颖过人，获得了自由。据说，有一天，伊索梦见了幸运之神和蔼地向他微笑，并把手指放进他的嘴里放松他的舌头。醒来后，伊索惊喜地发现自己已经可以说话了。伊索创作的寓言大部分是拟人化的动物寓言，短小精炼，形象生动，富有哲理，或教人如何处世，怎样辨别是非好坏，如何机智应对困难，汲取生活教训。有一个关于伊索的轶事可以说明伊索对心理和语言关系的认识。传说，有一次主人吩咐伊索宰一头羊，然后用羊身上最可口的部

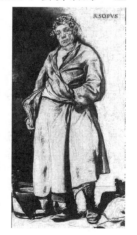

图 2-3 伊索

① 亚里士多德. 诗学［M］. 陈中梅，译注. 北京：商务印书馆，1999：258-270.

位给他炒一盘菜。过不多久，伊索给他端上一盘炒心和舌头。第二天，主人又吩咐伊索，叫他用羊身上最不可口的部分炒一盘菜。过不多时，伊索端来的还是炒心和舌头。"这是怎么回事啊？"主人不解地问道。"主人啊！"伊索语重心长地说："如果心地正直，语言公道，这便是世上最美好的东西。但是，如果用心险恶，语言肮脏，这便是世上最讨厌最肮脏的东西。"伊索寓言里的一些故事甚至成了某些心理现象的典型范本，如《狐狸和葡萄》这则寓言里讲述了一只吃不到葡萄就说葡萄酸的狐狸，表示对于得不到的东西，就找借口贬低它，以此达到平衡自己心理的目的，心理学将这种心理防御机制称之为"酸葡萄心理"。伊索不仅用寓言让身为奴隶的自己得到解脱，让身材矮小丑陋的自我得到社会的肯定，而且在无数少年儿童的心灵里植入了真善美，帮助他们学习了许多生活的智慧。

二、戏剧

悲剧（tragedy）是一种在古希腊文化中得到高度发展的艺术形式。从艺术治疗的角度来看，出身名医之家的亚里士多德认为，悲剧是借助人物的行动，而不是叙述，"通过引发怜悯和恐惧使这些情感得到疏泄"①。后世学者们经过考证认为，在公元前 5 世纪，悲剧（纯净）的对象包括肉体和灵魂，净化的目的是消除积弊，保留精华。净化既可以指一种医学意义上的"净洗"和"宣泄"手段，而且亦指某些宗教意义上的"净涤"。经过净化或洗涤的心灵是安谧和谐的。苏格拉底就认为，美德就是对恐惧的净化或洗涤。

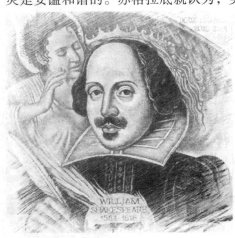

图 2-4　索福克勒斯

埃斯库罗斯（Aeschlus，前 525—前 456）是古希腊的悲剧诗人。他创作了《被缚的普罗米修斯》《被释放的普罗米修斯》和《带火的普罗米修斯》等 90 部剧作，据说他一生中一共赢得了 13 次雅典诗人比赛的最佳奖。悲剧大师自己的死也特别令人悲催，传说他是被一只从天空上掉下来的乌龟砸死的，真是应验了他那"悲剧之父"的称号。

索福克勒斯（Sophocles，约前 496—前 406），他一生中共写了 123 部

---

① 亚里士多德. 诗学 [M]. 陈中梅，译注. 北京：商务印书馆，1999：63.

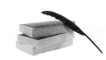

悲剧和滑稽剧，其中《俄狄浦斯王》是最具震撼力的一部人与命运做殊死斗争的悲歌。2000多年后，弗洛伊德依据《俄狄浦斯王》和另外两部悲剧的跨文化比较，发现了人类的恋母情结。索福克勒斯说过一段有趣的关于精神健康与自我关系的格言："倘若我还是我，我就没有发疯；倘若我已疯了，我就不再是我。"看来索福克勒斯是一位对心理异常现象观察细致的作家，在《俄狄浦斯王在科洛诺斯》这部戏剧中，他描述了一个人因背负了过多的罪恶感而变得精神失常的故事。

欧里庇得斯（Euripides，前480—前406）与埃斯库罗斯和索福克勒斯并称为希腊三大悲剧大师，他一生共创作了90多部作品。他熟悉智者派怀疑神存在的理论，他对宗教信仰持怀疑态度，责怪神明对人残忍，他写的悲剧的主题常涉及家庭问题和普通男女百姓，实现了希腊戏剧由幻想到现实的伟大转变，他还喜欢在剧中谈论哲学问题，因而被称为舞台上的哲学家。他的作品中所表现的神与别人作品中所表现的神的形象不同，其往往是荒谬的，因为在他看来，命运不是前生注定的，而取决于人们自己的行为。即使是从心理治疗的角度来看，欧里庇得斯的这种人文主义观点更有教益。他的戏剧对人物心理刻画细腻，例如在《希波吕托斯》中写变态的恋爱心理，在《伊翁》中刻画了忌妒心理，在《酒神的伴侣》中描写了癫狂心理，在《美狄亚》中揭示了弃妇的恨和贤母的爱之间的剧烈冲突，等等。欧里庇得斯对古罗马和后世欧洲戏剧的影响比他的两位悲剧诗人前辈要大得多。歌德、拜伦、雪莱等许多诗人都曾模仿过欧里庇得斯的作品。

有悲剧就有喜剧，喜剧（comedy）的原意是"狂欢队伍之歌"，古希腊喜剧起源于祭祀酒神的狂欢歌舞和民间滑稽戏，可能与当时古希腊盛行的阳具崇拜的庆典仪式有关。古希腊喜剧经历了以政治讽刺剧为主的旧喜剧时代、以市民生活为主要讽刺对象的中喜剧时代和以爱情和家庭为主要讽刺对象的新喜剧时代的发展。与悲剧净化灵魂的作用不同，喜剧的作用也许在于帮助人放松紧张的神经，幽默人生各种困境。古希腊喜剧在古罗马时期继续得到了较大的发展。

创作与阅读传播是文学历史上的一对相辅相成的过程，但并不是所有被创作的作品都有同样被广泛阅读传播的可能性。《旧约·创世纪》上就讲了一个远古的传说：那时天下人的言语都是一样的，而神害怕各民族可以畅通无阻地交流沟通，并因此而团结一致建造出扬名的通天塔，于是神故意变乱各民族的口音，使他们的言语彼此不通。虽然人类的言语为何不同，并且异中有同仍然是一个人类文化学之谜，但文学始于口头传说却是毫无疑义的。

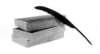

第二节　欧洲文艺复兴时期的文学

14—16世纪欧洲史称为文艺复兴时期，是欧洲文明由中古时代向近代转折的重要时期，表现出古希腊和古罗马文化艺术的复兴，也意味着近现代文明开始萌芽。

从文学治疗的角度来看，文艺复兴时期的文学是一个高举人本主义旗帜的时代。其主要特征是：通过对现实生活的写实性描述方式，大胆表达人的精神、情感和欲望，反对中世纪封建教会的神权，揭露其说教的虚伪，反对禁欲主义和蒙昧主义，主张以人为本，强调人生而平等，鼓吹理性主义、解放个性和自由生活，肯定人的尊严与独特价值，认为人的幸福就在当下人间，而不在来世天堂。这一时期发展出十四行诗、短篇小说和长篇小说等新的文学体裁。但丁的《神曲》、薄伽丘的《十日谈》、法国拉伯雷的《巨人传》、莎士比亚的戏剧都是这一时期的优秀作品。

一、诗歌

文艺复兴发端于意大利，由文学先驱但丁的《神曲》拉开了这个时代的序幕。阿利盖利·但丁（Dante Alighieri，1265—1321）在被反对党流放期间完成了史诗般的《神曲》，他用一种梦境表述的巧妙艺术方式和诗歌体裁嘲讽

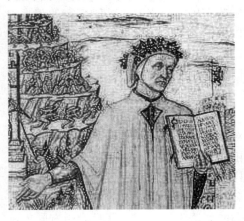

图2-5　但丁

了历史上各种为情欲、权利、贪欲的诱惑而下地狱、炼狱的人遭受的惩罚，在痛苦与迷惘中挣扎的结局。而将集真善美于一身的美女恋人安排到天堂的最高境界，宣泄了自己的爱和恨，排遣了对家乡的乡愁。但丁创作《神曲》的作用就如中国古代诗人屈原完成的《离骚》一样，是诗人不幸生活遭遇和孤愤心理的写照。全诗充满丰富的哲理和心理的隐喻，如"幽暗的森林"象征生活的复杂和各种道路选择的迷惑性，而"太阳的光明"则象征生活的希望、关爱和前途，用地狱中各种各样为爱而死的历史名人所遭受的各种难受的酷刑来警示世人，等等。1321年，《神曲》中的最后一篇"天堂"

刚刚完稿，但丁就不幸染病而亡。《神曲》不仅对当时至高无上的教皇制度予以了沉重的抨击，而且也大胆歌颂了自由的思想和自由的爱情。他认为，自由是一件宝物，值得用生命去换取；人有了自由的意志，才能创造和享受生活，而自由的爱情则是要达到的一种至善至美的境界。《神曲》以死后假想的世界结局来反观人生那些竭力追求的价值，警示和训诫各种利欲熏心的人，所以说，它是一部充满向死而生的存在主义精神作品。

二、小说与戏剧

意大利作家乔万尼·薄伽丘（Giovanni Boccaccio，1313—1375）是文艺复兴时期人文主义的杰出代表，"诗歌即神学"就是他提出的最具革命性的观点，他创作的小说《十日谈》被称为是"人曲"，是与但丁《神曲》齐名的姊妹篇。小说一开头就描写了发生在中世纪的一场可怕的瘟疫。据史料载，鼠疫起源于亚洲西南部，约在1340年开始传播到欧洲，在全世界造成了大约7 500万人死亡，其中2 500万为欧洲人，约占当时欧洲人口的1/3。因为患鼠疫的患者皮肤上会出许多黑斑，所以这种瘟疫又被欧洲称为"黑死病"（Black Death）。小说中描述了昔日美丽繁华的佛罗

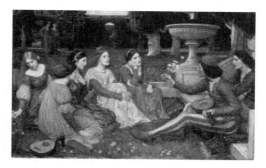

图2-6　《十日谈》

伦萨城，城里尸体纵横，惨不忍睹，这种来势凶猛和传染性极强的瘟疫使得人心惶惶，"街坊邻舍，各不相顾，亲戚朋友，断绝往来"。大难当前，自知死期已到，不少人干脆扔下一切，只顾寻欢作乐，再也不想干活，碰到什么就吃什么。病患是一面镜子，对社会道德也可能是一股强大的破坏或者是重建的力量。在可怕的黑死病魔鬼面前，欧洲疫地的风俗习惯大变，传统礼仪丧尽，道德法律无人遵守。这既是写实，也是一种隐喻。薄伽丘试图通过对这场人类遭遇的灾难的描写来实现促进人文主义精神觉醒的目的。作者写道："虔诚的人或结群结队或者零零星星地向天主教祈祷过了，可是到了初春，奇特而可怕的病症还是出现了，而且情况迅速恶化起来。"这已经暗示读者，神并不能保护人类的健康。作者借主人公的嘴，话锋一转："世界上的每一个人，上天赋给我们尽力保护自己生命的权利"，"我们为了保全自己的性命，采取种种与人无损的手段，当然也是可以容许的了！"在这种人性观的指引下，10名相好的男女青年一起奔向了乡间别墅，去那里"由着自己的心意"寻求理性的欢乐生活。小说通过在10天讲述的100个故事，用通俗易懂和诙谐的语言，深刻

揭示了封建道德说教的虚伪性，引导人们勇敢地去奔向自由平等的新生活。

鼠疫在欧洲泛滥，与猫在中世纪遭到了毁灭性的杀戮有关。当时的教会认为猫在夜间令人毛骨悚然的鸣叫和闪烁的蓝眼睛正是魔鬼撒旦的化身，是与魔鬼结盟的异教畜生。在教会的说教蛊惑下，猫被当作仇敌一般遭到追杀，使中世纪的猫濒临灭绝。猫遭灾，导致鼠害泛滥，14 世纪终于爆发了一场可怕的长达 300 多年的鼠疫。由此可见，一种非理性的认知会导致荒谬错误的行为，最终导致人类幸福的毁灭。改变对宗教价值的信仰，提高对人类存在、选择与责任意志自由的认识正是《十日谈》最核心的集体治疗价值。

文艺复兴时期的一些文学作品还具有揭示人类心理秘密的意义。其中英国伟大的戏剧家和诗人，被誉为是"人类文学奥林匹克山上的宙斯"的威廉·莎士比亚（William Shakespeare，1564—1616）的作品就是一个引起弗洛伊德

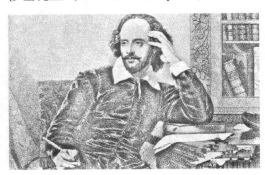

图 2-7　莎士比亚

研究兴趣的样本。弗洛伊德曾经对《哈姆雷特》与陀思妥耶夫斯基的《卡拉马佐夫兄弟》和索福克勒斯的《俄狄浦斯王》三部小说进行了比较，认为弑父者是人类的，也是个人的基本的原始的罪恶倾向。与悲剧相反，《仲夏夜之梦》可以作为一个揭示人类婚恋心理的文学案例。莎士比亚将故事的背景放置到古希腊时代，避免了观众直接面对移情别恋等内心的普遍心理带来的道德难堪，并运用模糊词、双关语等多种修辞手法，借助精灵、仙人、蛛网、飞蛾的形象和行为等奇特的艺术表现方式，将人的思想感情象征性揭示出来，这种混淆物我的手法有助于克服观众对潜意识暴露的阻抗。其实，剧中出现的"仙人"都是人生的影子，而"梦幻"则是人生的缩影。故事在仲夏夜的森林中展开，森林不仅意味着强盛的原始生命力，也象征着潜伏各种诱惑和迷失方向的危险。因为"魔汁"的出现，使整个剧情变得具有诙谐、传奇和浪漫的情调。当"魔汁"滴在睡着的拉山德和狄米特律斯两个男青年的眼皮上，他们一觉醒便会"移情别恋"或"旧情复发"，结果使得忌妒发疯的赫米娅与被惊喜冲昏头脑的海伦娜反目为仇，相互猜忌和中伤，与此同时，两个热血男青年也为痴情而发生决斗。由此可见，这种所谓的"魔汁"就是会令人丧失理智的原始内驱力——力比多！而力比多有高涨低落自然节奏的变化规律，当这种魔力下降到一定程度时，理智便会重新夺回精神的控制权，人的行为回归仁义礼智。《仲夏夜之梦》为何会成为喜剧？正是因为它的剧情替我们每一个压抑的普通人将潜意识中的奢望暴露出

来，虚幻和游戏般地过瘾了一回。莎士比亚擅长描绘人类中的各种偏执的激情，如哈姆雷特的复仇心理、麦克白的野心、奥瑟罗的忌妒心、理查三世的残暴、安东尼的贪色等，正是这些人性中原始野性的阴暗心理把人引向毁灭的悲剧结局。从心理治疗意义上看，这种揭露就是对人类潜意识的分析和暴露性治疗。

第三节 近代西方文学

世界近代史，一般是指从1640年英国资产阶级革命到1917年俄国十月社会主义革命的这一历史时期；15世纪之后的欧洲，文艺复兴的重心开始由意大利转向法国、英国和西班牙，并逐渐走向成熟。这是一个杰出的文学家及其优秀作品不断涌现的时代。

一、欧美文学

快速变化的近代社会使得当时许多人手足无措，应对无能，表现出各种各样的精神障碍，这些异常者既是那一时代的牺牲品，也成了许多心情压抑的文人借以抨击时弊，表达诉求的文学角色。西班牙文学家塞万提斯（Miguel de Cervantes Saavedra，1547—1616）在小说《堂吉诃德》中就塑造了这样一个典型。乡村绅士吉桑诺，沉迷于骑士小说好比现代人网络成瘾，如醉如痴，已经分不清虚拟世界和现实世界，从此不再去打猎，不理家事，甚至将田地卖了去换小说。日复一日，他满脑子已经为书中所描写的魔法、战车、决斗、挑战、漫游、恋爱、义理等言词所占据，他不仅信以为真，而且突发奇想，决意去做一名行侠仗义的游侠骑士。他骑上一匹瘦马，手持长矛和盾牌，带着臆想的夫人，便开始了他为正义而战的游历。这位具有夸大妄想的乡村绅士把风车当巨人，把旅店当城堡，把苦役犯当作被迫害的骑士，把皮囊当作巨人的头颅。虽

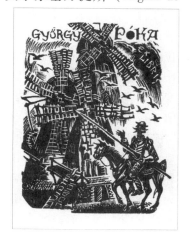

图2-8 《堂吉诃德》

然他的荒诞行为被人嘲笑，但他却百折不挠，越挫越勇，完全没有自知力。直到临终之前，理智之光才重新照亮他的大脑，他豁然醒悟，发现骑士小说世界的荒唐。他立下遗嘱，将自己的全部遗产赠给外甥女，但要求不能嫁给读过骑

士小说的男人，否则要将遗产全部收回。

《堂吉诃德》的故事不仅形象地描述了许多关于理想与现实矛盾自我意识的心理学现象，而且对于那些抱着理想主义信念而无法适应社会的人来说，这位骑士的命运就是一个具有治疗意义的榜样。作者用夸张的手法表现了堂吉诃德这个人物性格的两面性：一方面他因痴迷骑士小说而变得现实与幻觉不分，狂妄可笑；而另一方面，他又追求公平正义和忠贞的爱情，反对对人的压迫和奴役，对于被压迫者和弱小者寄予无限的同情。骑士的失败就是旧时代信仰解体和终结的象征，堂吉诃德临终前的遗嘱就是一个理想主义者觉醒的自白，而这种觉醒是用死亡的代价换来的。理想和现实之间矛盾的最终解决既不是实现了理想，也不是改变了现实，而只是改变了自己的想法。换而言之，一是改变对小说文本世界的看法，二是改变对自己的看法。发疯与追求美德之间似乎有一种很奇怪的关系，如拜伦所说："《堂吉诃德》是一个令人伤感的故事，它越是令人发笑，则越使人感到难过。正是那些美德使他发了疯。"

《堂吉诃德》采用了多种声音叙述的语言风格，表现出多种视角的转换，书中的语言采用了单调的、崇高的声调，较多的言外之意，将社会上不同的声音组织起来，通过引用他人的语言和主人公的语言，插入作者自己的评论等混合语言方式刻画了700多个不同职业、不同性格的人物形象，巧妙地穿插描述了真实与想象、严肃与幽默、准确与夸张、故事中套故事，作者与主人公的关系，以及刻画了堂吉诃德身上的愚蠢和聪明博学，荒唐和正直善良，无能和勇敢顽强，严肃和滑稽，悲剧性和喜剧性，生活中的琐屑和庸俗与伟大和美丽，被认为是复调小说的开创之作。例如第二部第三章中堂吉诃德、桑丘与朗·卡拉斯科三人的对话可能是世界文学中最非同寻常的对话，他们谈论创造出来的作品现在正在他们生活的世界中十分畅销，堂吉诃德在期待着一部关于他经历的书，堂吉诃德是白纸黑字的书中的英雄。在小说第二部中，堂吉诃德与桑丘似乎没有意识到他们只是存在于一本小说之中，而要作为"真实"的人与"书本中的堂吉诃德和桑丘"展开比较。

该书开创的文学手法和涉及的主题对西班牙文学、欧洲文学，乃至整个世界文学都产生了积极的影响，据说该书被54个国家和地区的一百名作家推选为最优秀的经典文学名著第一名。歌德曾经评论塞万提斯的小说："一个令人愉快又使人深受教益的宝库。"

《老实人》是18世纪法国启蒙思想家、文学家、哲学家伏尔泰的代表作，伏尔泰的本名是弗朗索瓦-马利·阿鲁埃（François-Marie Arouet，1694—1778），他被誉为"法兰西思想之王"和"最优秀的诗人"。《老实人》这部小说通过描述一个纯朴善良，头脑简单，信奉"世界尽善尽美"哲学的老实人的人生经历，揭露了当时人与人之间互相残杀和尔虞我诈的社会现象，最后老实人对"天下十全十美"的哲学产生怀疑，并从一个庄稼汉那里受到启发："工作可以免除三大不幸——烦恼、纵欲和饥寒。"老实人才彻底省悟了："种我们的田地要紧"，这不仅是一句箴言，而且是一种象征。小说《老实人》表现出很高的思想性和艺术性，所谓"嬉笑怒骂，哲理洋溢"。小说中的主要人物之一的邦葛罗斯，口口声声"天下十全十美"，但从他染上性病的人际圈来看就具有嘲讽的意义：原来邦葛罗斯的病是从侍女巴该德那里染上的，而巴该德的病又是从芳济会神父那里传染来的，神父的病则得之于一个老伯爵夫人，老伯爵夫人的病又染之于一个骑兵上尉，骑兵上尉的病得之于一个侯爵夫人，而侯爵夫人的病染自一个侍从，侍从的病又得之于一个耶稣会神父……可以想象，伏尔泰小说的嘲笑怒骂、幽默诙谐和辛辣讽刺对于那些痴迷于"仁慈"教会活动的理想主义者来说具有棒喝的治疗性意义。难怪有人称赞伏尔泰的笑比"卢梭的哭所毁坏的东西还要多"。在这种意义上，小说的破坏和摧毁作用犹如抗生素摧毁病原体的治疗功能那样不可缺少。

德国著名的文学家约翰·沃尔夫冈·冯·歌德（Johann Wolfgang von Goethe，1749—1832）1774 年发表了书信体小说《少年维特之烦恼》，歌德将自己两次失恋的痛苦写进了这部爱情小说，用两个恋人给他留下的印象塑造了绿蒂的形象，用维特的自尽替代了自己的自杀意念，从这种意义上说，这部小说不仅是自传性的，也是自我治疗的产物。然而，从当时的社会背景来看，少年维特的烦恼也是当时追求人性解放和自由的青年的共同烦恼，维特的情绪从激愤、焦虑逐渐转变为忧郁和苦恼，直至最后感到绝望，也是那时欧洲人处于压抑、苦闷和渴望获得解放，但又存在消极、颓废情绪的生动写照。也许是维特对爱情的追求完全不符合当时世俗的道德观，也许是维特那句关于"但愿我能够享受到为你去死，为你牺牲的幸福"的临终感悟，导致这本小说一经问世就引起社会轰动，教会和一些文学批评家认为这部小说颂扬了与他们观念相悖的价值标准，不仅是婚姻的破坏者，还赞美了为爱情自杀的行为。歌德

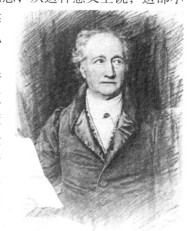

图 2-9　歌德

对指责自己诱惑他人自杀的主教和一些人士做出了辛辣、讽刺的回应，认为"人们必须写出内心的痛苦"，是某些心地偏狭的人曲解了他的作品进而横加斥责，认为自己的这部作品至多使这个世界甩脱十来个毫无用处的蠢人，他们没有更好的事可做，只好自己吹熄生命的残焰。今天，从社会心理学的角度来看，那些受这部小说的影响而去模仿自杀的人可能大多是原本因失恋情绪激动

或有抑郁情绪的人。作者本为自己的心灵疗伤而写作，当然没有料想到会对其他人带来负面影响，但我们不得不承认当读者或患者对小说中的人物命运和观点的认同会对其行为和情绪带来莫大的影响。由此可见，小说的治疗作用犹如鸦片的两重性，使用恰当时是良药，滥用时则可能变成毒品。歌德还写过不少具有治疗意义的文学作品，如《商人、美人儿和律师》就是一篇对想红杏出墙的女人具有教育意义的短篇小说。

在社会政治经济巨变的近代欧洲，"拜伦式英雄"不仅是一个典型的文学形象，而且正是那个时代年轻人的普遍心理。所谓"拜伦式英雄"是指英国浪漫主义诗人乔治·戈登·拜伦（George Gordon Byron，1788—1824）在《恰尔德·哈罗尔德游记》和《唐璜》等作品中的一类人物形象。这些文学作品中的人物既愤世嫉俗、孤傲、狂热、叛逆、浪漫、不满现实、我行我素，又显得忧郁、悲观、对前途迷惘。从文学创作心理学的角度来看，"拜伦式英雄"就是拜伦自己的人生态度、家庭环境和心境的投射。拜伦的父亲性情暴烈、行为粗野、花天酒地、豪饮嗜赌，父亲死后母亲则变得暴躁乖戾、喜怒无常。拜伦虽然相貌英俊，但天生跛足，具有外在自傲，却内心敏感自卑的矛盾性格。

在经济社会中，作为通用货币的金钱成了对人类独具巨大吸引力的诱惑，几乎一切苦恼和追求都与此有关，甚至波斯纳教授在《性与理性》一书中详实地论证了人类的性史和各种性生活形态也都与金钱直接相关。金钱的确是导致人类道德败坏、犯罪，产生心理压力，甚至轻生的重要病因之一。19 世纪法国伟大的批判现实主义作家奥诺雷·德·巴尔扎克（Honoré·de Balzac，1799—1850）通过他的系列小说《人间喜剧》描述了当时法国资本主义社会中的各种人追逐金钱的经营史，揭露了金钱带来的各种社会问题，如《高老头》等作品描述了追逐金钱导致良心丧失、野心滋长、道德堕落、人欲横流的现象。《夏倍上校》等作品揭示出金钱成为夫妻结缘的唯一纽带时会毁灭爱情，并因此而演绎出无数的悲剧、丑剧和闹剧。《交际花盛衰记》等作品则揭示出金钱在全社会各个领域和角落的渗透，导致社会腐败，甚至文学和艺术也被金钱污染，金钱成了无所不能的魔鬼。巴尔扎克把资产阶级社会比作一个大舞台，把资产阶级的生活比作一部丑态百出的话剧。全书共塑造了两千四百多个人物，他认为自己所做的创作是一种类似历史学家和社会学家的风俗史研究，只不过是在开列人类的恶癖与德行的清单，搜集激情的主要事实，描绘若干具有相同性格特点的典型人物。巴尔扎克本人就是法国社会的一面镜子。一方面他从事商业和企业创业的失败使他债台高筑，拖累终身；另一方面是他立下"我要用笔完成他（拿破仑）用剑所未能完成的事业"的崇高理想和对社会本质的深刻洞见，以及刻画细致入微的文学作品对社会带来的巨大影响。

居斯塔夫·福楼拜（Gustave Flaubert，1821—1880）是 19 世纪法国的伟大的现实主义小说家，代表作品有《包法利夫人》等。福楼拜曾在不同场合宣称："包法利夫人，就是我！"小说中，沉溺于爱情幻想的女主人公被情人逐一背叛，最终选择服毒自杀。当写到这位女人吞下砒霜这一刻，福楼拜忽然有了感同身受的"高峰体验"，全身抽搐，高喊难受，仿佛感觉自己"满嘴砒霜的味道"。福楼拜一生爱恋过两个大他十几岁的女人，但有情人并未成眷属，也许这对于作家的创作来说是件好事，因为那个得不到的人，会化成他作品的美丽女神。凄怨的苦恋相思，越发刺激人的想象和催人泪下。福楼拜不仅在年轻时就有癫痫发作，而且后来又患有梅毒，一生中只写了 6 部小说，59 岁时就死于脑溢血。他的弟子莫泊桑写道："终于，这一次他倒下了，死在书桌的

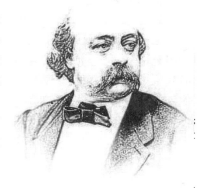

图 2 - 10　福楼拜

脚边。文学杀了他，正如强烈的爱杀死一个情人那样。"福楼拜用自己的人生精雕细琢地塑造了"包法利夫人"等文学角色，而且还奠定了现代小说体裁的鼻祖地位。福楼拜认为："作家在作品中应该像上帝在宇宙中一样，到处存在，又无处可见。"他首创在小说中使用"我们"这样的称谓来代替之前的第三人称写作方式，人称的这种改换带来了小说叙事方式的革命性变化。从心理治疗的角度来看，这种改变一方面更加有助于隐藏创作者自己的身影，避免自我暴露的难堪；另一方面又更具有让读者身临其境的阅读感觉，将自己融入小说的情境之中。

与当时进步文学的取向相反，在近代的文学家中，有一种流露出"幻想情调"，乐于描写病态心理，为疯狂而写疯狂的创作倾向，文学家之间并且因此而产生分歧和关系破裂，如陀思妥耶夫斯基与别林斯基。在今天看来，其实创作进步文学的人具有较强的正能量，他们为教化别人而创作，而后者则是为拯救自己而呐喊。据史料，其中不少人身患抑郁症和精神分裂症，也许正是他们的疾病影响了他们的人生态度。例如 19 世纪后半叶的法国短篇小说巨匠居伊·德·莫泊桑（Guy de Maupassant，1850—1893）因创作《羊脂球》而轰动法国文坛。莫泊桑不仅很早就有偏头痛、右眼调节功能丧失、心律失常等身体疾患，后来又因笃信宿命论而逐渐变得阴郁、内向、颓废与绝望，对研究和批判社会现象的兴趣日趋淡薄，作品内容也因此转向《我们的心》一类关于心理现象的关注。1892 年莫泊桑在一次自杀未遂后被送入精神病院，次年与世长辞，年仅 43 岁。乌克兰作家尼古拉·瓦西里耶维奇·果戈理 - 亚诺夫斯基

（1809—1852）在其出版的成名作《死魂灵》中表现出欢快的和幽默的谑语，但是，当时的普希金就以诗人特有的敏感从中听出了果戈理笑声背后的寂寞哀伤，称他为"愉快的忧郁者"。果戈理也承认自己文学创作的深层动机："果戈理生到世上来，绝不是为了要在文学领域占一席之地，而是为了拯救自己的灵魂。"

德国古典浪漫派诗歌的先驱荷尔德林（Johann Christian Friedrich Hölderlin，1770—1843）与谢林、黑格尔等哲学家结为朋友。他当过银行家的家庭教师，但爱上了雇主的妻子，后因情场失意、身心交瘁而精神分裂，生活不能自理。他创作的诗歌有《自由颂歌》《人类颂歌》《返回家乡》《为祖国而死》等。诗人在他死后几乎被遗忘了近一百年，到 20 世纪初因为哲学家海德格尔的推崇，他作品的价值重新被认识。他的一些作品显然带有自我疗伤的印迹，如《故乡》：

正如船夫带着他的收获，
从遥远的岛屿快乐地返回恬静的河边；
我会回到故乡的，
假如我所收获的多如我所失落的。
从前哺育我成长的可亲河岸，
你难道能医好爱情带给我的烦恼？
曾经在其中玩耍过的树林，
如果我回来，还能再一次让我平静？
在那清凉的小溪边，我曾注视着泛起的水波，
河岸旁，我曾望着漂向远方的小船……
不久我又要回来了，又要见到那些
曾经与我相守的山峰，还有故乡
让人安全的、也是让人崇敬的轮廓，
就在母亲的屋子里，我和兄弟姐妹亲热地拥抱，
我将和你们交谈，你们缠紧我吧，
像绳索一样缠紧我，治好我的心病。
亲情如故！可是我知道，
爱情带来的创伤不会很快痊愈，
就是妈妈唱给我的摇篮曲，虽然一直安慰着我，
却也不能将烦恼从我的胸中驱走。
因为诸神从上天赐给我们火种的时候，
同时也赐给我们痛苦，

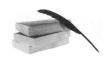

因此痛苦永存。

我是大地的儿子，我拥有爱，同时我也拥有痛苦。

文学作品和文学家本人也会成为心理学家和传记家分析的对象，美国的幽默和讽刺小说家马克·吐温（Mark Twain，1835—1910）就是其中的一位。他出身于一个穷律师家庭，4 岁丧母，12 岁丧父，他在家中 7 个小孩中排行第六，但他们家只有两个兄弟姊妹幸存下来。他先后做过印刷工人和轮船领航员等工作。马克·吐温在晚年时妻子、一个儿子和两个爱女都先他而病逝，使他陷于忧郁和悲观的情绪中难以自拔。马克·吐温创作过《汤姆·索亚历险记》和《哈克贝利·费恩历险记》等特别让青少年儿童喜爱的小说，他幽默机智，妙语连珠，又不乏深刻的社会洞察与深刻剖析，不失悲天悯人的严肃。当有些批评家否认马克·吐温那些具有美国西部粗犷的幽默时，他予以了坚决的反驳：幽默家虽然轻松，却有嘲弄虚伪，揭露伪装的严肃目的。幽默家是"王公贵族、特权人物和一切骗人玩意儿的天敌，是人类权利、人类自由的天然朋友"。可见，马克·吐温的幽默与讽刺的目的是文学治疗的一种方式。当然，马克·吐温作品的这种风格也与自己的人生经历和人生态度有关。鲁迅先生曾这样评价道："马克·吐温成了幽默家，是为了生活，而在幽默中又含着哀怨，含着讽刺，则是不甘于这样的缘故了。"然而，值得我们深思的是，一个嬉笑怒骂，谈笑风生，具有极高知名度的睿智的作家为何不能从自己的抑郁中解脱出来呢？当时有一位文学批评家范·魏克·布鲁克斯（Van Wyck Brooks）依据阿·庇·佩因（Albert Bigelow Paine）撰写的马克·吐温传记材料，运用精神分析的方法对马克·吐温

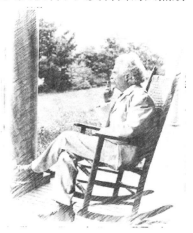

图 2 - 11　马克·吐温

的人格及其与作品的关系进行了分析，出版了《马克·吐温的严峻考验》（*The Ordeal of Mark Twain*）一书。布鲁克斯认为马克·吐温幼时有梦游症，说明他有两个自己、两种倾向、两种愿望：一方面要表现个性，另一方面又屈从母亲。他下意识的愿望是当艺术家，但母亲和社会这两个方面都要求他做个生意人。美国作家们一生中经常遇到的这种困境最终导致马克·吐温变成了幽默家。按布鲁克斯的理解，马克·吐温之所以当幽默家，与他想找到矿脉发财同出一源。对马克·吐温有负面影响的还有他妻子奥丽维亚和作家豪威尔斯。前者以自己平庸的文学趣味经常删改马克·吐温的作品，要求马克·吐温去炮

制迎合群众趣味、能赚大钱的小说。布鲁克斯惋惜地认为奥丽维亚实际上成为马克·吐温的第二个母亲。豪威尔斯是《大西洋月刊》主编和文学批评家，被马克·吐温视为"解罪神父"。因为豪威尔斯主张描写"生活温和的一面"，"力求避免使自己和读者痛苦的题材"。布鲁克斯认为，马克·吐温一方面本能地反叛豪威尔斯的艺术观点，但另一方面对他的意见又唯唯诺诺。马克·吐温性格的软弱性和反叛性相互冲突，导致艺术的自我被扼杀了。到晚年时他懊恼不已，连声诅咒失败的人生。《马克·吐温的严峻考验》发表后引起巨大的反响。反对的有之，赞同的也有之。

社会的阴暗面其实就是人性的阴暗面，这些阴暗面包括阴谋奸诈、道貌岸然、贪财与好色等，这些龌龊的东西犹如侵蚀人灵魂的细菌和病毒一样，既是社会的、民族的，也是个人心理变态和精神疾病的病原。因此，几乎所有伟大的文学家都将揭露这些病因当成自己的重任，广义上，这都是文学治疗的组成部分。如现实主义戏剧的创始人，挪威剧作家亨利克·约翰·易卜生（Henrik Johan Ibsen，1828—1906）发表的《玩偶之家》揭露了男权主义文化下的道德外衣的伪君子，竖起了妇女个性解放、自由意志与独立精神的旗子。

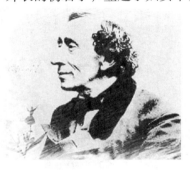

图2-12 安徒生

童话是儿童早期心理教育的最好载体，不仅可以激发儿童的想象力、好奇心和求知欲，而且为儿童树立了勇敢无畏、聪明智慧、富有同情心等许多的优秀人物原型。出身贫寒的丹麦作家和童话大师安徒生（Anderson，1805—1875）一生写过6部长篇小说、6部游记、5部诗集、25部剧本、3部自传，但他写的童话影响最为广泛。由于早年贫困的生活经历和挫折，安徒生深深理解穷苦孩子生活的寂寞和痛苦，这使得他的小说和童话故事也难免带有自传的性质，如《丑小鸭》《即兴诗人》《奥·特》《不过是个提琴手》《两位男爵夫人》《活还是不活》《幸运的贝儿》等。安徒生将自己在现实生活中的一切不快、愤怒、暗恋、梦想都写进了充满丰富幻想的小说和童话里，在那里他得到安慰、发泄和升华。他虽然终身未娶，但他说"我要为下一代创作"，他坚持每一个圣诞节都为儿童们写一本新的童话，整整写了43年，直到70岁因肝癌去世，共创作了168篇作品。诗一般的语言、宛转曲折的情节，使他的童话在他生前就已成为世界上拥有读者最多的读物。

二、俄罗斯文学

19世纪俄国杰出的文学家陀思妥耶夫斯基（Фёдор Михайлович

Достоевский，1821—1881）患有癫痫病，加上经历的死刑前一刻改为流放西伯利亚的 10 年苦役，决定了他的创作转向心理悲剧的取向。高尔基这样评论道："陀思妥耶夫斯基特有的荣誉在于：他以非常生动而富有色彩的文字在《地下室手记》的主人公身上绘出了自我中心主义者的典型、社会堕落者的典型。"文学评论家认为，《地下室手记》是陀思妥耶夫斯基 5 部长篇小说的总序，是其创作中的里程碑。因为这部以自我内心对白为全部内容的小说典型地反映了陀思妥耶夫斯基创作的艺术特色，并没有刻画任何一个了不起的英雄，而常常是挑选一些十分普通的人作为文学解剖的典型，或以"谈论自己"这个人们最喜欢谈论的话题为主题，其用意深刻，但形式诡异。这是一部借病人之口揭示那些生活中非常常见的人际交往中的人性阴暗层面的独特的小说。小说这样调侃地开头："我是个病人……而且是个坏人。"但

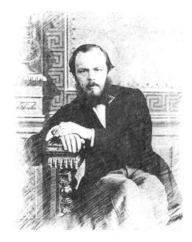

图 2 - 13　陀思妥耶夫斯基

又马上说刚才是"恶意的胡说"，他在自己内心深处"对自己所作所为感到无限反感"和"无地自容"。表面上，小说"只为我自己而写"，小说中的"病人"只是"苟延残喘于一隅，痛心疾首地自我解嘲"，但实际上在有意制造出一种面向每一个人"自我揭露"的心理治疗功能，"在每个人的回忆中，都有些东西是不可对人敞开的，只能告诉亲密的朋友。还有些东西甚至连朋友也不能告诉，只可暗自隐藏在自己心底。最后，还有一些东西，人对自己都不敢承认，每个正派人在这方面的蕴积都相当可观。越是正派人，他的这类东西就越多。"小说中的"我"正是想通过亲身体验和示范向世人表明：人究竟能不能做到对自己袒露无遗，不惧怕一切事实的自我解剖。作者承认"故意收集了反英雄的所有特点"都是为了启发人们学会认识自己内心的这个目标，在这里文学形式已经变得不重要了。陀思妥耶夫斯基最后坦言："这已经不是文学，而是改造犯人的刑罚。"这种"改造"就是治疗，这里的"刑罚"就是治疗的药物，与心理治疗异曲同工。

　　被称为心理叙事小说一代宗师的陀思妥耶夫斯基在他年届 60 岁时发表了长篇小说《卡拉马佐夫兄弟》。这部注重对人性深层阴暗情结发掘的作品与他自己悲伤惊恐的人生经历密切相关。鲁迅曾称赞陀思妥耶夫斯基是将各种男女放在特别难以忍受的境遇里，剥去表面的洁白，拷问出藏在心底下的罪恶的伟大的拷问者。《卡拉马佐夫兄弟》揭示出的人类深层的情结的观点也引起了弗洛伊德的研究兴趣，其最终被提炼成为男人恋母仇父的文学原型。陀思妥耶夫

斯基文学创作的主题常摆荡于天堂与地狱、神性与魔性两极之间，萨特等文学家和哲学家认为陀思妥耶夫斯基的小说是存在主义思想的先驱。因为他创造了一种超越以往"独白"式的"复调"的小说结构，在这种结构中，人物的自我意识及潜意识被最大限度地揭示，这是一种心理现实主义的小说。陀思妥耶夫斯基还创作有《罪与罚》这部堪称关于社会心理的小说，该作品描述了主人公为何犯罪的社会和主观方面的原因，刻画了主人公犯罪后受幻觉、梦魇、情绪压抑、精神恍惚、自责内疚等内心折磨的心理变化，从这里读者可看到人类内心深处道德冲突的隐痛。

《复活》（又名《心狱》）是 19 世纪中期俄国批判现实主义作家、文学家和思想家列夫·尼古拉耶维奇·托尔斯泰（1828—1910）晚年创作的一部小说。它描写了莫斯科一位地方议员和法院陪审员青年公爵，在耳闻目染一位爱过的女人的不幸遭遇后，良心被重新唤醒，追求正义自由的道德被重新复活。在这种意义上，复活相当于被治愈。

19 世纪末俄国批判现实主义作家安东·巴甫洛维奇·契诃夫（1860—1904）被称为是短篇小说的艺术大师。1892 年他发表的《第六病室》这部中篇小说震撼人心，让我们认识了俄国沙皇时期精神病医院的恐怖、荒谬、绝望的现状。我相信这与后来美国作家肯·凯西的小说《飞越疯人院》的主旨是一致的。一个正直的，对精神病人富有同情心和乐于与精神病患者长时间交谈的，而不善于阿谀奉承的安德烈·叶菲梅奇医生反被当成不正常的"疯子"；一个患有"被害妄想症"的好学青年人伊凡·德米特里却能对什么是生活意义、什么是痛苦、政治时弊发表许多真知灼见。这种荒谬的故事结局是如何造成的呢？小说告诉我们：这是一种"分不清谁是疯子，谁是健康人"的令人感到惋惜和悲哀的医学标准，是一个不可战胜的强权社会，是一个一旦落进去就再也出不来了的魔圈，以及世俗的卑鄙和许多好心人的帮

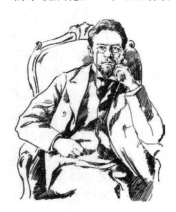

图 2 – 14　契诃夫

忙造成的。小说借伏尔泰的一句话"如果上帝不存在，就应当把它造出来"点出了那个荒谬和绝望的悲剧来自人类自己的制造。从心理治疗的意义来看，《第六病室》不仅是对精神病学、所谓的科学进步和空洞哲学的讥讽，也是对陈腐落后的社会制度的抗议与抨击。

作家在创作文学作品的同时，也非常重视和鼓励阅读，如俄国哲学家和作家亚历山大·伊万诺维特·赫尔岑（Alexxander Herzen，1812—1870）说："书，这是这一代人对另一代人精神上的遗言，这是将死的老人对刚刚开始生

活的年轻人的忠告，这是准备休息的哨兵向前来代替他的岗位的哨兵的命令。"俄国哲学家、作家和人本主义的代表人物车尔尼雪夫斯基（Nikolay Gavrilovich Chernyshevsky，1828—1889）也说："科学书籍让人免于愚昧，而文艺作品则使人摆脱粗鄙；对真正的教育和对人们的幸福来说，二者同样的有益和必要。"高尔基说："书籍鼓舞了我的智慧和心灵，它帮助我从腐臭的泥潭中脱身出来，如果没有它们，我就会溺死在那里面，会被愚笨和鄙陋的东西呛住。""每一本书都是一个用黑字印在白纸上的灵魂，只要我的眼睛、我的理智接触了它，它就活起来了。""热爱书吧——这是知识的泉源！只有知识才是有用的，只有它才能够使我们在精神上成为坚强、忠诚和有理智的人，成为能够真正爱人类，尊重人类劳动，衷心地欣赏人类那不间断的伟大劳动所产生的美好果实的人。"

第四节　现代西方文学

　　世界现代史是由第一、第二次世界大战的炮声拉开序幕的。世界大战所带来的毁灭性灾难，不仅是对传统文化和物质文明的巨大破坏，也给人类的信仰与精神造成了极大的危机，战争环境下暴露了人的残暴和兽性，拜金主义和人的异化，动摇了传统社会的人性观和价值观，困惑、颓废、悲观、反思的情绪广泛地反映在现代文学中。无论在文学作品反映的内容还是艺术表现手法上，现代文学与传统西方文学都有很大的不同，现代文学有三个主要的特点：其一是从现实批判主义转向对自我深层意识的反思，对个人独特的生存境遇的关注；其二是对资本主义理性文化的不满的同时又对非理性主义泛滥的忧虑、恐惧与反感；其三是艺术表现形式与手法的反传统和多流派的复杂性并存，现代小说流派包括象征主义文学、意象主义文学、表现主义文学、意识流文学、存在主义文学及其他文学流派等。

一、象征主义文学

　　象征主义文学是西方现代主义文学运动中出现最早、影响最大的文学流派，发源于 19 世纪后半叶的法国。象征主义文学的鲜明特征是反对肤浅的抒情和直露的说教，主张以含蓄代替直接抒情，以物言情，发掘物中蕴含的象征性意义和物与物之间隐秘的通感契合性，广泛运用象征、暗示和隐喻、自由联想、幻觉梦境来表现人的自我与自然和社会的多重意义的关系。象征主义擅于通过日常生活中的丑恶、灰暗和恐怖事物的刻画表现出现代人的忧郁、焦虑、空虚和颓废，以此来刺激麻木和沉溺的现代人的神经。象征主义文学将丑恶作为审美的对象，扩大了文学的审美视野，有助于促进执迷不悟的人醒悟，产生振聋发聩的艺术效果。例如"白骨""坟墓"和"死亡"这些常常被世人有意回避的字眼反而在象征主义文学作品中俯首皆是。叶芝说："我们不能靠掩藏起丑恶来为世人制造一种虚假的美。只有经受过一切想象得到的苦痛的人，才能创造至高无上的完善。"经过痛苦的体验后再认识幸福与满足就是一种存在主义的治疗方式。

法国诗人夏尔·皮埃尔·波德莱尔（Charles Pierre Baudelaire，1821—1867）创作的《恶之花》被认为是象征派诗歌的先驱。波德莱尔认为："在每个人身上时刻都有两种要求：一种趋向上帝，一种向往撒旦。对上帝的祈求或是对灵性的祈求是向上的愿望，而对撒旦的祈求或是对兽行的祈求是堕落的快乐。"他试图深入人灵魂中最阴暗的角落里，大胆地采撷几朵最卑劣情欲的"恶之花"呈现给世人。他主张诗歌的朦胧性，认为最可贵的是模糊性和明晰性互相结合的"令人半醉的诗歌"。《恶之花》就表现出这样的美学特色，如诗中这样吟道："许多鲜花无奈地，在幽深的孤独中，吐露出秘密般的香味。"在《人与海》一诗中又这样吟道：

自由的人，你将永远珍爱大海！
大海是你的镜子，
在它无尽展开的波涛里，
你凝视着自己的灵魂；
你的精神是一个同样咸苦的深渊。
你喜欢投到自己倒影的怀里；
你用双眼和双臂将它拥抱，
而你的心，
有时则因这狂野难驯的怨声，
而排遣自己的喧嚣。
你们两个全都阴郁而缄默：
人，
谁也探不到你深渊的底部，
哦大海，
没有人知道你深藏的财宝，
你们都如此珍守着自己的秘密！

波德莱尔的诗揭示了 19 世纪末 20 世纪初西方社会普遍存在的压抑与惶

惑、焦虑与孤独、空虚与无聊，以及肉欲横流与道德沉沦的心灵阴暗与世纪迷惘。

法国的保尔·瓦雷里（Paul Valery，1871—1945）的诗往往以象征的意境表达人生的意义、生与死、灵与肉、永恒与变幻等哲理性主题，礼赞永不停息的宇宙运动，抒发超越死亡意识后的欢欣，诗歌意境深远，音韵和谐优美。他的代表作有《海滨墓园》等，诗中吟道：

> 他们已经溶化成虚空的一堆，
> 红红的泥土吸收了白白的同类，
> 生命的才华转进了花卉去舒放！
> 死者当年的习语、个人的风采、各具一格的心窍，
> 而今何在？
> 蛆虫织丝在原来涌泪的眼眶。

这种用坟墓中尸骨意象来告诫那些为声誉、金钱疲于奔命的人的诗句可能令人幡然醒悟。

奥地利诗人赖内·马利亚·里尔克（Rainer Maria Rilke，1875—1926）的长诗《杜伊诺哀歌》中的诗句"心幔揭开来：布景就是别离"制造出一种悲剧韵味的凄凉美，也给读者带来一种向死而生的警世意义："永远面对创造，我们在它上面只看见为我们弄暗了的广阔天地的反映。或者一头哑默的动物仰望着，安静地把我们一再看穿。这就叫作命运：面对面，舍此无他，永远面对面。"（刘明皓译）

二、意象主义文学

美国意象派作家埃兹拉·庞德（Ezra Pound，1885—1972）从中国古典文学和儒家学说中汲取创作的灵感，反对文学的抽象说教，反对陈旧题材与表现形式的诗歌运动，并且首次采用了"意象派"的名称，提出了意象派文学创作的基本原则，即语言的通俗准确，创造新节奏，题材完全自由，意象要具体、简练、浓缩、含蓄等。按照庞德的理解，所谓"意象"是指"当一个外界客观的事物射入脑海化作一个内部主观的东西时，那一精确瞬间"。他的代表作有《面具》和《诗章》等，他曾表示要写一部从"黑暗的森林"开始，穿越人类错误的炼狱，走向光明的史诗。令人遗憾的是因为政治等方面的原因，庞德精神失常，被关入一家精神病医院达12年之久。但在医院期间，他仍然坚持用诗歌创作表达他对社会和人生的看法，医院和监狱没能禁锢他精神的自由飞翔。

作为"一战"后表现西方文化危机里程碑式的作品，英国诗人 T. S. 艾略特（Thomas Stearns Eliot，1888—1965）的《荒原》一诗，通过对昔日曾经的高贵和时弊的腐朽、远期的文明和近期的文明、神话传说的故事与基督圣经及佛教的幻象等各种意象进行了排列对比，描写了处于精神和文化冲突中的现代人焦灼而又脆弱的灵魂，是一部寻求精神家园的作品。

三、表现主义文学

表现主义文学在 20 世纪 20 年代首先崛起于德国。该流派认为，艺术应突破事物的外在表象，不再是对客观现实的忠实描绘与再现，而是通过抽象化、

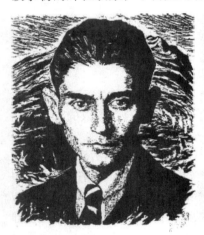

象征、夸张、变形、荒诞和面具的运用，时空的真幻交错等手法，来表现深刻的哲理和主题。表现主义文学表现出对社会现实和人类前途以很大的关注，显现出一股干预生活的热情。以奥地利小说家弗兰茨·卡夫卡（Franz Kafka，1883—1924）的表现主义小说《变形记》为例，小说运用极度夸张和怪诞离奇的表现手法讲述了一个普通的城市职员格里高尔为了帮助父亲偿还破产后的沉重债务，照顾患病的母亲和还在上学的妹妹，拼命干活，以致身体变得越来越差，最后竟然蜕变成一只巨大的甲壳虫。然而，这样一个父母的好孝子，妹妹的好哥哥，公司的好职员，

图 2-15　卡夫卡

善良、忠厚而又富有责任感的人，一旦当他丧失了劳动能力之后，却遭亲人厌弃。格里高尔的身体虽然变成了甲壳虫，但他的内心仍然是人的意识，当他突然发现自己变成大甲壳虫时感到巨大的惊慌、忧郁、焦虑、自责、绝望和痛苦，以致产生幻想、幻觉，经常出现时空倒错、逻辑混乱、思维跳跃等病理性症状，但现实社会中人与人之间关系如此冷酷令格里高尔无比心酸和悲哀凄苦，他渴望亲人的理解和接受的愿望终于被彻底的痛苦和绝望所代替。小说用荒诞、变形和写实的艺术手法表现了现实社会生活中的残酷无情。格里高尔变成甲壳虫这个非真实的故事当然是一种人被异化的象征，作者的用意是希望读者去领悟这种荒诞中反映的本质。甲壳虫是鞘翅目昆虫的统称，据说是在恐龙时代之前就有的一种昆虫，估计有 36 万种以上，是世界上动物界中最大的目。以甲壳虫比喻人的异化可能是作者的精心构思，因为甲壳虫属于完全变态发育的昆虫类型。完全变态发育是昆虫变态的两种类型之一，昆虫在个体发育中，经过卵、幼虫、蛹和成虫 4 个时期的叫完全变态，完全变态的幼虫与成虫在形

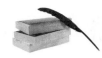

态构造和生活习性上明显不同。作者用人变甲壳虫前后的人情反差对比，来说明在金钱与生存关系的残酷现实面前，亲情已经变成可以抛弃的东西，从这种意义上说，《变形记》的主题具有强烈的批判性，这正如恩格斯在《英国工人阶级状况》一书中所揭示的那样："维系家庭的纽带并不是家庭的爱，而是隐藏在财产共有关系之后的私人利益。"怪诞也是一种创造，表面上它违背客观事物，但并不违背客观事物的内在逻辑，变形就是一种怪诞的表现手段，是表现主义文学创造"距离"或"陌生化"的一种技巧。将人变形为虫，把描写的对象加以"陌生化"的处理，造成审美主体与被描写的对象之间的一种较大的间距，从而引起读者的惊异，以便"迫使"读者从另一个完全不同的角度去看待原来习以为常的事物的本质。这种被称为"间离法"的特殊艺术手段可以取得"陌生化效果"。事实上，这部写人与人之间、人与自我之间关系的小说也有卡夫卡自己家庭关系的投射，他与父亲的关系不和谐，故事主人公的公司雇员身份和作为长子必须尽家庭义务的心理都与作者近似。卡夫卡创作勤奋，但并不以发表、成名为目的，他只是将写小说当作寄托思想感情和排遣忧郁苦闷的手段。他对自己的作品多为不满，临终前让挚友全部烧毁其作品，但朋友出于崇敬之情，整理出版了《卡夫卡全集》，引起文坛轰动。他是一位生前默默无闻，死后却赢得世人惊服的现代主义文学的先驱。

倾诉人间苦难，不仅是宗教，也是文学的基本心理功能。瑞典的约翰·奥古斯特·斯特林堡（August Strindberg，1849—1912）是欧洲表现主义戏剧的先驱人物。他的剧作多以人间的苦难为主题，具有浓重的悲观主义色彩。如在《鬼魂奏鸣曲》一剧中，他借鬼魂之口揭露人间的阴暗和人性的丑恶，发出了"这个世界是疯人院，是妓院，是停尸场"的呐喊。1936年诺贝尔文学奖获得者，美国表现主义戏剧的代表人物尤金·奥尼尔（Eugene O'Neill，1888—1953）善于将现代心理学和表现主义技巧结合起来，在《毛猿》一剧中以"毛猿"这一意象喻指现代社会中的人，揭示现代人在工业文明中丧失自我信仰的悲剧，表达了"人必须剥去种种自觉的或不自觉的假想，赤裸裸地面对自己"的理念。

奥地利诗人乔治·特拉克尔（Geong Trakl，1887—1914）一首《出自深渊》的诗用自然景物的描写表达了作者孤寂的心，他最终因无法面对残酷的第一次世界大战的场面和生活现实而精神失常，后因用药过量而死。

四、意识流文学

意识流文学是20世纪初期在英国、美国、法国等国兴起的一种文学流派。该流派认为，文学应表现人内心的意识流动，尤其是潜意识的活动。其文学创作观是：作家尽量退出小说，淡化故事情节，大量描述个人的内心独白和自由联想，情境时空交替变化，遵循心理时间而非物理时间，象征暗示和对比联想，注重语用创新和变异。代表作家及其作品有：爱尔兰詹姆 斯·乔伊斯（James Joyce，1882—1941）的《都柏林人》和《一个青年艺术家的画像》；英国弗吉尼亚·伍尔芙（Virginia Woolf，1882—1941）的《墙上的斑点》《到灯塔去》和《达洛维夫人》；法国马塞尔·普鲁斯特（Marcel Proust，1871—1922）的《追忆逝水年华》；美国威廉·福克纳（William Faulkner 1897—1962）的《喧哗与骚动》等。爱尔兰作家、诗人，詹姆斯·乔伊斯的长篇小说《尤利西斯》是意识流文学流派的代表作。

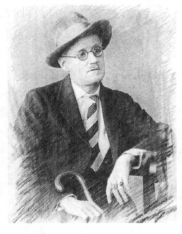

图2-16　乔伊斯

该小说仅仅描写了几个普通的城市小职员在两天内的经历及其所思所感，就花费了近百万字，语言虽然生动，但思维跳跃，情境碎片化，展示了现代社会中芸芸众生的俗文化和所思所想的情感世界。这部小说引起了心理学家荣格博士的关注，为此还写了一篇专论。法国小说家马塞尔·普鲁斯特也是意识流文学的先驱。他因自幼体质孱弱、患有严重的气喘，对许多东西过敏，因此后来足不出户，专心在家从事文学创作。他生性敏感、富于幻想，尤其对柏格森直觉主义和弗洛伊德的潜意识理论十分感兴趣，这对他的文学创作带来深刻的影响。文学史家认为，是因为他父母的相继去世促使他对青少年生活时光的追忆，构思创作了长篇小说《追忆逝水年华》，这部小说以其出色的对心灵的描写和卓越的意识流技巧而奠定了它在当代世界文学中的地位。该作品以反传统作品的表现方法，重点不是叙述故事，交代情节和刻画人物形象，而是以第一人称的角度对外部世界的描述同叙述者对它的感受、思考、分析浑然一体，又互相交织，从而形成了物从我出，物中有我，物我合一的独特艺术风格。

五、存在主义文学

存在主义文学是20世纪30年代在法国存在主义哲学基础上产生的一种文学流派。存在主义认为，人并无先天本质，只生活在具体的环境中，并依靠个人的行为来造就自我，演绎自己的本质，艺术作品的主要作用就是真实地去反映生活在各种情境中的人的心灵所思、所想、所感与冲动，使人那些曾经被忽视或掩盖的"非理性的感觉清晰和明确起来"。艺术家的目的是创造属于自己的独特世界，表达自己的具体感受，而不是再现客观世界。因此，存在主义文学喜欢选择生活境遇中个人的孤独、失望以及恐惧等日常中那些被掩饰的负面的或阴暗的内心活动来描写。存在主义文学不讲究艺术雕琢和浮华的辞藻，力求文字朴质自然，描写贴近真实感受。在创作方法上，存在主义小说的叙述往往和主人公的内心独白互相交织，叙述往往采取同时性结构。虽然存在主义文学主张人的价值高于一切，偏爱个体主观内心世界的描写，但并不是无病呻吟，而是认为人具有可以自由选择价值和自由承担责任的绝对性质。正是通过自由承担责任，任何人在体现一种人类类型时，也体现了自己。存在主义主张文学创作要与重大的人生哲理探索相结合，认为作家要投身到改造社会的活动中去，文学作品要发挥干预社会现实的作用。从这种意义上看，存在主义文学是一种以重点关切人的各种存在状况为焦点的人道主义流派。存在主义作家及其代表作有法国让－保尔·萨特（Jean-Paul Sartre，1905—1980）的小说《恶心》《墙》和《自由之路》三部曲，阿尔贝·加缪（Albert Camus，1913—1960）的《局外人》和《鼠疫》等。以《恶心》为例，字义上看，"恶心"是一种表现为上腹部不适和紧迫欲吐的感觉，

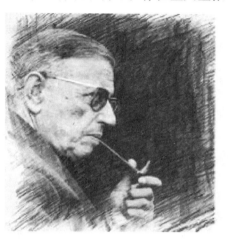

图 2 - 17　萨特

往往是呕吐的前奏。生理上的恶心可以由多种原因引起，往往是某些疾病的信号。作者试图借这一病理性症状来表述主人公安托尼·洛根丁对生活际遇中的许多人和现象的反感，从心理学角度来看，恶心就相当于个体用胃——这个情绪性器官来表达的厌恶、拒绝和批判。无论如何，《恶心》这部自述自己有病的小说与萨特被关押在纳粹贝尔森集中营 10 个月的经历有关。小说中安托尼·洛根丁的恶心也就是萨特曾有过的荒谬、恶心、虚无体验的写照。

　　荒诞派戏剧和反小说派也可以认为衍生于存在主义的反传统的艺术流派。他们惯用不合逻辑的情节，性格怪异的人物，前言不达后语和颠三倒四的台词与对白，支离破碎的舞台形象和奇特的道具来打破传统的戏剧结构，表现世界是荒诞的和人生是痛苦的这个主题。法国尤涅斯库是荒诞派戏剧的奠基人，其独幕话剧《秃头歌女》的上演，标志着荒诞派戏剧的诞生。新小说或称之为反小说派或拒绝派，认为传统小说对人物的理想化刻画其实是对读者的愚弄和欺骗，以描写人物性格和情感为主的时代已经过去。他们主张作家应该原封不动地照搬或拼贴荒诞世界存在的片段，以物代人，纯粹写物，而无须赋予它任何意义和感情色彩，倡导读者参与创作，可以任意重构小说的人物与情节。代表人物及其作品有法国的娜塔丽·萨洛特（Nathalie Sarraute，1900—1999）的

《向性》《一个陌生人的肖像》等，她质疑传统的文学观念，赋予写作以新的意义和功能，她创作的小说着力于淡化情节，模糊人物形象，甚至往往连人物的性别、年龄、家境、身份都看不出来，而这样做的目的是突出心理研究和分析，保持着新奇性，她认为，正是"一些无可言状的活动飞速划过意识的边缘，这是我们的言谈举止，我们表现和感受的感情的来源之处，只能确定它大概的样子，而我觉得这正构成我们存在的秘密源泉"。她将人的这种感觉和超于非理性的东西称为"向性"（Tropismes），"因为这种内心活动就如同植物的向光性，朝向光，或是背弃光"。萨洛特以毕生的探索试图用新奇的语言方式来突破潜意识述情障碍的牢笼。1985 年诺贝尔文学奖得主，法国新小说派代表人物克洛德·西蒙（Claude Simon，1913—2005）主张与传统小说的规则决裂，打破传统小说叙述时空结构和叙述顺序的限制，采用意识流和虚实交错、时空颠倒等手法，用语言文字剪辑的蒙太奇或拼贴方法，根据内容或情感的呼应联系将不同时期的回忆材料片段和自由联想组合起来。其代表作有《弗兰德公路》等。他的作品的最大特点是诗与画的结合，作者力求以类似绘画的空间性来替代传统小说的时间性，用意识流的主观时空和巴洛克式的螺旋结构把现实、回忆、感受、想象等融为一体，使小说像绘画一样具有反映丰富世界的共时性和多样性。

新小说也常常表现出作者自恋的倾向。法国著名作家、剧作家、电影编导玛格丽特·杜拉斯（Marguerite Duras，1914—1996）一生写了许多关于女人和爱情主题的作品，但她说："我写作不是为了写女人，我写女人是为了写我自己，写那个穿越了多少个世纪中的我自己。"她总是试着写作，就像试着去爱一样，一生不知疲倦。在她的作品中和她的精神世界里，"爱情能够照亮人的精神和感官，能够通过'我'对他者的开放，能够最大限度地张扬自我"。她认为"真正的痛苦不是欲望，而是人类把恶赋予了欲望"。这与弗洛伊德的观点不约而同。孤独感也是杜拉斯小说中涉及最多的话题，她认为虽然人类不可逃避孤独的宿命，但孤独也可以像兴奋剂一样刺激人努力去寻求和接近生命的本质，因此，人应该积极乐观地面对它，将被动和压抑的孤独感受转变成主动感知生命的内驱力和生命体验，鼓励人在孤独中变得赋有生命力和战斗力。杜拉斯的作品和自己的践行，颠覆了传统心理学对孤独的病理性看法，对那些处于孤独生活处境的社会边缘者来说，无异于一副强心剂。

六、其他文学流派

黑色幽默小说是 20 世纪 60 年代风行美国的现代主义小说流派。由美国作家布鲁斯·杰伊·弗里德曼（Bruce Jay Friedman）编的一本《黑色幽默》的文学作品集而得名。"黑色幽默"是指用嘲讽的态度和喜剧的形式来表现可怕

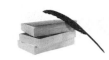

而又滑稽的荒诞世界的文学创作方法。从心理治疗的角度来看，黑色幽默小说是一种应对社会对人异化力量的方式，因为在这个由拜金主义、权色交易、玩世不恭等现象构成的荒谬社会中，普通人感到惶惑、困惑、愤怒和自我挣扎的徒劳，而用一种幽默的人生态度拉开与现实的距离，将有助于维护饱受压抑和摧残的人的尊严。黑色幽默与传统的单纯制造滑稽情趣性的幽默并不相同，而是毫无顾忌地辛辣地讽刺与大胆地批判，是为了打破禁忌和强大的权威而发出的声音。因为禁忌和权威使人压抑或痛苦，因此，黑色幽默敢于拿禁忌和权威开玩笑，就是压抑和痛苦的人一种艺术的反抗，而且嘲讽挖苦的禁忌越大，黑色幽默笑话所产生的情绪释放的治疗作用就会越大。"黑色幽默"小说的代表作有：美国约瑟夫·海勒的《第二十二条军规》、冯纳古特（Kurt Vonnegut Jr, 1922—2007）的《第五号屠宰场》和《猫的摇篮》、托马斯·品钦的《万有引力之虹》等。

1925年德国文艺评论家弗郎茨·罗在研究德国及欧洲后期表现主义绘画的论著中最早提出魔幻现实主义。魔幻文学（Magic Literature）最早在20世纪50年代拉丁美洲文坛崛起，是当代世界文坛上具有广泛影响的文学流派。魔幻现实主义文学吸纳了古印第安文学、现实主义文学与象征、寓意、内心独白、自由联想、意识流、随意插笔、非理性的、极度夸张的荒诞等现代文学创作的多种表现手法，在幻想与现实、神话与当代生活中天马行空地想象，表现出浓厚的拉美地域色彩。魔幻文学创作的特点是在小说情节中通过引入大量超自然的因素、奇迹、幻觉、梦境，甚至鬼魂的形象，创造出主观时间和客观时间、主客观事物的空间关系不分的亦真亦幻的魔幻艺术效果。它把神奇和怪诞的人物和情节，以及各种超自然的想象插入反映现实的叙事中，使作品描写的社会现实变成了一种现代神话，既有离奇幻想的意境，又有现实生活的情节和场面，人鬼难分，从而创造出一种魔幻和现实融为一体、"魔幻"而不失其真实的独特风格。魔幻现实主义文学虽然具有魔幻手法的表象，但是"变现实为幻想而不失其真实"才是真正的目的。魔幻现实主义的主要作家及其作品有墨西哥作家胡安·鲁尔福的中篇小说《佩德罗·巴拉莫》、哥伦比亚的马尔克斯的长篇小说《百年孤独》等。

"垮掉的一代"或称"疲惫的一代"是指第二次世界大战后风靡于美国的一个青年文学流派，被视为美国后现代主义文学的一个重要分支。这些作家反对社会秩序压抑天性和自我表达，追求摒弃规则的自发的艺术创作，渴求狂欢状态的浪漫主义情怀，多表现为粗犷豪放、放荡不羁的脱俗态度。"垮掉派"文人对体验各种极端的生活方式有浓厚的兴趣（例如放纵的性爱和吸毒等），是"二战"之后质疑和挑战传统文化价值观最重要的亚文化力量，甚至认为"沉沦就是解放"和"纵欲享乐合法"，以此来表示对社会规制的不满与决裂。

"垮掉的一代"的主要代表作有杰克·凯鲁亚克（1922—1969）的《在路上》、艾伦·金斯堡（1926—1997）的《嚎叫》和威廉·博罗斯（1914—1997）的《裸体午餐》等。有文学评论家认为，一方面，"垮掉的一代"是来自弱势群体的精神反抗行为；另一方面，一部分青少年犯罪亦可能是"垮掉派"文人的追随者。可见同样的文学作品对于不同的人有不同的影响。

现代文学的发展并没有停止前进的步伐，而是朝着更加着力表达人的内心世界的多样化的方向开枝散叶。

【拓展阅读】

1. 梁实秋，《英国文学史》，新星出版社，2011 年。

2. 外国文学史资源共享课：http：//www. icourses. cn/coursestatic/course_2555. html

3. 外国文学超星学术视频：http：//video. chaoxing. com/serie_400000951. shtml

【拓展训练】

1. 学习弗洛伊德从文学作品研究"俄狄浦斯情结"的心理学方法，尝试从西方文学发展史上关于某一主题文学作品的跨文化比较中，探讨人类的某种带有共性的心理问题。

2. 从心理治疗学的视角，按照文学作品所引发的心理作用与社会影响的不同，尝试对西方文学作品的类型重新进行分类。

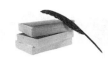

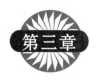

第三章　基于心理治疗观的中国文学史

中国文学是世界文学的一部分，从心理治疗的角度来看，中国文学的悠久历史和璀璨名著，就像四大发明和中医药一样，对世界文学的贡献和促进人类心理健康，满足人类的精神需求上的作用也十分巨大。虽然中西方文学基于不同的文化土壤而具有风格迥异的文本风格，但中西方文学的心理治疗功能和社会作用的机理并无不同。

第一节　中国古代文学

在中国史学上，古代泛指 19 世纪中叶以前的封建社会时代，据《周易·系辞》和《礼记·礼运》中的说法，伏羲为上古，神农或文王时为中古，孔子或五帝①时为下古。

一、巫歌与祝由

"夫心生而言立，言立而文明，自然之道也。"② 人类有了语言，首先发明了巫歌和祝由这种文学治疗形式，这些文体不仅具有一般慰藉宣泄的社会功能，而且具有精神分析和心理治疗的功能。《灵枢·贼风》中有黄帝与医家岐伯的一段问与答："黄帝曰：夫子之所言者，皆病人之所自知也，其毋所遇邪气，又毋怵之所志，卒然而病者，其故何也？唯有因鬼神之事乎？岐伯曰：此亦有故邪留而未发，因而志有所恶，及有所慕，血气内乱，两气相搏。其所从来者微，视之不见，听而不闻，故似鬼神。"

临床经验告诉我们，如黄帝所说的这些既没有遇到外来邪气的侵犯，也没有受到惊恐等情绪内伤而突然发病的病例大多属于神经症和精神分裂一类。而

---

① "五帝"是指黄帝、颛顼、帝喾、唐尧、虞舜。

② 刘勰《文心雕龙·原道》。

按照岐伯的解释，这些病患是因为有一些曾经的心灵创伤遗留未决，且既有些厌恶和排斥，又有难以忘怀的情结，以至于血气运行的内稳态被打乱，意识和潜意识两股力量之间相互对抗与冲突。由于这种来自内心深处的病因十分微妙，故视之不见，听而不闻，好似鬼神一样难以捉摸。从分析心理学的角度来看，古代这种好似遭受鬼神侵扰的病机就是潜意识冲突的问题。

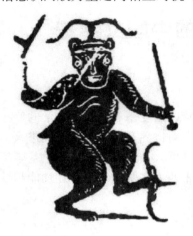

图3-1　巫文化壁画

"黄帝曰：其祝而已者，其故何也？岐伯曰：先巫者，因知百病之胜，先知其病之所从生者，可祝而已也。"

黄帝继续追问为何使用祝由的方法就可以治愈这类疾病。岐伯进一步解释道：古时的巫者，必须先了解其病是怎样产生的，才知道如何找到制胜各种疾病之道。先巫者是通过揭示此类病患的缘由来治疗这类深伏于潜意识中的冲突情结的。《说文·巫部》中说："巫，祝也。"《说文·酉部》中又有："医，治病工也……古者巫彭初作医。"《广雅·释诂四》中说："医，巫也。"王念孙有疏证："巫与医皆所以除疾，故医字或从巫作毉。"清代俞樾在《群经平议·孟子一》中说："是巫、医古得通称，盖医之先亦巫也。""巫、医对文则别，散文则通。"可见，当时从事祝由治疗的就是"巫"这种职业人士了。《素问·移精变气论》中说："余闻古之治病，惟其移精变气，可祝由而已。……岐伯对曰：……故毒药不能治其内，针石不能治其外，故可移精祝由而已。"巫既是那时的医生，那么，巫歌当是人类最早的民俗文学形式，而且从诞生之时起，就承载了心理治疗的功能。屈原（约前340—前278）在《九歌·东皇太一》中就记载了当时巫师载歌载舞，祝人健康快乐的情境："灵偃蹇兮姣服，芳菲菲兮满堂；五音纷兮繁会，君欣欣兮乐康。"遗憾的是现代人很难听到原始的巫歌了，壮族巫歌也许是难得听到的为数不多的中国巫文化遗产。巫术的基本作用有祈求帮助、招魂、诅咒、驱鬼和避邪，几乎都与祈求人的身心健康，治疗疾病有关。

二、诗歌

诗歌也是中华民族最早发展起来具有心理宣泄功能的文学形式，所谓"在心为志，发言为诗"，"诗者，持也，持人情性"。[①]《诗经》是中国从西周

---

① 刘勰《文心雕龙·明诗篇》。

初年到春秋中叶约 500 年间的民歌和朝庙乐章的总汇。《诗经》所录诗歌多来自黄河以北直至江汉流域的民间。据说，周朝设有专门的采诗官，采集民歌民谣，以体察民俗风情、政治得失。根据《诗经》内容的不同，可以分为风、雅、颂等几种题材类型。风、雅、颂都得名于音乐，"风"又称"国风"，本是乐曲的统称，包括周南、召南、邶、鄘、卫、王、郑、桧、齐、魏、唐、秦、豳、陈、曹等十几个古国流行的带有地方色彩的山夫村姑的抒情民歌之类，共计 160 篇。"雅"是指周

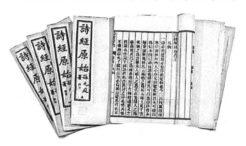

图 3 - 2　诗经

代时朝廷各种典礼或宴会上所表演的与地方音乐有区别的"正声"雅乐，它包括大雅 31 篇和小雅 74 篇。"颂"则是指用于宗庙祭祀鬼神、赞美统治者功德，多配以舞蹈的乐曲，包括周颂、鲁颂和商颂，共计 40 篇。传说中，孔子曾整理过《诗经》，《史记·孔子世家》说："古者诗三千余篇，及至孔子，去其重，取经可施于礼义……三百五篇，孔子皆弦歌之。"这就是说《诗经》曾有很多首，可能经孔子整理后，成为一部比较精炼的教科书。汉代时，汉武帝采纳董仲舒的建议，尊"诗"为经，以体现"文以载道"的诗教精神，故称为《诗经》，被儒家奉为《六经》之一。① 历代解《诗经》者颇多，其中以汉朝毛亨、毛苌注释的影响较大，故后人又称《毛诗》。

诗歌是人类情绪情感的一种艺术表达方式。中国古代所谓诗言志、诗缘情之说，皆发端于《诗经》。郑樵在《通志·乐略·正声序论》中说："凡律其辞，则谓之诗，声其诗，则谓之歌，作诗未有不歌者也。"那么，就整体而言，《诗经》所表现的情绪情感的基调是庙堂肃穆古乐与桑野上村姑山夫的激情同奏，阳春白雪与下里巴人共赏的和谐古风，几乎所有的诗歌都直面百姓的现实生活，倾听人内心的声音、饮食男女的欢歌悲吟，直率表白对爱的渴望。如东汉何休《春秋公羊传解诂》中评论《诗经》："男女有所怨恨，相从而歌。饥者歌其食，劳者歌其事。"说明《诗经》是百姓弥补心理需求缺乏的产物。所以说，《诗经》是中国古代民俗文化从神本到人本文化的裂变，以及民谣从原生态向四言体诗歌文学形态的转型的标志。从心理健康的角度来看，《诗经》的价值取向是正面的和积极的。如孔子对诗经的总体评价："《诗》三百，一言以蔽之，曰思无邪。"② "思无邪"，原出自《诗经·鲁颂·駉之什》中的

---

① 六经包括《诗》《书》《礼》《乐》《易》《春秋》。
② 《论语·为政》。

一句："思无邪，思马斯徂。"杨伯峻在《论语译注》中认为，"思"本来是没有意义的语音词，孔子在此却引申为"思想"解。孔子认为，整部《诗经》的情绪情感的基调就是真诚，不做作，不掩饰，不虚伪，质朴大方，是古人真性情的流露。程伊川也曾注释说："思无邪者，诚也。"就内容而言，《诗经》中多涉及男女爱情和婚姻等性心理的原生态描写，那么，孔子如何看待《诗经》的教化作用呢？孔子认为："《诗》可以兴，可以观，可以群，可

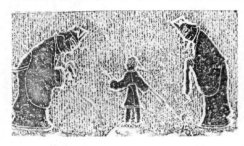

图3-3 孔子见老子

以怨。迩之事父，远之事君。多识于鸟兽草木之名。"① 也就是说学习《诗经》，可以培养人的联想力，提高观察力，学习人际沟通，调节情绪，学习孝顺父母和君臣忠诚之伦理，还可以增长有关鸟兽草木的知识。

诗教的作用与习礼教育具有互补的作用，所谓"兴于诗，立于礼，成于乐"②。《论语集解》引包咸注曰："兴，起也。言修身必先学诗。"朱熹在《论语·集注》中也这样解释道："兴于诗，兴，起也。诗本性情，有邪有正，其为言既易知，而吟咏之间，抑扬反复，其感人又易入。故学者之初，所以兴起其好善恶恶之心，而不能自已者，必于此而得之。"儒家认为，教育必须符合人的心理发展规律，《礼记·内则》中记载了中国古时教育儿童学习内容的顺序，其中将学乐、诵诗看成是培养君子真性情和"风雅"气质不可缺少的功课。

与柏拉图对诗的批评态度不同，孔子认为《关雎》是表现中庸之德的典范，既做到了表达快乐和宣泄情绪的作用，分寸又把握得恰到好处。例如他在《论语·八佾》中对《诗·国风·周南》的首篇《关雎》有如下评价："乐而不淫，哀而不伤。"对此，朱熹这样解释道："淫者，乐之过而失其正者也；伤者，哀之过而害于和者也。"认为"发乎情，止乎礼"，"中正"或"和正"是《诗经》达到的美学和教化相统一的境界。司马迁在《史记·屈原贾生列传》中也这样评价道："国风好色而不淫，小雅怨诽而不乱。"在儒家看来，"饮食男女，人之大欲存焉"。《关雎》既承认男女之爱是自然而正常的人之本情，又表达了如何符合礼节文化的宣泄过程，这是符合社会美德的中和行为。③

---

① 《论语·阳货》。

② 《论语·泰伯》。

③ 童庆炳. 中国古代心理诗学与美学［M］. 北京：中华书局，2013：48.

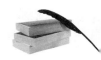

与诞生在北方的《诗经》风格很不同的是南方文化孕育的《楚辞》。从心理健康的角度来看，《离骚》是屈原在人生遭受打压，心情郁闷的心境下创作的一首自传性的抒情诗，从这里我们可以感受到屈原"忳郁邑余侘傺兮，吾独穷困乎此时也"的孤傲清高的人格特质、"长太息以掩涕兮"的多愁善感、"宁溘死以流亡兮，余不忍为此态也"和"伏清白以死直兮"的不愿同流合污的行为模式。《离骚》为后人留下了中国历史上第一部具有心理自传性质的文学作品。

三、寓言与箴言

坚强的意志是心理健康的重要特征，而用寓言的比喻来进行意志教育是古时常用的教育方式之一。列御寇是战国初期一生安于贫寒，不求名利，不进官场，隐居郑地40年，潜心著述的一位学人，在《列子·汤问》中他讲了一个愚公移山的寓言故事。短短的300多字的故事，却将人物对话写得激烈生动，将故事写得波澜起伏，塑造了一个不畏艰险、迎难而上、持之以恒的勇者形象。故事表达了人与自然、生命的有限与人类繁殖的无限，小与大、少与多等矛盾转化的哲理，展现了劳动者人定胜天和改造自然的雄伟气魄。唐代诗人丘鸿渐在《愚公移山赋》中感叹愚公："是知山之大，人之心亦大。"移山之既成，在于愚公之道行，这是唐代人解读愚公移山的故事而体悟到的人类顽强的精神意志。然而，如何运用寓言于现实生活中教育人并不是一个纯粹的文学问题，而是一个主体意向性选择的智慧问题。①

箴言（Proverbs）是古代发明的一种文体。刘勰（约465—520），南朝梁代文学理论家，著有我国第一部文学理论专著《文心雕龙》，他在"铭箴"篇中记述了中国古时箴的兴衰历史："箴者，针也，所以攻疾防患，喻针石也。斯文之兴，盛于三代。夏商二箴，馀句颇存。周之辛甲，百官箴阙，唯《虞

---

①　1945年6月11日，毛泽东主席在中共"七大"以"愚公移山"为题作了闭幕词，认为中国人民头上也有两座大山，一座叫作帝国主义，一座叫作封建主义，只要中国共产党发扬愚公移山的精神，不断地工作，动员全国人民大众一齐起来，就会推翻这两座大山。毛主席号召共产党人："我们一定要坚持下去，一定要不断地工作，我们也会感动上帝的。这个上帝不是别人，就是全中国的人民大众。全国人民大众一齐起来和我们一道挖这两座山，有什么挖不平呢？""下定决心，不怕牺牲，排除万难，去争取胜利。"可以说，这正是毛主席在这篇充满革命烂漫主义理想的讲话中在对奋斗不止，坚忍执着的愚公移山精神最深刻的阐发，是一次关于全党事业信念和信心的励志教育。可是也有些人却主张将这篇很有励志教育意义的寓言从中学生的语文课本中删除，其理由竟然是愚公的行为是破坏生态环境的，还有人说愚公不会自己搬家而要去挖山，真是愚笨的象征，诸如此类自以为聪明的人其实只是一群对寓言原创精神无知的庸俗者。

篇》一篇，体义备焉。迄至春秋，微而未绝。故魏绛讽君于后羿，楚子训民于在勤。战代以来，弃德务功，铭辞代兴，箴文委绝。"箴原义同"针"，因为针或者针灸是一种有益于人健康的器物，虽然它会引起接受治疗者的一点痛感，因此引义为告诫规劝的一种文体，常有箴言、箴规、箴谏等词。刘勰认

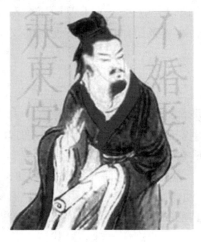

图3-4　刘勰

为，铭箴同中有异，即"夫箴诵于官，铭题于器，名目虽异，而警戒实同。箴全御过，故文资确切；铭兼褒赞，故体贵弘润"。故，箴铭则是刻在器物或碑石上兼于规诫或褒赞的韵文。事实上，箴言就是前人知识与人生经验的凝练，对医学而言，箴言就是维护健康与平安的生活经验。刘勰在《文心雕龙·铭箴》中记述了古代圣贤运用"铭箴"警诫自己行为的做法："昔帝轩刻舆几以弼违，大禹勒笋簴而招谏；成汤盘盂，著日新之规，武王户席①，题必戒之训；周公慎言于金人，仲尼革容于欹器②；则先圣鉴戒，其来久矣。"刘勰在《文心雕龙·养气》篇中讨论了

言辞与养气的关系，认为："心虑言辞，神之用也。率志委和，则理融而情畅；钻砺过分，则神疲而气衰：此性情之数也。"他通过古今比较，进一步讨论了文学创作与修身养气的关系，认为使用文字表述情志，应率性质朴自然，而不要过于殚精竭虑，以免耗散精气。曰："率志以方竭情，劳逸差于万里；古人所以余裕，后进所以莫遑也。"他认为，为了舒畅心头郁闷的人进行文学创作时，应从容不迫地"从容率情，优柔适会"，"吐纳文艺，务在节宣，清和其心，调畅其气，烦而即舍，勿使壅滞；意得则舒怀以命笔，理伏则投笔以卷怀，逍遥以针劳，谈笑以药倦。常弄闲于才锋，贾余于文勇，使刃发如新，凑理无滞，虽非胎息之迈术，斯亦卫气之一方也"。

刘勰在《文心雕龙·情采》中还讨论了文学言辞与内心情感世界的关系，并将为真情抒写造文，遵循情理作为文学创作的根本法则，曰："文采所以饰言，而辩丽本于情性。故情者文之经，辞者理之纬；经正而后纬成，理定而后辞畅：此立文之本源也。"他反对那些虚情假意，文辞浮华，采滥辞诡，内容空泛，而"心理愈翳"的文学创作。从文学治疗的角度来看，刘勰的观点可

---

①　户席，即《户铭》和《席四端铭》。
②　欹器，即古代贵族宗庙中的一种巧器，据说空时重心在上，故倾斜；半满时，重心在下，故位正；水满时重心又复归到上，器物极易倾覆。古人以此巧器喻做人要中庸。

以作为判断作品是否具有文学治疗功效的基本准则，即举凡有心理治疗功能的文学作品必定是真情实感的产物。

刘勰《文心雕龙·谐隐》中已经注意到具有隐喻作用的幽默诙谐也是一种可以用于心理治疗的言语形式。刘勰对幽默诙谐的定义是："谐之言皆也，辞浅会俗，皆悦笑也。"他认为幽默诙谐的作用既可用于兴治国家，发展自身，讽劝他人，匡正错误，启发解惑，也可以表达自己怨恨和愤怒的情绪："隐语之用，被于纪传。大者兴治济身，其次弼违晓惑。"刘勰还选取了历史上几个运用幽默诙谐案例婉转劝谏君王的案例，如淳于髡谏止齐威王酗酒、宋玉谏止楚襄王欢宴集会、优旃谏止秦二世油漆城墙、优孟谏止楚庄王厚葬爱马等。从弗洛伊德精神分析的角度来看幽默诙谐的心理机制及其治疗作用，幽默诙谐常采取动物、植物的拟人方法和令人好笑的情景和寓意深刻的隐语，这是一种有助于避免受教育者或劝谏者心理阻抗与防卫机制的教育方式，尤其适合于上层的、有文化的和自尊性极强的教育对象。

箴言也是中医学领域常用于告诫人们养生的方法，如春秋战国时形成的《黄帝内经》上就记载有许多法天则地，防治疾病的箴言警句，如云："阴阳四时者，万物之终始也，死生之本也。逆之则灾害生，从之则苛疾不起，是谓得道。道者，圣人行之，愚者佩之。"《素问·生气通天论》中则有"谨道如法，长有天命"。同期高敦姚在他写的散文《书·盘庚上》上也有一段关于利用箴言稳定民心的历史故事。当时"盘庚迁于殷，民不适有居"，用现代心理学的话来说就是遇到了群体性的环境适应障碍，是盘庚的一番训诫，起到了稳定民众心理的作用。

箴言发展到后来就是文人、哲学家，甚至是医生最常用的警句格言或成语。经验表明，将一句有用的箴言或格言作为生活的座右铭并坚持践行也许将胜过一打医生和一堆药物。例如下面这些箴言可以当作心理咨询中送给来访者做人做事的指南："天行健，君子以自强不息"①；"往者不可谏，来者犹可追"②；"居安思危，思则有备，有备无患"③；"天时不如地利，地利不如人和"④；"人谁无过？过而能改，善莫大焉"⑤；"志不强者智不达"⑥；"积羽沉舟，群轻折轴，众口铄金，积毁销骨"⑦。由此可见，中国古代箴言仍然是我

①　《周易·乾·象》。
②　《论语·微子》。
③　《左传·襄公十一年》。
④　《孟子·公孙丑下》。
⑤　《左传·宣公二年》。
⑥　《墨子·修身》。
⑦　《史记·卷七十·张仪列传·第十》。

们今天可资利用的心理健康教育和心理咨询资源。

在中国古代诸子百家的散文中，孔子、孟子、老子和庄子等不少名篇、名句不仅被无数人学习阅读，成为塑造君子理想人格的指南，而且甚至被尊为国学，成为一个民族的灵魂工程师。你不能不惊叹儒道之学如此纵横几千年和刻骨铭心的惊人的教育力量。从心理治疗的角度来看，儒家《论语》最具有心理健康教育价值的是关于君子人格的行为主义思想，因为孔子从人的外显行为给出了判断君子人格特征的方法，孔子说："刚、毅、木、讷近仁。"① "君子义以为质，礼以行之，孙以出之，信以成之。君子哉!"② "能行五者于天下，为仁矣。"这五种美德是"恭、宽、信、敏、惠"③。当子张向孔子请教何为"五美"时，孔子又说道："君子惠而不费，劳而不怨，欲而不贪，泰而不骄，威而不猛。"④ 孔子判断的人格标准与判断方法紧贴生活实际，为世世代代君子的人格修养指明了方向。儒家在《大学》中还提出了个人修养的具体路径与方法："知止而后有定，定而后能静，静而后能安，安而后能虑，虑而后能得。物有本末，事有终始。知所先后，则近道矣。"这是一种与现代认知心理学治疗思路几乎完全一致的设计。

我们再看看道家的《道德经》的心理治疗意义。据估计，从18世纪到今天，《道德经》在世界上的英译本已超过35个版本，其他欧洲语言译本达250种之多，是世界上除《圣经》之外翻译版本最多的古代著作。《道德经》被历代学者赞美为"内圣外王"之学，曾受到唐玄宗、宋徽宗、明太祖、清世祖等帝王的御注推广，中外学者注疏发挥者众多。在《道德经》中具有心理健康教育意义的章句有很多，这里仅以"上善若水"⑤，"含德之厚，比于赤子"⑥ 为例分析之。将人的存在比之于水和婴儿状况是道家惯用的隐喻智慧。与西方存在主义心理治疗相比，道家方法更具有技术上的可操作性或易于理解把握的实践智慧。人在健康时如何察觉自己的存在？或者说，什么才是最佳的存在状况？道家用自然状况之中的水态和人初生时的婴儿状态做了最形象的比喻。老子这样解释："上善若水。水善，利万物而不争，处众人之所恶，故几于道。"水的特性是："居善地，心善渊，与善仁，言善信，正善治，事善能，动善时。"⑦ 老子又说："载营魄抱一，能无离乎？专气致柔，能如婴儿乎？涤

---

① 《论语·子路》。

② 《论语·卫灵公》。

③ 《论语·阳货》。

④ 《论语·尧曰》。

⑤⑦ 《道德经·第八章》。

⑥ 《道德经·第五十五章》。

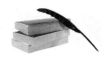

除玄鉴，能如疵乎？爱国治民，能无为乎？天门开阖，能为雌乎？明白四达，能无知乎？"①"常德不离，复归于婴儿。"② 为什么道家要用水态和婴儿来比喻道或人本真的生存状况？这是因为当下人的"存在空虚"和焦虑正是来源于人之间的攀比和明争暗斗。历史的发展惊人地相似，无论是中国古代的道家，还是现代西方的存在主义都一致地认为，那些崇尚升官发财为成功有为的，自我标榜为贤良的成功人士所形成的示范榜样，灯红酒绿、物欲横流、名流商贾横行、财大气粗的世俗世界正是搅乱人心和引起病态焦虑的根源，修身者如果不自觉地避免接触这些东西和逃离这个花花世界，那是很难让心灵安静下来的。正是在这种意义上，老子无不尖刻地指出："五色，令人目盲；五音，令人耳聋；五味，令人口爽；驰骋畋猎，令人心发狂；难得之货，令人行妨。是以圣人为腹不为目，故去彼取此。"③ 于是，老子呼吁："不尚贤，使民不争；不贵难得之货，使民不为盗；不见可欲，使民心不乱。"④ 老子认为，只有"见素抱朴，少私寡欲，绝学无忧"⑤。可见，古今中外的存在主义的修身之道正是对当下时尚社会风气的一种自觉反叛。争做成功的强者也许是一切社会中人们的向往，但老子认为，聪明的人反而是"守柔曰强"⑥，应该记住："祸莫大于不知足，咎莫大于欲得。故知足之足，常足矣。"⑦ 老子提倡的生活态度是："善者，果而已，不敢以取强。果而勿矜，果而勿伐，果而勿骄，果而不得已，果而勿强。物壮则老，是谓不道，不道早已。"⑧ 道家以母性为更优胜的行为范式，认为："天下之牝，……牝常以静胜牡，以静为下。"⑨"以其不争，故天下莫能与之争。"⑩"是谓不争之德，是谓用人之力，是谓配天古之极。"⑪"圣人之道，为而不争。"⑫ 当然，道家守柔守弱，并不是退缩逃避，而是为了最后的胜利，谓："天下莫柔弱于水，而攻坚强者莫之能胜，以其无

---

①　《道德经·第十章》。

②　《道德经·第二十八章》。

③　《道德经·第十二章》。

④　《道德经·第三章》。

⑤　《道德经·第十九章》。

⑥　《道德经·第五十二章》。

⑦　《道德经·第四十六章》。

⑧　《道德经·第三十章》。

⑨　《道德经·第六十一章》。

⑩　《道德经·第六十六章》。

⑪　《道德经·第六十八章》。

⑫　《道德经·第八十一章》。

以易之。弱之胜强，柔之胜刚，天下莫不知，莫能行。"①《吕氏春秋·不二》用"老聃贵柔，孔子贵仁，墨子贵兼"的评语对道家、儒家和墨家三个学派的特征进行了区分，可谓切中要点。道家主张"复归于婴儿""复归于朴"的人格修养与马斯洛提出的"倾听自己内在自我的呼声"，"重视内在的生长"，"不追求于外在的修饰"，"诚实而坦然"的人本思想是完全一致的。

在3世纪到5世纪的魏晋时期，《庄子》《周易》和《老子》一起被称为"三玄"，在中国思想界和文学史上都有非常重要的影响。《庄子》在唐代正式成为道家的经典之一。后人在思想、文学风格、文章体制、写作技巧上受《庄子》影响的，可以开出很长的名单，即以第一流作家而论，就有阮籍、陶渊明、李白、苏轼、辛弃疾、曹雪芹等。《庄子》一书中借孔子与颜回的对话，阐述了修养心性的"心斋"方法。仲尼曰："若一志，无听之以耳而听之以心，无听之以心而听之以气！听止于耳，心止于符。气也者，虚而待物者也。唯道集虚。虚者，心斋也。"

四、辞赋

辞赋文体，起源于战国，兴于汉，故又称为汉赋，辞赋语句上以4字和6字句为主，追求骈偶，声律谐协，文辞华丽，多用典故，借景抒情，体物写志，是一种以"颂美"和"讽喻"为目的的有韵文体。中国汉代辞赋家枚乘（？—前140）曾做过吴王的文学侍从，写有一篇与心理治疗有关的辞赋《七发》。所谓《七发》，是指以欣赏自然美景及聆听天籁之音、品尝各种美食、驰骋骏马、游山玩水、狩猎露宿、观赏壮阔江涛以及邀请方术之士论天下之精微七种快乐之事，启发太子，摒弃过分侈靡安逸的生活方式，多参加户外有益身心锻炼的活动。因为据文中描述，当时的太子心神不安，烦躁叹息，情绪恶劣。枚乘首先明确指出："今太子之病，可无药石针刺灸疗而已，可以要言妙道说而去也。"《七发》以客、主二人问答的形式铺写而成，犹如医患之间的对话，医生说辞

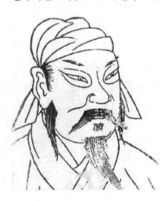

图3-5 枚乘

华美，说理透彻，气势壮观，很有说服力，结果经过文人的循循诱导，"太子据几而起，曰：'涣乎若一听圣人辩士之言。'涩然汗出，霍然病已。"太子犹如经过一场认知治疗，忽然顿悟释然。枚乘创作的辞赋《七发》不仅对于当时王公贵族日益奢侈腐化，精神状态日渐萎靡颓唐的状况是一副醒脑的良药，

---

① 《道德经·第七十八章》。

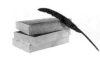

而且对后世辞赋的繁荣有很大的影响，"七体"甚至也成为一种特定的文体，后世有文人又创作了许多主客问答形式的"七体"辞赋，如《七激》《七兴》《七举》《七启》《七讽》等等。

在人类历史上不断有阻止人们自由阅读的事件发生，如秦始皇在前213年至前212年焚书坑儒就是一个典型，因为新的统治阶级看到天下"诸生皆诵法孔子，恐天下不安"，法定"有敢谈论《诗》《书》的一律处死"。

中国自古以来就有一种文人"发愤所为"的现象。西汉时司马迁（约前145—前90）为了替别人辩护而得罪汉武帝，被下了监狱，受了酷刑，但他以周文王在关押中写出《周易》，孔子在周游列国的路上被困时编写《春秋》，屈原在被放逐途中写下《离骚》，左丘明眼瞎了还写出《国语》，孙膑被剜掉膝盖骨后写出《孙膑兵法》等古人的事迹激励自己，于是，他忍辱负重，忍受了肉体上和精神上的巨大痛苦，发愤著书，完成了我国第一部纪传体通史《史记》，共有130篇52万字，成为我国历史上最伟大的史学家和文学家。后来韩愈评价司马迁作品的风格"雄深雅健"，柳宗元则认为《史记》写得朴素凝练、简洁利落、滴水不漏，增一字不容，减一字不能。鲁迅先生评价《史记》"不拘于史法，不囿于字句，发于情，肆于心而为文"，为"史家之绝唱，无韵之离骚"。司马迁先因为别人辩护而获罪，后又因写给一位叫任安的好友的信《报任安书》而得罪汉武帝，再次遭受迫害死去。可谓伟大因为言语成就，死也因为言语惹的祸。① 也由此可见，优秀的文学作品之所以感人，是因为这些作品往往是作者艰苦和悲愤人生的写照。

贺知章（约659—744）、李白（701—762）都是唐代的浪漫主义诗人，好饮酒，生性旷达豪放，风流潇洒，随性而为，但晚年都弃官归隐道学修行。贺知章去世后，李白独自饮酒，怅然所失，写下《对酒忆贺监二首》："四明有狂客，风流贺季真。长安一相见，呼我谪仙人。昔好杯中物，今为松下尘。金龟换酒处，却忆泪沾巾。"饮酒斗诗成了联结这两位浪漫主义诗人最具有象征意义的情感纽带。

杜甫（712—770）生活在唐朝由盛转衰的历史巨变时期，其诗歌多涉及社会动荡、社会矛盾、人民疾苦、情感痛苦，作品具有鲜明的"沉郁顿挫"的风格，故而杜甫的作品被称为世上疮痍、诗中圣哲、民间疾苦、笔底波澜，

---

① 1944年毛泽东在《为人民服务》一文中说："人总是要死的，但死的意义有不同。中国古时候有个文学家叫做司马迁的说过：'人固有一死，或重于泰山，或轻于鸿毛。'为人民利益而死，就比泰山还重，替法西斯卖力，替剥削人民和压迫人民的人去死，就比鸿毛还轻。"可以说，毛泽东借司马迁之说，阐述了人生死亡意义的这个重大问题，而这一直是存在主义和人本主义心理治疗中关心的终极问题。

是唐代现实主义诗史的代表作，对后世影响深远。他的许多诗句常常成为被后人引用的教育名言，如《春夜喜雨》："随风潜入夜，润物细无声。"还有刻画心理境界的诗句，如《望岳》："会当凌绝顶，一览众山小。"也有描述他创作心理的诗句，如《闻官军收河南河北》："白日放歌须纵酒，青春作伴好还乡。"看来，酒是杜甫文学创作的催化剂。还有描写音乐文化的诗句，如《赠花卿》："锦城丝管日纷纷，半入江风半入云。此曲只应天上有，人间能得几回闻。"从心理宣泄的角度来看，陆游写给前妻表妹唐琬的《钗头凤》一词是最能表达内心思念、愁绪、伤感、后悔等复合情绪的代表作。

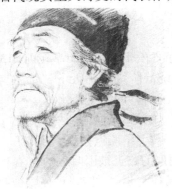

图3-6 杜甫

红酥手，黄縢酒。
满城春色宫墙柳。
东风恶，欢情薄。
一怀愁绪，几年离索。
错，错，错。
春如旧，人空瘦。
泪痕红浥鲛绡透。
桃花落，闲池阁。
山盟虽在，锦书难托。
莫，莫，莫。

后来，唐琬读到这首词时不禁潸然泪下，也回了一首同病相怜的词：

世情薄，人情恶，
雨送黄昏花易落。
晓风干，泪痕残，
欲笺心事，独语斜阑。
难，难，难。
人成各，今非昨，
病魂常似秋千索。
角声寒，夜阑珊，

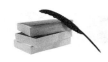

怕人寻问，咽泪装欢。

瞒，瞒，瞒。

　　最后，美丽多情的唐琬在抑郁寡欢中离开了她眷恋的梦中情人。

　　白居易（772—846），中唐时期的诗人，他写的叙事诗《长恨歌》叙述了一个被人千古吟唱的爱情悲剧，留下了"在天愿作比翼鸟，在地愿为连理枝。天长地久有时尽，此恨绵绵无绝期"等刻画爱情心理的名句，而《琵琶行》则描述了一个"弦弦掩抑声声思，似诉平生不得志"女人的心理，留下"同是天涯沦落人，相逢何必曾相识"等名句。

　　李清照（1084—1151），南宋女词人。先是富贵，后经国破家亡和婚变，孤独凄惨终了一生，其后期所写愁绪的词，如《孤雁儿》和《武陵春》等篇，声声呜咽，孤独凄楚，如诗词所描述的那样："风住尘香花已尽，日晚倦梳头。物是人非事事休，欲语泪先流。""小风疏雨萧萧地，又催下、千行泪。吹箫人去玉楼空，肠断与谁同倚？一枝折得，人间天上，没个人堪寄。"这些悲慨之词来自词人情挚意浓的生活感受，也是她悲剧人生的写照。

　　辛弃疾（1140—1207），南宋词人，他的诗词中无处不透射出一种壮志未酬、激昂悲壮，沉郁雄放的悲愤和失望情感，被后人称为"英雄之词"。当然，英雄需要被伯乐发现，他那首《青玉案·元夕》"蛾儿雪柳黄金缕，笑语盈盈暗香去。众里寻他千百度，蓦然回首，那人却在，灯火阑珊处"的千古名句，也许正是词人"自怜幽独"情怀的委婉表述。

五、戏剧

　　关汉卿（1219—1301），金末元初杂剧作家，据史料推测，他可能是元代太医院的一个医生。关汉卿一生写杂剧60多种，但现仅存18种，其中《窦娥冤》被称为中国十大悲剧之一，后也被列于世界十大悲剧之中。他的剧作被译为英文、法文、德文、日文等，在世界各地广泛传播，被称为"东方的莎士比亚"！关汉卿在杂剧中总是借那些出身微贱，蒙受世间种种凌辱的社会底层者之口对当时的神权提出质问："天地也！做得个怕硬欺软，却原来也这般顺水推船！地也，你不分好歹何为地！天也，你错勘贤愚枉做天！"喊出了当时人本主义的最强音。

　　王实甫（1234—1294），元代戏曲作家，他创

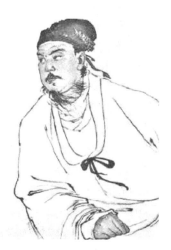

图 3-7　关汉卿

作的《西厢记》堪称中国古代影响最为广泛的爱情诗剧的范本。本剧不仅在戏剧冲突、剧情结构、人物塑造和语言特色等方面都取得了很高的艺术成就，而且塑造了莺莺、张生、红娘等个性鲜明的艺术形象。《西厢记》之所以在问世以后，几乎家喻户晓，明清以来，以爱情为题材的戏剧和小说几乎无不受其影响，也许是因为本剧道出了人性中一种普遍情结。《西厢记》运用生活化的语言将爱情故事写得风光旖旎，情调缠绵，声口灵动。自19世纪末，本剧被翻译成拉丁文和英文，有多种文字的译本在世界多国流行，《西厢记》已经成为世界文学宝库中的一颗明珠。从精神分析学的角度来看，剧中人物张生轻狂中兼有诚实厚道，洒脱中兼有迂腐可笑，偶遇美人就不思功名，他的痴情烂漫、大胆妄为，敢于向封建社会道德观进行挑战的勇气，被那时的主流社会视为邪恶；而崔莺莺出身国相之家，受封建家庭的传统教养，外表深沉、含蓄，甚至装腔作势，指责男人淫滥如猪狗，但实际上其内心一方面是"花落水流红，闲愁万种，无语怨东风"的压抑，另一方面是涌动着的无法窒息的青春激情，对爱情渴望的天性和道德压抑的矛盾不仅导致莺莺行为的多变，也推动着剧情的曲折变化。红娘在剧中虽然只是一个小小婢女，却又是剧中最活跃的人物，她机智聪明，热情泼辣，虽然将孔孟道学语汇常常挂在嘴上，却不受任何教条的约束，而是将世上一切说教为己所用，她敢于挖苦张生的酸腐、讽刺莺莺的矫情、驳斥老夫人的固执蛮横。从艺术心理学的角度来看，张生、莺莺和红娘分别代表了本我、超我和自我的三种特性。

中国的明清时期大体相当于欧洲的文艺复兴时期。中国这一时期的文学发展同样也具有反对封建社会强权，呼吁人性解放的时代特点，其中戏曲和小说的先锋作用尤为突出。

汤显祖（1550—1616），明代戏曲家和文学家，其代表作《牡丹亭》，又称《还魂记》，被视为中国及世界戏剧艺术的珍品。汤显祖认为，情既是人的天性，也是人性中最宝贵的东西。他说："人生而有情，思欢怒愁，感于幽微，流乎啸歌，形诸动摇。或一往而尽，或积日而不能自休。"他的作品特别强调体现人的"真情"，追求个性解放，反对程朱理学及其封建礼教。中国戏曲界有一种关于戏曲与儒道释三教关系的说法："三教所尚，道家唱情，释家唱性，儒家唱理。"汤显祖如此偏爱

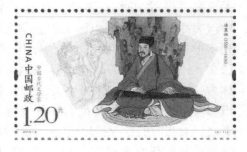

图3-8 汤显祖（邮票）

描写"真情"就是他修道情结的反映。从文学的角度看，《牡丹亭》全剧借梦境写现实，属于文学烂漫，而从心理学的角度来看，梦则是潜意识自由的王

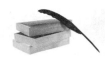

国。虽是梦话，其剧中人物的真情道白恰好说出了现实生活中许多人想说而不敢说的话。据明代张大复的《梅花草堂笔谈》所述："娄江女子俞二娘，秀慧能文词，未有所适。酷嗜《牡丹亭》传奇，蝇头细字，批注其侧。幽思苦韵，有痛于本词者⋯⋯"这就是说，俞二娘一边读《牡丹亭》，一边用蝇头小楷在剧本字里行间做了许多自己同感一类的批注，深感自己的命运也像剧中的杜丽娘一样悲哀，最后郁郁寡欢，"断肠而死"，她临终前从纤手中滑落下的正是《牡丹亭》的戏本。汤显祖得知消息后，挥笔写下《哭娄江女子二首》，不仅表达了作者对殉情者的共情，也表达了作者的困惑："画烛摇金阁，真珠泣绣窗。如何伤此曲，偏只在娄江。何自为情死，悲伤必有神。一时文字业，天下有心人。"据说，还有一位女伶人商小伶因读《牡丹亭》后，悲痛断肠，抑郁而亡。这种因阅读悲伤而亡的结果并不能仅仅归结为艺术的感染力量，而应从阅读者本身的社会境遇及其内心情结来进行解释。有趣的是，《牡丹亭》这出戏剧故事起因于杜丽娘阅读《诗经·关雎》而伤春寻春，夜有所梦。一枝垂柳，一幅自画像留下了情人幽会的"线索"，两位从未谋面的书痴梦幻般地结为夫妻。汤显祖在《牡丹亭记题词》中写道："如丽娘者，乃可谓之有情人耳。情不知所起，一往而深，生者可以死，死可以生。"全剧大体上可以分为上下两部分，前段是写杜丽娘因阅读和梦境而伤春抑郁，以致"慕色而亡"，后段写在柳梦梅的痴情下杜丽娘起死回生，有情人终成眷属。汤显祖这种在梦中构建的爱情故事，其实不过是用关于性与爱的潜意识来反对以程朱理学为代表的封建礼教的道德观。故事中隐喻爱情之潜意识的"花神"与代表压抑天性的道德"判官"生动形象地刻画了人内心中对待性与爱的一对矛盾。缠绵而执着的性与爱情既是美丽诱人的花朵，但也暗藏着虚度人生光阴和慕色而亡的危害，正如唱词所言："花把青春卖，花生锦绣灾。"杜丽娘喊出的"这般花花草草由人恋，生生死死随人愿，便酸酸楚楚无人怨"也许表达了那个时代人内心深处"春心无处不飞悬"，追求性与爱自由的最强音。揭示人的天性与社会道德之间的矛盾，以及探寻解决这种矛盾的艺术形式也许正是《牡丹亭》拨动古今中外无数阅读或观看者心弦的成功之处。

《牡丹亭》中在男女情事的描述上也有不少堕入恶趣的笔墨，甚至后来冯梦龙将《牡丹亭》改名为《风流梦》，说明冯梦龙一眼识破了隐含在《牡丹亭》中宣泄的被压抑的性心理本质。

六、小说

冯梦龙（1574—1646），明代文学家和戏曲家。辑有小说话本集《喻世明言》《警世通言》《醒世恒言》，合称"三言"，他在《古今小说序》中写道"日诵《孝经》《论语》，其感人未必如是之捷且深"，而高度评价了通俗小说对民众的教化作用，阅读这些作品可以使"怯者勇、淫者贞、薄者敦、顽钝者汗下"。因此，他对自己选编作品定下的"三言"规则是："明者，取其可以导愚也；通者，取其可以适俗也；恒者，习之而不厌，传之而可久。三刻殊名，其义一耳。"① 从心理治疗的角度来看，冯梦龙重视通俗文学所蕴含的真挚情感与适应广泛的教化作用正是阅读治疗所追求的目的。冯梦龙还编辑有《智囊》《古今谈概》和《情史》三部曲系列小说类书，其用意也在于发挥文学作品的教化作用。《智囊》其旨在"益智"，《古今谈概》之意在"疗腐"，而《情史》目的在"情教"，其用意不可谓不深远。以《智囊》为例，全书共收集了上起先秦、下迄明代的正史和大量的笔记、野

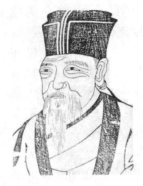

图3-9　冯梦龙

史中的智慧故事1 238则，依政治、军事、外交和普通人日常生活等内容分为十部二十八卷，堪称教人增长谋事做人的智慧全书。在作者看来，言语影响他人或民众的力量是不可估量的："故一言而或重于九鼎，单说而或强于十万师，片纸书而或贤于十部从事，口舌之权顾不重与？'谈言微中，足以解纷'；'言之无文，行之不远'。君子一言以为智，一言以为不智。智泽于内，言溢于外。"② 作者在《闺智》中讲述了通过转变认知方式而改变自卑心理的案例：宋朝人李邦彦因为被别人讥讽其父曾是银矿场的采石工人而感到蒙羞，他回到家把这件事告诉母亲，但母亲说："宰相家的人曾沦落为矿工的确不是一件光彩的事，但银工家中却出了个当宰相的儿子，岂不是件美事，有何害羞？"

曹雪芹（约1715—1763），清代小说家，少年时锦衣纨绔，但中年家道衰落，贫困如洗，幼子夭亡。他性格傲岸，愤世嫉俗，嗜酒，以10年光景创作《红楼梦》，又名《金玉缘》，全书未成，病而卒然离世，一部华丽的现实主义作品折射出作者心酸的家世变迁。

龚自珍（1792—1841），清末文学家，在中年以后，随着仕途失意，感慨日深，思想常陷于

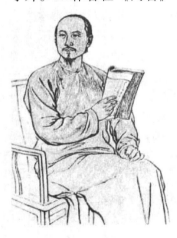

图3-10　曹雪芹

① 《醒世恒言》序。
② 冯梦龙《智囊·语智》。

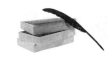

忧郁、压抑、孤愤和矛盾之中，写诗就成了他自疗的一种方式，有人评论他"诗中伤时之语、骂坐之言，涉目皆是"；而他却自嘲"坐耗苍茫想，全凭琐屑谋"①。藏书阅读、舞剑和音乐都成了精神慰藉的方式："狂胪文献耗中年，亦是今生后起缘。"②"一箫一剑平生意，负尽狂名十五年。""少年击剑更吹箫，剑气箫心一例消。谁分苍凉归棹后，万千哀乐集今朝。"③"怨去吹箫，狂来说剑，两样销魂味。两般春梦，橹声荡入云水。"④"抛却湖山一笛秋，人间天地署无愁"⑤。晚年龚自珍对自己的评价有些消沉："沉思十五年中事，才也纵横，泪也纵横，双负箫心与剑名。春来没个关心梦，自忏飘零，不信飘零，请看床头金字经。"⑥ 人不逢时，志不得意，诗终归成为诗人落叶归根的精神家园。

第二节　中国近代文学

中国近代史的划分一般是指从鸦片战争（1840）到新中国成立（1949）为止的一段历史。就国家和民族整体生存状况而言，这是中国从一个封建大帝国到被列强侵略、凌辱、瓜分，以及中国人民抵抗侵略，推翻封建主义，打倒帝国主义，探索救国之路，实现自由民主，实现民族解放的奋战史。作为在这种复杂的社会巨变的历史潮流中的文学家，一方面，表现出一种试图通过文学创作来影响国人的斗志和社会行为的使命感，文学成为那个时代被文人最看重的治疗社会问题和影响国民精神的途径与形式；另一方面，文学追求理想和改革的各种思潮和流派百花齐放，表现出前所未有的多元化局面。

一、新文学

作为新文化运动的主要代表，新文学是指五四运动以来，从 1919 年到 1949 年之间流行的中国现代文学思潮。

新文学可以分为启蒙、兴盛和现代文学的发展等几个时期。梁启超

---

① 《撰羽林山馆金石墨本记成，弁端二十字》
② 龚自珍《猛忆》。
③ 龚自珍《己亥杂诗》。
④ 龚自珍《湘月·天风吹我》。
⑤ 龚自珍《梦中作四截句》。
⑥ 龚自珍《丑奴儿令·沉思十五年中事》。

（1873—1929）是中国封建社会向近代社会转折时期的政治家和文学家，戊戌维新运动的领袖人物之一。他倡导新文化运动，积极鼓动"诗界革命"和"小说革命"，试图通过文学革命来促进国民自新。他在《论小说与群治之关系》一文中说："欲新一国之民，不可不先新一国之小说。故欲新道德，必新小说；欲新宗教，必新小说；欲新政治，必新小说；欲新风俗，必新小说；欲新学艺，必新小说；乃至欲新人心，欲新人格，必新小说。"在他看来小说之所以具有如此广泛的不可思议的支配人道的力量，是因为小说具有"浅而易解"和"乐而多趣"，便于流行普及的缘故。当然他并不认为所有的通俗易懂和有乐趣的作品都有如此推动社会进步的作用，而只有那些令读者"可惊可愕可悲可感，读之而生出无量噩梦，抹出无量眼泪"的文学作品才被世人所看重和欢迎。梁氏进一步深究了"足以移人"的两类小说的心理治疗作用。其一，因为人性之贪和为欲望所驱动的"蠢蠢躯壳"常不满足于局限狭窄的现实世界的境遇，而经常幻想能直接或间接感受那些"身外之身、世界外之世界"，而小说常常能导人游于这些幻想的境界和变换人们日常生活的情境或环境，具有这类作用的作品是理想派小说；其二，人们对自己所经阅的生活境界往往有一种"行之不知，习矣不察"的容易被遮蔽的习性，无论为哀、为乐、为怨、为怒、为恋、为骇、为忧、为惭，常有一种"知其然而不知其所以然，欲摹写其情状，而心不能自喻，口不能自宣，笔不能自传"的感觉，用心理学的术语来说，就叫作"述情障碍"。因此，当小说将这种压抑的无法表述的感觉和盘托出，彻底揭示之时，则可令读者拍案叫绝："善哉善哉！如是如是！"这种同气相求，感同身受的效果正是咨询心理学上所说的共情，具有这类作用的作品是写实派小说。具体来说，梁氏还系统总结了小说影响人的"熏""浸""刺"和"提"四种机制：所谓"熏"是指小说像百姓制作烟熏腊肉那样，通过日积月累的微小量的改变而实现人格的最终转变。所谓"浸"是指像饮酒一样，"作十日饮，则作百日醉"，通过长时间大量的阅读，引发数日或数旬而终不能释然的余恋、余悲、余快和余怒而达到改变人的情绪反应模式的结果。所谓"刺"是指像禅宗的一棒一喝那样，通过一语一景促发人一刹那骤然的顿悟。所谓"提"是指读者不觉入于书之情境，自拟为书中主人公，自化其身于书中情节，甚至仿佛此身已非我有。梁氏认为，如果文学家能用好"熏""浸""刺"和"提"四种"文字移人"力量中的一种就是文豪，如能兼用四者则为文圣。当然小说是一把双刃剑，既可以用于人之善性的培养，也可能用于煽动人的恶性。因此，小说可爱，也可畏。小说可以改变人的认知、性格，也会感染人的情绪情感，这是人的普遍心理规律和心理作用机制，而非人力故意所为带来的改变。梁氏还特别提醒世人要注意"不良小说"对社会风气和国民行为习性的负面或消极影响。当然，梁氏将中国国民惑堪舆，惑相命，惑卜筮，惑祈禳，所有污秽和腐败，江湖盗贼，慕科第若膻，趋爵禄若鹜，奴颜婢膝，寡廉鲜耻，轻弃信义，权谋诡诈，轻薄无行，沉溺声色，缱恋床笫，缠绵歌泣于春花秋月的思想根源全部都归于"小说之陷溺人群"的作用是不妥的，或者说是颠倒了文学反映与现实存在的关系。

五四运动前后，受俄国文学、东欧文学、北欧文学，特别是易卜生密切关心社会现实问题的创作风格的影响，中国文坛涌起了一阵新文学思潮，以1915年《新青年》杂志创刊为开端，新文学进入了一个兴盛发展的时期，表现出强烈的反传统姿态，其主要代表人物有陈独秀、胡适、鲁迅、周作人等。新文学反对以往"阿谀的贵族文学""铺张的古典文学"和"艰涩的山林文学"，主张建设"平易抒情的国民文学""立诚的写实文学"和"通俗的社会文学"，以白话文写作，并依赖当时的新媒介进行传播。新文学提出了"人的文学"主张，以人道主义为本，观察、研究分析"社会人生诸问题"，提出了"不作无病之呻吟""不摹仿古人，语语须有个我在"等文学革命的主张。新文学重视文学家的社会责任，将"改良思想"视为文学的第一事，重视思想革命的重要性，把文学当作开发文明，改变国民性，革新政治的利器。在体裁上以强烈的叛逆精神和不拘一格的新形式，重造新韵的新诗、社会写实的问题小说、散文为主，并开始使用新式标点符号，表现出中国文学为人生服务的价值观取向。1918年5月鲁迅在《新青年》上发表了《狂人日记》，宣告了中国现代白话小说的诞生。提倡白话文文学革命，在五四运动的推动下，席卷了整个文化领域，到1920年，在白话文取代文言文已成事实的情况下，北洋政府教育部终于承认了白话文，通令国民学校采用，实现了以白话文取代文言文正宗地位的历史性变革，白话文终于成为普通话。

在新文学发展中，"问题小说"的兴起就是当时中国思想启蒙运动需要的一种反映。所谓"问题小说"是指那些围绕人生的目的、意义、价值、个性自由、恋爱婚姻、伦理道德、妇女解放、社会底层民众的疾苦、儿童问题、教育问题、劳工问题等现实社会问题而创作的小说。"问题小说"探问人生的终极，关顾每个人的人生价值、生存真谛，作者常借小说人物和情节提出一些令人深思的社会问题。

近代中国还有不少文学作品反映出那一时期文人内心的苦闷和拯救孤独灵魂的自我努力。鲁迅（1881—1936）先生弃医从文的经历可以作为一个典型，反映了那一时代的文学在知识分子心目中的地位。1902年鲁迅赴日本留学，1904年先入仙台医学专门学校学医，一年多后，因课间观"日俄战争片"，深受刺激，决定弃医从文。

鲁迅在《呐喊》自序中谈到他弃医从文的经过和目的。当时在那部影片中，见到一个替俄国做军事侦探的中国人，正要被日军砍下头颅来示众，而围着的便是来赏鉴这示众盛举的人们："一样是强壮的体格，而显出麻木的神情。""从那一回以后，我便觉得医学并非一件紧要事，凡是愚弱的国民，即使体格如何健全，如何茁壮，也只能做毫无意义的示众的材料和看客，病死多少是不必以为不幸的。所以我们的第一要著，是在改变他们的精神，而善于改变精神的是，我那时以为当然要推文艺，于是想提倡文艺运动了。"鲁迅先生比喻道："假如一间铁屋子，是绝无窗户而万难破毁的，里面有许多熟睡的人们，不久都要闷死了，然而是从昏睡入死灭，并不感到就死的悲哀。现在你大嚷起来，惊起了较为清醒的几个人，使这不幸的少数者来受无可挽救的临终的苦楚。……"从文学治疗的角度来看，《呐喊》对于作者自己的作用，已如鲁迅先生的自白所述："在我自己，本以为现在是已经并非一个迫切而不能已于言的人了，但或者也还未能忘怀于当日自己的寂寞的悲哀罢，所以有时候仍不免呐喊几声，聊以慰藉那在寂寞里奔驰的猛士，使他不惮于前驱。至于我的喊声是勇猛或是悲哀，是可憎或是可笑，那倒是不暇顾及的；但既然是呐喊，则当然须听将令的了，所以我往往不恤用了曲笔，在《药》的瑜儿的坟上凭空添上一个花环，在《明天》里也不叙单四嫂子竟没有做到看见儿子的梦，因为那时的主将是不主张消极的。至于自己，却也并不愿将自以为苦的寂寞，再来传染给也如我那年轻时候似的正做着好梦的青年。"由此可见，鲁迅先生不仅将文学作为影响国民精神的一种力量，也是作为一种自我倾诉的管道来实践的。

鲁迅先生一改旧小说那种偏爱描写勇将策士、才子佳人的模式，以"为了人生"的启蒙主义式的创作目的，不仅始终关注着"病态社会"里知识分子和农民的精神"病苦"，也常常将自己带到故事的结构中来。鲁迅一直在努力探索主体渗入小说的复调形式，《在酒楼上》《呐喊》《彷徨》和《孤独者》等小说中，小说的作者或故事的叙述者"我"与小说中的人物的关系其实隐喻的就是"自我"内心矛盾的两个方面的对话或情绪的纠结。从这种意义上说，鲁迅的《呐喊》和《孤独者》等小说都是具有一种关于替他人呐喊和让自己得到宣泄的复调结构。例如《孤独者》这部作品以"以送殓始，以送殓终"为故事的线索，描述了一个旧时的知识分子魏连殳，他是一个经历丧失亲人、失业、匿名人流言攻击，未婚孤独的男子，他是那个时代忧郁慷慨、怀才不遇的青年的一个典型样本，然而这个性格怪异的人在交运有钱的时候"人就和先前两样了，脸也抬高起来，气昂昂的"。正如他在信中自白的那样："我已经躬行我先前所憎恶，所反对的一切，拒斥我先前所崇仰，所主张的一切了。"人生观、价值观和人格因生活的残酷现实而发生颠倒性的逆转。作者一方面借对孩子的议论，来阐述人格改变与环境的关系，认为一个人从天真变得脾气坏和具有攻击性，全是"环境教坏"的。继而刻画了这种环境中的某

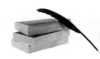

些小人，就是那些先前竭力欺凌死去的人却在其丧礼上假惺惺哭的虚伪者，他们是一种"亲手造成孤独，又放在嘴里去咀嚼的人"。另一方面，作者也意识到，抑郁者也存在着作茧自缚的认知偏差：连殳"你实在亲手造了独头茧，将自己裹在里面了。你应该将世间看得光明些"。结果呢？"待到死了下来，什么也没有，都糟掉了。"没有结婚，没有后代，还要"独自冷清清地在阴间摸索"。作者借两次关于丧礼上连殳行为的描写投射出主人公压抑的情绪。如在连殳祖母的丧礼上，连殳"忽然，他流下泪来了，接着就失声，立刻又变成长嚎，像一匹受伤的狼，当深夜在旷野中嗥叫，惨伤里夹杂着愤怒和悲哀"。在具有讽刺性的结尾写道："他在不妥帖的衣冠中，安静地躺着，合了眼，闭着嘴，口角间仿佛含着冰冷的微笑，冷笑着这可笑的死尸。"作者刻画了一个悲剧性的角色，同时也以第一人称"我"进入了作品的情境之中，例如当作者看到连殳变卖自己的书籍之后，"忽而感到一种淡漠的孤寂和悲哀"。在小说的最后，在告别连殳的遗体之后，作者从沉痛的心境中解脱出来："我快步走着，仿佛要从一种沉重的东西中冲出，但是不能够。耳朵中有什么挣扎着，久之，久之，终于挣扎出来了，隐约像是长嚎，像一匹受伤的狼，当深夜在旷野中嗥叫，惨伤里夹杂着愤怒和悲哀。我的心地就轻松起来，坦然地在潮湿的石路上走，月光底下。"作者在这部小说中是现身的，并借自己与主人公的关系和交往来展开故事情节，连殳是一个由"他人"和"环境教坏"的牺牲品，而作者则通过对连殳短暂的人生描写，发泄了自己感同身受的想法和负性情绪，获得了新生活的勇气，以及新的顿悟和人生观的格式塔转变。①

研究鲁迅先生一生不同时期的作品，可以看出鲁迅精神世界变化的轨迹。1918年，鲁迅发表了中国文学史上的第一部白话小说《狂人日记》，小说借一个被害妄想患者的眼睛和隐喻的手法深刻地揭示了那个吃人的社会给普通百姓带来的精神压抑和社会底层人的恐惧和愤怒，而1927年发表的《野草》则以表现主题的隐喻性，几乎包含了鲁迅情绪、性格甚至整个内心世界各个侧面的自我剖析，他在《野草·题辞》中写道：

野草，根本不深，花叶不美，然而吸取露，吸取水，吸取陈死人的血和肉，各各夺取它的生存。当生存时，还是将遭践踏，将遭删刈，直至于死亡而朽腐。

但我坦然，欣然。我将大笑，我将歌唱。

我自爱我的野草，但我憎恶这以野草作装饰的地面。

---

① 张克军. 中国现代文学中的精神病患者形象及其价值［J］. 长春师范学院学报（人文社会科学版），2008，27（6）：85－88.

地火在地下运行，奔突；熔岩一旦喷出，将烧尽一切野草，以及乔木，于是并且无可朽腐。

但我坦然，欣然。我将大笑，我将歌唱。

天地有如此静穆，我不能大笑而且歌唱。天地即不如此静穆，我或者也将不能。我以这一丛野草，在明与暗，生与死，过去与未来之际，献于友与仇，人与兽，爱者与不爱者之前作证。

为我自己，为友与仇，人与兽，爱者与不爱者，我希望这野草的朽腐，火速到来。要不然，我先就未曾生存，这实在比死亡与朽腐更其不幸。

作者以"我的野草"位卑而志坚的生存状况的描写抒发了当时他的复杂心境。后来，毛泽东主席在《新民主主义论》中是这样评价鲁迅先生的：鲁迅的骨头是最硬的，他没有丝毫的奴颜和媚骨。这是殖民地半殖民地人民最宝贵的性格。鲁迅是在文化战线上的民族英雄。

郁达夫（1896—1945），中国现代作家，一生写了《沉沦》等许多抒情散文和议论文。传记研究者们普遍认为，郁达夫的散文无一例外是坦诚和露骨的"自叙传"式的自我表现。他的作品常运用大量内心独白式的抒情、描写、记叙，不加掩饰地表露他的思想信仰、感情甚至病态的癖好，这种忧郁感伤的情调，浪漫青年的热情呼号，反封建礼教，不拘形式纵情宣泄和追求民主的倾向是郁达夫散文的独特风格或"散文的心"。这种强烈的伤感情绪常表现为自我放纵的颓废和对封建礼教羁绊的憎恨两种形式。《感伤的行旅》和《归航》可以看出一个竭力要在病态中满足自我，而找不到出路的青年的苦闷。《秋柳》描述了一个装着一副严正的样子，与青年大谈文艺社会各种问题的伪君子："我是违反道德的叛逆者，我是戴假面的知识阶级，我是着衣冠的禽兽！"这不仅是揭露，也是一种自我解剖的勇气。可以说，郁达夫的作品首先是为自己疗伤而创作的。也许郁达夫可能没有想到的是，他这种自我宣泄的作品同样会具有帮助别人认识自己的治疗作用。中国现代文学家和历史学家郭沫若曾这样评论郁达夫："他清新的笔调在中国的枯槁的社会里面好像吹来了一股春风，立刻吹醒了当时的无数青年的心。他那大胆的自我暴露，对于深藏在千年万年的背甲里面的士大夫的虚伪，完全是一种暴风雨式的闪击，把一些假道学、假才子们震惊得至于狂怒了。"中国现代作家沈从文就这样评价道："人人皆觉得郁达夫是个可怜的人，是个朋友，因为人人皆可以从他作品中，发现自己的模样。"

许地山（1894—1941），籍贯广东揭阳，生于台湾，小说家、散文家，五四时期新文学运动先驱者之一。代表作有《缀网劳蛛》，作者借蜘蛛结网比喻人生，认为："我像蜘蛛，命运就是我的网，人不能完全掌握自己的命运，反而会受到偶然的外力的影响。当蜘蛛第一次放出游丝时，不晓得会被风吹到多远，吹到什么地方，或者粘到雕梁画栋上，或者粘到断垣颓井上，便形成了自己的网。网成之后，又不知什么时候会被外力所毁坏，所以人对于自己命运的偃蹇和亨通，不必过分懊恼和欢欣，只要顺其自然，知命达观即可。等到网被破坏时，就安然地藏起来，等机会再缀一个好的。"作品反映了一种随遇而安的人生态度，这部作品可以作为医治那些抱怨命运不佳、沉沦不振者的一剂良药。

二、学衡派及其他文学流派

学衡派是一个因 1922 年 1 月创刊《学衡》杂志而得名的文化流派。代表人物为当时南京东南大学的胡先骕（1894—1968）、梅光迪（1890—1945）、吴宓（1894—1978）等人。该学派产生的背景是 1912 年民国成立，儒家思想一时失去统治地位，欧美各种新文化思潮涌入中国，风靡一时，传统文化受到剧烈的冲击，于是一些学人刊行《学衡》杂志以整理国故，以文学评论为切入点，宣传复古主义、反对新文化运动。该学派极尽倡导"国学"，认为文言文具有悠久的历史，是成熟的交流工具，文言文通达高雅，文言文优于白话文，言文不能合一，俚俗的口语不能成为文学之正宗，而且白话文会摧残中国文学的优美形质，认为文化只属于社会精英，"文字之体制不可变，亦不能强变"，文学创作就是对前代文学的借鉴、吸收和传承，否定文学新旧之分，否定文学的进化观念，认为新文化运动只是模仿西人。坚信文化具有世界和历史统一性，又重视传统和文化的民族个性。学衡派将人伦精神和理想人格作为中国文化传统中具有永恒价值的东西，是"民族文化的基石"，认为唯有弘扬民族精神，"以人格而升国格"，才能使灾难深重的中华民族得以"重建民族的自尊"。学衡派认为教育的目的在于培养健全的人格。学衡派还对新文化运动抨击"礼教吃人"的观点持强烈的批评态度，他们认为礼和礼教是中国文化的一个重要范畴，也是人类社会人伦关系发展的必然产物，礼就是塑造人格的重要社会规范。他们针对新文化运动"打倒孔家店"的口号，坚持高度评价孔子的历史地位，强调孔子不仅是中国古代文化的集大成者，而且是世界文化伟人。学衡派的文人们注意到了文学创作与作者阅读相互作用的关系，认为成功的文学作品须有杰出的作家与聪明的读者两个条件，二者兼具作品才能流传。

回头来看，新文学和学衡派的区别从表面上看是文学的表现形式之争，一个热衷于兼收并蓄的"杂文学"，一个钟情于维护本土传统的"纯文学"，但从本质上看两者是在一个时代巨变时期对文学如何变革的不同价值取向。从文学治疗的角度来看，珍视本土传统文学资源的育人作用十分必要，但适应社会时代民众精神滋养的需要与时俱进却是文学的历史使命。新文学将文学"下降"为广大民众情绪表达和存在状况写照的工具却是更有利于文学发挥育人和心理治疗的作用。

在抗战时期，还有一条特别的文艺战线，这就是1938年成立于武汉的中华全国文艺界抗敌协会，简称"文协"。"文协"的成立标志着20世纪30年代无产阶级革命文学、自由主义文学以及国民党民族主义文学等几种文学运动的汇流。"文协"会刊《抗战文艺》对于开展抗日文艺活动、繁荣创作、培养青年作家等方面都发挥了积极的作用。

朱自清（1898—1948），新文学运动初期的诗人和散文家，他的散文具有感悟觉世、言志表意，真切而不做作的特点，并且通过将自我的人生感悟与读者分享而实现他的教育理念。从文学治疗的角度来看，朱自清的散文《谈抽烟》《说话》《沉默》《撩天》《正义》《论自己》《论别人》《论诚意》《论东西》等都具有良好的心理教育的意义。如散文《匆匆》中借自然物候的变化和琐碎的日常生活将抽象的时间刻画得栩栩如生。

在一个历史裂变的时代，不少作家的人生就像这个时代裂变的分子一样，经历了人生的剧痛，而他们的作品就是这种剧痛的记录。如庐隐（1898—1934），一位处于近现代之交的中国女作家。庐隐既是一个受时代虐待的女性，又是一个叛逆时代的女性。庐隐曾说："我想游戏人间，反被人间游戏了我！""我就是喜欢玩火，我愿让火把我烧成灰烬。""世俗上的人都以为我是为了坎坷的命运而悲叹而流泪，哪里晓得我仅仅是为了自己的孤独——灵魂的孤独而太息而伤心呢？"

第三节　中国当代文学

中国当代社会是指从1949年开始的新中国发展时期。根据不同时期的文化特征，中国当代文学大体上可分为新中国成立前后的新文化时期的文学、"文化大革命"时期的文学和改革开放后的文学。

一、新文化时期的文学

早在新中国成立之前，毛泽东主席就在1940年陕甘宁边区文化协会第一次代表大会上发表的《新民主主义的政治与新民主主义的文化》讲演中预言了中国现代文学的方向与基本特征，他说："我们共产党人，多年以来，不但为中国的政治革命和经济革命而奋斗，而且为中国的文化革命而奋斗；一切这些的目的，在于建设一个中华民族的新社会和新国家。在这个新社会和新国家中，不但有新政治、新经济，而且有新文化。这就是说，我们不但要把一个政治上受压迫、经济上受剥削的中国，变为一个政治上自由和经济上繁荣的中国，而且要把一个被旧文化统治因而愚昧落后的中国，变为一个被新文化统治因而文明先进的中国。一句话，我们要建立一个新中国。建立中华民族的新文化，这就是我们在文化领域中的目的。"在演讲的最后他充满激情地说道："新中国站在每个人民的面前，我们应该迎接它。新中国航船的桅顶已经冒出地平线了，我们应该拍掌欢迎它。举起你的双手吧，新中国是我们的。"新中国需要一种全新的精神面貌和风格创新的文化形式相呼应。

　　郭沫若（1892—1978）是中国现代文学家和新诗奠基人之一。1921 年他发表第一本新诗集《女神》，这是中国新诗的奠基之作，书中洋溢着强烈的浪漫主义气息。其中收入的《天狗》就是其想象大胆奇特的代表作，这首诗充分表现了热血青年的冲动、张扬和狂妄。诗中写道：

　　　　我是一条天狗呀！
　　　　我把月来吞了，
　　　　我把日来吞了，
　　　　我把一切的星球来吞了，
　　　　我把全宇宙来吞了。
　　　　我便是我了！
　　　　我是月的光，我是日的光，
　　　　我是一切星球的光，
　　　　我是 X 光线的光，
　　　　我是全宇宙的 Energy 的总量！
　　　　我飞奔，我狂叫，我燃烧。
　　　　我如烈火一样地燃烧！
　　　　我如大海一样地狂叫！
　　　　我如电气一样地飞跑！
　　　　我飞跑，我飞跑，我飞跑，
　　　　我剥我的皮，我食我的肉，
　　　　我吸我的血，我啮我的心肝，
　　　　我在我神经上飞跑，我在我脊髓上飞跑，
　　　　我在我脑筋上飞跑。
　　　　我便是我呀！我的我要爆了！

又如《立在地球边上放号》一诗，表达出一代青年建设新世界的豪情壮志：

> 无数的白云正在空中怒涌，
> 啊啊！好幅壮丽的北冰洋的情景哟！
> 无限的太平洋提起他全身的力量来要把地球推倒。
> 啊啊！我眼前来了的滚滚的洪涛哟！
> 啊啊！不断的毁坏，不断的创造，不断的努力哟！
> 啊啊！力哟！力哟！
> 力的绘画，力的舞蹈，力的音乐，力的诗歌，力的 Rhythm 哟！

在《太阳礼赞》中昭示着对新中国的满腔希望：

> 青沉沉的大海，波涛汹涌着，潮向东方。
> 光芒万丈地，将要出现了哟——新生的太阳！
> 天海中的云岛都已笑得像火一样的鲜明！
> 我恨不得，把我眼前的障碍一概划平！
> 出现了哟！出现了哟！耿晶晶地白灼的圆光！
> 从我两眸中有无限道的金丝向着太阳飞放。
> 太阳哟！我背立在大海边头紧觑着你。
> 太阳哟！你不把我照得个通明，我不回去！
> 太阳哟！你请永远照在我的面前，不使退转！
> 太阳哟！我眼光背开了你时，四面都是黑暗！
> 太阳哟！你请把我全部的生命照成道鲜红的血流！
> 太阳哟！你请把我全部的诗歌照成些金色的浮沤！
> 太阳哟！我心海中的云岛也已笑得来火一样的鲜明了！
> 太阳哟！你请永远倾听着，倾听着，我心海中的怒涛！

新诗已经完全没有了中国古典诗词的含蓄委婉的韵律，而是表现出赤裸裸直白的情感呼号。因此，我们可以认为，新诗是一种便利于普通民众学习表达情感的文学形式。

林语堂（1895—1976），中国现代作家，他于 1940 年和 1950 年先后两度获得"诺贝尔文学奖"提名。1948 年，曾赴巴黎出任联合国教科文组织美术与文学主任。他的散文杂文集《老子的智慧》生动地介绍了庄子探究生命底蕴的智慧与浪漫情怀，是一种具有抚慰创伤心灵的哲学心理学处方。他写的散文杂文集《生活的艺术》被誉为中国现代休闲文学的代表作。该书讲述了他对人生的研究、不同信仰者对生活的态度、灵与肉的关系、诗样的人生、人类身上所表现出的动物性遗产，讨论了人类的尊严、人类的梦想、人的幽默感、任性和多变性，介绍分析了最会享受人生的圣人，如发现自己的庄子，情智勇的孟子，玩世、愚钝、潜隐的老子，"中庸哲学"的子思，爱好人生者的陶渊明等人如何寻找属于自己的快乐，讨论了悠闲的重要性，中国人对悠闲生活的崇尚，阐述了家庭之乐，生活的享受，享受大自然，旅行的享受，文化的享受和思想的艺术。从文学治疗的角度来看，林语堂的《人生的盛宴》《孔子的智慧》《道家是个幽默派》《优游人间》等作品都是医治心理病症，促进心理健康的良方。他那"人生得意须尽欢，偷得浮生半日闲"的豁达精神与幽默传递着一种健康心理的正能量。

茅盾（1896—1981）是新文化运动的先驱，他的散文《白杨礼赞》，描写了傲然地耸立，像哨兵似的白杨，以树喻人，立意高远，认为这种挺拔的树对于恹恹欲睡的情绪具有振奋的作用。他写的短篇小说《自杀》，对于那些有自杀意念的人来说具有很好的内省作用。

王统照（1897—1957），现代文学家，倡导"为人生而艺术"。他的诗集《童心》充满着作者对人生之生死、悲哀、抑郁、失眠、苦笑、孤独等情绪情感的反思与叩问，一些研究者认为这本诗集表现出一种与存在主义哲学和心理学相似的旨趣。

老舍（1899—1966），中国现代小说家，他受英国文学的启发，追求简洁朴素的语言风格，认为"文以气为主"，强调文学的自由表达和形式美好，倾向于从感情角度看文学，"以美好的文字为心灵的表现"，认为"使人欣喜是艺术的目的"，"文学是认识生命的，解释生命的"。他反对文以载道的观点，认为文学对社会的作用是不期然而然的和远期的，不应使文学变成传道的教科书。老舍之子舒乙曾这样评论自己的父亲："生活中的父亲完全是矛盾的。他一天到晚大部分时间不说话，在闷着头构思写作。很严肃、很封闭。但是只要有人来，一听见朋友的声音。他马上很活跃了，平易近人，热情周到，很谈得来。仔细想来，父亲也矛盾。因为他对生活、对写作极认真勤奋；另一方面，他又特别有情趣，爱生活。"也许矛盾的情绪和当时"文化大革命"政治气候不相适的文学观是导致老舍抑郁自尽悲剧的内外原因。

随着中国人民解放战争的推进，整个现代中国社会的政治、经济和文化等社会意识形态发生历史性的巨变，生活在当时国民党统治区的一些文学家也许因为信仰、家庭和个性等多种原因而不能适应这种变化，甚至出现了一时的迷惘困惑的精神危机。沈从文（1902—1988）就是一位这样的典型。沈从文被誉为中国乡土文学的开拓者，他的作品融写实、纪梦、象征于一体，语言古朴，文辞峭丽、朴讷传神，具有浓郁的地方文化色彩。他曾两度被提名为"诺贝尔文学奖"候选人。然而他却是在年轻欲入大学而不成的窘困中开始学习文学创作的。从20世纪30年代起他相继发表了《边城》《长河》和《神巫之爱》等湘西系列小说，在文坛上产生了广泛的影响，被视为"京派"作家年轻一代的领袖。他始终注目于湘西边城朝现代社会转型的过程中，不同文化碰撞中乡下人的生存方式和历史命运，审视当时城乡对峙的现状，批判现代文明在进入中国的过程中所显露出的各种丑陋。他虽身处于虚伪、自私和冷漠的都市，却醉心于人性之美，他在《习作选集代序》中说："这世界或有在沙基或水面上建造崇楼杰阁的人，那可不是我，我只想造希腊小庙。选小地作基础，用坚硬石头堆砌它。精致，结实、对称，形体虽小而不纤巧，是我理想的建筑，这庙供奉的是'人性'。"显然这是一种与新文学主流相悖的文学观取向。然而，就在他文学创作已经取得不凡成就，进入中年的他，在全国即将解放的时候，却放下了自己的文笔，转而去从事文物的研究了。他当时这样说道："人近中年，情绪凝固，又或因性情内向，缺少社交适应能力，用笔方式，二十年三十年统统由一个'思'字出发，此时却必须用'信'字起步，或不容易扭转，过不多久，即未被迫搁笔，亦终得把笔搁下。这是我们一代若干人必然结果。"1949年年初，北京大学贴出一批声讨沈从文的大字报标语，指责他反对作家从政，是中国典型"地主阶级的文艺"。沈从文恐惧政治力量的威胁，在强烈的刺激下，他从"我不毁也会疯去"的悲哀情绪开始，逐渐陷入空前的孤立感而导致精神一度失常。1950年3月的一天他在家里企图割脉自杀，但被家人及时发现后获救，先送医院抢救，后转至精神病医院治疗，据说他当时表现出"被害妄想"的症状。经过这段磨难，沈从文的文学观，乃至人格发生了一种彻底地蜕变。他在之后的日记中记录了自己反思、顿悟的感想："昨杨刚来带了几份报纸，可稍知国家近一星期以来的种种发展。读四月二日《人民日报》的副刊，写几个女英雄的事迹，使我感动而且惭愧。写钱正英尤动人。李秀真也极可钦佩。这才是新时代的新人，和都市中知识分子比起来，真如毛泽东说的，城里人实在无用！乡下人远比较单纯和健康。同时也看出文学必然和宣传而为一，方能具教育多数人的意义和效果。比起个人自由主义的用笔方式说来，白羽实有贡献。对人民教育意义上，实有贡献。把我过去对于文学的观点完全摧毁了。无保留的摧毁了。搁笔是必然的，必需的。"他认识到了是自己的性格使然，使他失去了参与这个新的国家，新的时代建设的机遇，而"终必牺牲于时代过程中"。虽然他放弃了"强持负气去防御"，"只和和平平来接受"现实，但他还是认为，自己的厄运与自己得罪人太多和环境的限制有关。从心理学来看，这种认识不彻底的外归因，正是驱使他最终放弃文学而去选择文物研究的主要内驱力。沈从文借用《红楼梦》的

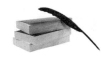

典故对自己有一比喻。"这才真是一个传奇，即顽石明白自己曾经由顽石成为宝玉，而又由宝玉变成顽石，过程竟极其清楚。石和玉还是同一个人！"最后他得出结论："我想来想去，实在没有自杀或被杀的需要或必要。"我要新生，在一切毁谤和侮辱打击与斗争中，得回我应得的新生。① 从文学治疗的角度来看，沈从文因文学而成名，也因文学而受挫，还借写日记和书信等形式表达自己的所思所想、所疑所惧，从而有利于宣泄康复。沈从文一直有写日记和回忆录的习惯，他认为通过写自传可以"温习一下个人生命发展过程"，其目的并不仅仅是追忆，更重要的是在对自我生命的反思中，展开自身与自身的对话，为当下自我寻根，并以此敞开通向未来的路。

巴金（1904—2005），现代作家。1928 年发表长篇小说《灭亡》。后来又写出爱情三部曲：《雾》《雨》《电》；激流三部曲：《家》《春》《秋》等小说，曾获"国际但丁文学奖"。从文学治疗的角度来看，阅读巴金的许多散文可以获得鼓舞人心的正能量，如他写的散文《做一个战士》（1938）中这样写道："在这个时代，战士是最需要的。但是这样的战士并不一定要持枪上战场。他的武器也不一定是枪弹。他的武器还可以是知识、信仰和坚强的意志。他深入人丛中，找寻苍蝇、毒蚊等等危害人类的东西。他不断地

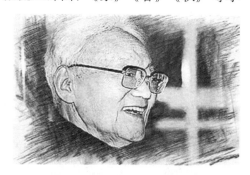

图 3 - 11　巴金

攻击它们，不肯与它们共同生存在一个天空下面。对于战士，生活就是不停的战斗。他不是取得光明而生存，便是带着满身伤疤而死去。在战斗中力量只有增长，信仰只有加强。在战斗中给战士指路的是'未来'，'未来'给人以希望和鼓舞。每个人都可以做战士，只要他有决心。所以我用'做一个战士'的话来激励那些在彷徨、苦闷中的年轻朋友。"

丁玲（1904—1986）是一位深受五四运动启蒙精神影响的现代女作家。1951 创作的反映中国华北桑干河地区农村土改运动的长篇小说《太阳照在桑干河上》获得斯大林文学奖二等奖。这是唤醒一生历尽坎坷，饱受地主阶级的剥削、压迫，却没有反抗意识的那些精神麻木的农民实现思想解放和觉悟意识的号角。

中华人民共和国成立后，"问题小说"作为一种文学传统被当代中国文学

---

① 张新颖. 沈从文的后半生（一九四八·一九八八）［M］. 桂林：广西师范大学出版社，2014.

家继续发扬。如作家赵树理（1906—1970）就说："我写的小说，都是我下乡工作时在工作中所碰到的问题，感到那个问题不解决会妨碍我们工作的进展，应该把它提出来。"（赵树理《当前创作中的几个问题》）赵树理的代表作小说有《李家庄的变迁》《三里湾》《李有才板话》《小二黑结婚》等。他的作品具有浓厚的乡土气息，被誉为"山药蛋派"。

冰心（1900—1999），诗人、作家、翻译家、儿童文学家，是中国"问题小说"的代表作家之一。她善于观察和描写亲子关系紧张的家庭现象，她说："我只想把我所看到听到的种种问题，用小说的形式写出来。"其代表作有《两个家庭》《斯人独憔悴》《超人》《烦闷》和《悟》等。应该要感谢冰心在《我做小说，何曾悲观呢》一文中给我们留下了她创作小说动机的自白，她说："我做小说的目的，是要想感化社会，所以极力描写那旧社会旧家庭的不良现状，好叫人看了有所警觉，方能想去改良，若不说得沉痛悲惨，就难引起阅者的注意，若不能引起阅者的注意，就难激动他们去改良。何况旧社会旧家

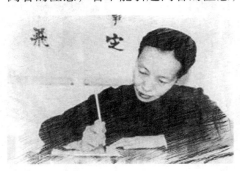

图 3-12　冰心

庭里，许多真情实事，还有比我所说的悲惨到十倍的呢。"她说"是借着'消极的文字'，去做那'积极的事业'"。在《文学家的造就》一文中她阐述了文学家对于人们精神世界的重要性："文学家在人群里，好比朗耀的星辰，明丽的花草，神幻的图画，微妙的音乐。这空洞洞的世界，要他们来点缀，要他们来描写。这干燥的空气，要他们来调和。这机械的生活，要他们来慰藉。他们是人群的需要！假如人群中不产生出若干的文学家，我们可以断定我们的生活，是没有趣味的。我们的感情，是不能融合的。我们的前途，是得不着光明的。"她认为"文艺好像射猎的女神，我是勇猛的狮子"。

周立波（1908—1979），现代作家，其代表作长篇小说《暴风骤雨》和纪录片《解放了的中国》曾分别荣获斯大林文学奖，短篇小说《湘江一夜》获1978年全国优秀短篇小说一等奖。还创作有《铁水奔流》和《山乡巨变》等反映农民在历史巨变中的思想感情、心理状态和理想追求的长篇小说。

艾青（1910—1996），现代诗人，1936年出版的诗集《大堰河——我的保姆》中透露了他童年的一段心灵创伤。艾青本出身在一个富裕的地主家庭，据说他出生后算命先生说他命中"克"双亲。于是，他被父母送到"大堰河"一位贫苦农妇的家中抚养。艾青在那里住了5年，直到读书的年龄才回到父母身边。但亲生父母对他却非常冷漠，他幼小的心灵得不到一丝温暖，幸好还有

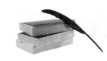

"大堰河"那位抚养他的善良的农妇深爱着他，给了他温暖的母爱。1932 年，艾青因为参加进步活动被当权政府关进监狱。有一天牢房的窗外飘起了大雪，引起了艾青对自己身世的回忆，便写下了这首《大堰河——我的保姆》的诗歌。

与近现代早期文学重在批评国民性格中不足的取向不一样的是，新中国成立后，文学需要向讴歌劳动者，鼓舞建设者人心的方向转变，文学要成为新中国建设的力量。

杨朔（1913—1968），现代小说家、散文家。他写的《荔枝蜜》《茶花赋》《海市》和《香山红叶》等许多散文以农民和工人这些普通的劳动者为歌颂描写的对象，对读者具有很好的教益。如《荔枝蜜》一文中借"蜜蜂"一物表达了对劳动人民品质的赞赏："蜜蜂是在酿蜜，又是在酿造生活；不是为自己，而是在为人类酿造最甜的生活。蜜蜂是渺小的；蜜蜂却又多么高尚啊！透过荔枝树林，我沉吟地望着远远的田野，那儿正有农民立在水田里，辛辛勤勤地分秧插秧。他们正用劳力建设自己的生活，实际也是在酿蜜——为自己，为别人，也为后世子孙酿造着生活的蜜。这黑夜，我做了个奇怪的梦，梦见自己变成一只小蜜蜂……酿造着未来。"

贺敬之（1924—　　），现代诗人、剧作家。1942 年，他和丁毅执笔创作的新歌剧《白毛女》获 1951 年斯大林文学奖。新中国成立后，他写了《回延安》《放声歌唱》和《西去列车的窗口》等有名的诗篇。其中创作于 1956 年的长诗《放声歌唱》，讴歌了新中国建设所取得的伟大成就，写得气壮山河，波澜壮阔，写出了劳动者的自豪和力量，读起来让人感到热血沸腾，深受鼓舞，是那一时期新中国万众一心建设祖国的最好写真。

二、"文化大革命"时期的文学

这一时期文艺创作的根本任务就是"文艺为政治服务，文艺为工农兵服务"，并以此作为"文革"文学创作与评论的最高和唯一的标准，在所有人物中突出正面人物、在正面人物中突出英雄人物和在英雄人物中突出主要英雄人物的"三突出"创作原则导致了"文化大革命"时期文学创作主题政治化，人物类型化，结构模式化，审美标准政治化、个性化和多样性弱化，以及文艺批评简单化等现象。这一时期的主流文学代表作有：现代京剧《沙家浜》《红灯记》《智取威虎山》《龙江颂》《海港》；芭蕾舞剧《红色娘子军》和《白毛女》等；长篇小说浩然的《艳阳天》和《金光大道》等。敏感的政治环境、单一的文学价值取向和话语体系，使得这些文学作品几乎成为那个时代民众没有选择的精神食粮。仅仅从人人会哼唱"样板戏"的普及程度来看，文艺的确成为那个特殊时期移风易俗、洗涤灵魂的最强大的教育工具。当然，在

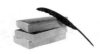
"文化大革命"后期，与单一的主流文学价值相左的现象是有一些手抄本的"地下诗歌"和小说在民间暗地流行。事实上，正是这些暗流成为后来"归来者诗歌"和"朦胧诗"的前奏。"文化大革命"在文人心中留下的创作力压抑后来促成了以"文化大革命"叙事为题材的 20 世纪七八十年代文学思潮。

三、改革开放后的文学

1976 年后，中国文学进入了一个新的时期。1978 年徐迟（1914—1996）的报告文学《哥德巴赫猜想》一时"洛阳纸贵"，带来了一股中国人久违的科学春天的气息。这一时期，一种更加适合内心意识表达的新的小说形式由王蒙（1934— ）的《春之声》首次展现在文坛，这是一部借鉴意识流手法创作的小说，该小说通过主人公所处的车厢内嘈杂的小天地中的诸如声响、晃动、味道、乐曲等刺激引起主人公的意识流和丰富联想的描述，突破了狭小的时空界限，折射出那生生不息的、若隐若现的生活洪流，展示出主人公对历史和现实、中国和海外、城市和乡村、新与旧、先进与落后等社会现象交织思考的全景。

随着思想、经济和文化的开放进程，性心理一直处于严重压抑的近现代中国文人开始躁动，张贤亮（1936—2014）的小说《男人的一半是女人》打开了这一敏感的话题。他认为："一个人在青年时期的一小段对他有强烈影响的经历，他神经上受到的某种巨大的震撼，甚至能决定他一生中的心理状态，使他成为某一种特定精神类型的人……如果这个人恰恰是个作家，那么不管他选择什么题材，他的表现方式，艺术风格，感情基调，语言色彩则会被这种特定的精神气质所支配。"从心理学的意义上，小说《男人的一半是女人》给我们提供了一个作家创作动机与性心理关系的案例。作家在序言中这样写道："于是，我在时间中振臂向回游去，想去追寻那失去的影子……可是，我的梦每次都到此中断，接下去便是一片混沌的迷离恍惚的感觉，是一种梦中之梦。但我又清醒地意识到，那一片混沌的、迷离恍惚的感觉才是真正的生命的波动。生命的意义、永恒，都寓于那迷离恍惚之间了。……这时，我想，我为什么不把那个梦用笔来补充、续接出来？真实地、坦率地、有条理地、清晰地记录下那失去的过去？没有什么可感到愧悔，没有什么可感到羞耻，怎么能用观念中的道德来判断和评价生命的感觉？"也许这类作品不再是"高大上"，但却更接近现实生活中的真实人性，至少更有助于作者自己心灵中某种情结的解决。

贾平凹（1952— ），中国当代乡土作家代表，发表有《废都》《病相报告》等。贾平凹在谈到《废都》创作的动机时，曾愤激地指出："社会发展到今日，巨大的变化，巨大的希望和空前的物质主义的罪孽并存，物质主义的致愚和腐蚀，严重地影响着人的灵魂，这是与艺术精神格格不入的，我们得要作出文学的反抗，得要发现人的弱点和罪行。"贾平凹在小说《废都》中重点刻画了一个人格分裂的现代知识分子庄之蝶。庄之蝶虽然生活优裕，跻身西京名人之列，但却精神空虚，好色贪财，人品文德皆缺。作者像医生看病一样，透视了废都里的文化人、官场、企业家，甚至是司法界和佛界一些人的理想坍塌、价值失落、生活腐败堕落的种种现象。由于作品中只有暴露、讥讽与诅咒，以及对放纵性爱的津津乐道，而缺少美好理想、文明道德的对比宣扬，从而使得本作品的积极心理学价值大打折扣。根据弗洛伊德的精神分析学说，被超我压抑的力比多可以在艺术那里找到相对文明的宣泄出路，《废都》也许就是那个时期知识阶层力比多的一次具有尝试性的放逐。因为，当时该作品引起了巨大的社会轰动效应，超量的发行热卖，在不到半年时间里，除正式出版的版本之外，还有 1 000 多万册的盗版流行。《废都》还被翻译成多种文字，在法国、日本、韩国、柬埔寨等多个国家受到读者的青睐，并获得多项外国的或国际文学奖。

蒋子龙（1941—　），当代作家，凭借小说《乔厂长上任记》和《开拓者》一度成为改革开放初期工业题材文学的旗手。在沉寂一段时间之后，蒋子龙又创作了一部与以往作品风格完全不同的长篇小说《蛇神》。根据作者自述，这部小说隐喻了自己的人生经历与人生态度的变化。他说"创作就是作家本人。文学就是'我'"，"我的灵魂能在小说中的人物身上附体，小说中的人物的灵魂也会钻进我的躯体"。[①] 他承认，"不管读者认为我是有毒蛇还是无毒蛇，蛇蜕却是无毒的，可以入药。当然不能排除我一辈子也许都蜕不下这张皮的可能性。我不想丢掉自己，只想认识自己"[②]。通过《蛇神》这部小说，我们可以推测作者从小说的创作中，借小说人物的言行痛快地宣泄了自己压抑的某些东西，通过自白而获得了一种自我意识与潜意识之间矛盾的修通与和解。

对于经过苦难的，受过伤的人来说，文学就是一种疗伤的良药。"伤痕文学"就是中国经历"文化大革命"之后的一种疗伤的社会现象。刘心武（1942—　），当代作家，其短篇小说《班主任》荣获 1978 年全国优秀短篇小说一等奖，这篇短篇小说所讲述的悲情故事，摆脱了虚假、夸饰，转向真实的生活、真实的人、真实的情感的再现，触及了被长时间的阶级斗争和政治运动所摧残的人间亲情，唤醒了国人内心中久遭压抑的感情，成为新文学发展初期一个有历史转折意义的文学现象。复归现实生活，批判与启蒙是当时"伤痕小说"的主要特征，拨动了当时无数读者的心弦。

① 蒋子龙. 蒋子龙文集：第 14 卷［M］. 北京：人民文学出版社，2013：356.

② 蒋子龙. 蒋子龙自述［M］. 郑州：大象出版社，2002：145.

从心理治疗的角度来看，不少人的心理问题与特定的时代、政治意识形态和阶级斗争相关，从心理医生价值中立的立场上看，无论这些人的意指对象如何，哪怕是与主流文化价值观不一致的社会意识和愤青的情感，总是要允许表达的，表达应视为是一种最基本的人权或具有心理治疗作用的方法。文学家为了克服来自现实社会生活中政治、传统文化等方面的压力和避免引发的利益相关者与作品中人物对号入座等麻烦，创造了魔幻文学这种亦真亦假极富想象力的文学表现形式。中国首位诺贝尔文学奖获得者莫言（1955— ）的代表作《生死疲劳》就运用了这一创作手法。正如诺贝尔奖委员会对莫言作品的颁奖评语所说的那样："通过魔幻现实主义将民间故事、历史与当代社会融合在一起。"莫言曾多次表示自己曾受古典小说《聊斋志异》的影响，他吸取了中国古典小说的章回体和神怪小说相结合的写作方法，实施了一场借"动物之嘴说人话"的情感发泄和社会批判的艺术探险。人本是动物的一种，从本质上人的思维和情绪的确还常常受制于动物的生物性条件，于是，魔幻现实主义文学实际上是将人的本我更加淋漓尽致地表现出来的手法。从这种意义上说，魔幻现实主义文学是一种有助于潜意识转化为显意识的心理治疗手段。正因为这样，这类作品中表现出的"醉心性描写""热衷酷刑血腥" "沉迷于丑恶事物""放逐道德评判""漠视女性尊严""语言欠缺修炼""叙事不知分寸""写作限于重复"① 等问题就会司空见惯。因为这些问题正是精神分析认为储存在人潜

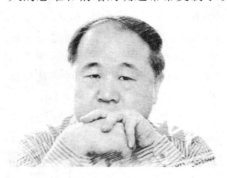

图 3 – 13　莫言

意识中导致神经症的"精神垃圾"，将它们暴露在阳光下就是一种心理治疗。小说《生死疲劳》中的主人公这样说道："尽管我不甘为驴，但无法摆脱驴的躯体。西门闹冤屈的灵魂，像炽热的岩浆，在驴的躯壳内奔突；驴的习性和爱好，也难以压抑地蓬勃生长；我在驴和人之间摇摆，驴的意识和人的记忆混杂在一起，时时想分裂，但分裂的意图导致的总是更亲密地融合。刚为了人的记忆而痛苦，又为了驴的生活而欢乐……"这是对人这种存在的一种隐喻：人身为动物，精神却总是想试图突破这张无法摆脱的皮。莫言努力坚持将拉美魔幻现实主义文学的手法本土化，总是立足于民族乡土文化的语境，从悲怆的小人物和小事件中探究艰难的、备受压抑的生活的病因病理。从心理治疗的角度来看，正面英雄人物和道德模范是需要歌颂的，但平庸的小人物的各种实际存

---

① 李斌，程桂婷. 莫言批判 ［M］. 北京：北京理工大学出版社，2013.

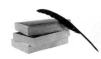

在的各种心声也要允许表达释放，不然这些压抑的东西会导致人罹患各种古怪的精神疾病和癫狂。

事实上，还有许多现代文学作品被认为是具有心理治疗作用的，值得做进一步的研究与挖掘。①

【拓展阅读】

1. 中国文学史公开课视频：http：//video. 1kejian. com/university/ggkc/78119/

2. 中国文学史教学视频：http：//video. 1kejian. com/video/？57424 - 0 - 0. html

【拓展训练】

1. 参考弗雷泽的《金枝》的研究方法，研究中国文学作品中某种具有民族文化特色的文学现象。

2. 基于中国文学史，从心理治疗的视角，梳理某类文学作品的心理治疗功能。

---

① 张学昕，梁海. 变动不羁时代的精神逼仄：读苏童长篇小说《黄雀记》［J］. 文艺评论，2014（3）：81 - 84；康蒙. 苏童《黄雀记》的文学治疗原理解读［J］. 齐齐哈尔师范高等专科学校学报，2014（3）：41 - 42.

文学创作与心理治疗

文学本是人学，既可能是作家本人心理的写照，也是作家对人类集体无意识心理和行为的理解，这些观察和理解有时先于实验或科学心理学的研究，有时候甚至较哲学家和思想家更加深刻，也因为借助于文学的形式而更加形象生动。荣格认为："个人原因与艺术作品的关系，不多不少恰好相当于土壤从中长出的植物的关系，通过了解植物的产地，我们当然可以知道并理解某些植物的特性。"① 本章重点选择历史上一些可能具有心理学治疗意义的文学作品作为研究材料，来研究文学作品的思想内容、作品风格与作者人格与人生创伤经历的关系，分析文学作品中揭示或隐含的心理问题或心理冲突，阐释作品的创作动机及其创作过程与心理治疗的效应。

没有动机，就不可能有创作行为。创作动机（motivation）是驱使作家进行创作，维持并促使创作朝向某一目标进行的内部动力。动机由作者个体的某种需要、兴趣、信念、人生观、价值观等内部因素所引发，并受社会环境、生活际遇等外部因素影响。动机一般分为生理性动机和社会性动机。一般而言，文学的创作动机大多属于社会性动机，但有时作家也可能因为经济贫困而需要靠写作来赚取稿酬维持生活。文学作家创作的社会性动机常见有成就动机、表达呐喊的动机、情绪宣泄的动机等。根据动机的意识水平，可以分为有意识的动机和无意识的动机。不同的创作动机往往决定了作品的不同类型，如第一类作品常具有批判讽刺的风格；第二类作品具有魔幻奇异或武侠爱情的风格；第三类作品具有历史性、集体或群体行为的风格；第四类作品具有训诫、教育的风格。创作动机因人而异，不仅取决于作家个人的生活经历和人格，也取决于他创作的态度和立场。但无论基于哪种创作动机，创作文学作品对于作家个人来说就是一次心理上某种张力的释放，一次情债的偿还，一次自我精神清洁的尝试。根据荣格的看法，适合心理学研究的文学作品应该是那些作者并没有对他的作品中的人物做过心理学的叙述，为心理分析解释留下余地的作品，换而

---

① 荣格. 心理学与文学［M］. 冯川，苏克，译，北京：北京联合出版公司，2013：74.

言之，是那些连作者本人并不知情或没有心理旁白，以纯粹的和直接的方式把原始天然的自我显示出来的无意识作品。如詹姆斯·乔伊斯（1882—1941）的《尤利西斯》就是荣格推荐并亲自进行心理分析的小说。

下面我们从文学治疗机理的角度，将文学创作的动机和心理治疗的效应分成几类进行阐述。

第一节　不平则鸣，穷而后工

一、不平则鸣与一吐为快

从文学创作的历史和文学作品的数量上看，为了宣泄自己的某种情绪而激发出文学创作动机的作家最为众多，这些文学作品事实上成为排解作家的郁闷和怨恨、思念与爱情等压抑已久的情绪，慰藉与补偿生活中失落感的产品。在中国历史上，也许周文王是第一个有这种哀兵必胜经历的人。商朝末年，殷纣王把周文王姬昌囚在羑里，周文王压抑着满腔的愤怒首创了《周易》，故对于《周易·系辞下》，孔子有"作易者，其有忧患乎"之评语。而孟子是最早提出生活磨难激发创作力观点的第一人，他在《孟子·告子下》中写道："是故天将降大任于斯人也，必先苦其心志，劳其筋骨，饿其体肤，空乏其身，行拂乱其所为，所以动心忍性，曾益其所不能。"西汉史学家、文学家司马迁曾在《史记·自序》中较为系统地阐述了人生挫折引发文学创作动机的这一历史现象。如前所述，从前周文王被拘禁羑里，发明了群经之首，大道之源的《周易》推演规则；孔子遭遇陈蔡的困厄而作有微言大义叙二百六十余载历史的《春秋》；屈原在放逐中挥笔写下了烂漫瑰丽，流

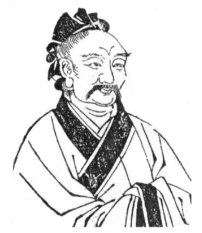

图 4-1　司马迁

芳百世的《离骚》；左丘明双目失明后编撰了影响后世的以国分类的国别史体例《国语》；孙子双腿受膑刑而发愤写出闻名天下的《孙子兵法》；吕不韦被贬徙蜀郡，世上才开始流传集诸子百家之学的《吕览》；韩非因未被韩王重用而写下《说难》和《孤愤》；等等。可见，历史上这些不朽的伟大作品大多出自落难受贬失意者之手，或由圣人贤士抒发愤懑而作。司马迁总结道：这些作

品的创作都起因于"此人皆意有所郁结，不得通其道也，故述往事，思来者"。司马迁还在给友人任安的一封信中以激愤的心情，陈述了自己遭受宫刑的不幸遭遇，抒发了自己当时郁闷的心境："士为知己者用，女为悦己者容。"尽管作为君臣的他"故绝宾客之知，亡室家之业，日夜竭其不肖之材力，务一心营职，以求亲媚于主上"，"常思奋不顾身，以徇国家之急"，可是，对于士大夫的君子来说，"悲莫痛于伤心"，君王"不能纳忠效信"，"拳拳之忠，终不能自列"。他处于"顾自以为身残处秽，动而见尤，欲益反损；是以独郁悒而与谁语"，"终已不得舒愤懑以晓左右，则长逝者魂魄私恨无穷"的境地。司马迁之所以能在这样的环境中坚持完成他在史学上的伟业，与他的信仰和历史责任感分不开，也为他需要宣泄压抑的情绪需求所驱动。他坚信"人固有一死，或重于泰山，或轻于鸿毛"，表示自己"虽怯懦欲苟活，亦颇识去就之分矣，何至自沈溺缧绁之辱哉？且夫臧获婢妾，由能引决，况仆之不得已乎？所以隐忍苟活，幽于粪土之中而不辞者，恨私心有所不尽，鄙陋没世而文采不表于后世也。"[①] 他在《史记》还草创未就之时遭此极刑而无愠色，就是因为心中有一未了之宏愿。

唐代文学家韩愈（768—824）在为自己的学生和挚友孟郊去江南就任溧阳县尉时所作的一篇《送孟东野序》中也总结了文人"不平则鸣"的文学创

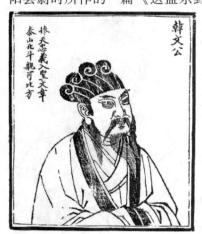

作规律。孟郊（751—814）一生穷困潦倒，早年屡试不中，直到46岁进士，仕途坎坷，到50岁才被任命为溧阳县尉。因其诗作多写世态炎凉，民间苦难，故有"诗囚"之称。韩愈写这篇短文既是为了替孟郊抱不平，也是对自己人生起伏经历的感叹。他说："大凡物不得其平则鸣：草木之无声，风挠之鸣。水之无声，风荡之鸣。其跃也，或激之；其趋也，或梗之；其沸也，或炙之。金石之无声，或击之鸣。人之于言也亦然，有不得已者而后言。其歌也有思，其哭也有怀，凡出乎口而为声者，其皆有弗平者乎！"在韩愈

图4-2 韩愈

看来，整部文学创作的历史就是文人不平则鸣的情感史，各人的区别仅仅在于表述的文本形式不同而已，一些人"以道鸣之"，如孔子、庄周、荀卿等；一些人"以其术鸣"，如孙武、张仪、苏秦之属；有些人"以其诗鸣"，如孟郊、元结等。唐代诗人贾岛（779—843）也

---

① 《报任少卿书》。

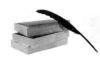

是韩愈的诗友，贾岛早年家境贫寒，落发为僧，后还俗，举进士，但一生仕途坎坷，只曾做过长江主簿一类的小官。贾岛的诗精于雕琢，喜写荒凉、枯寂之境，自谓"两句三年得，一吟双泪流"，故有"苦吟诗人"之称。他求仕不遇，诗中透漏出他曾有的梦想："下第只空囊，如何住帝乡。"① 因此，他把作诗替代了生活的失意："一日不作诗，心源如废井。"② 韩愈看到友人的遭遇，联想自己的类似经历，看到了文人创作的动机来源于自己感受到的不平和遭受的不幸，并且进一步阐发了文学创作与作者不同生活际遇的关系："夫和平之音淡薄，而愁思之声要妙，欢娱之辞难工，而穷苦之言易好也。是故文章之作，恒发于羁旅草野；至若王公贵人，气满志得，非性能而好之，则不暇以为。"③

二、蚌病成珠与穷而后工

西汉的刘安在《淮南子·说林训》中说："明月之珠，蜃之病而我之利。"蜃，同"蚌"。"蚌病成珠"的本义是指珍珠由蚌痛苦孕育而成，后人多以此比喻因不得志而写出好文章的机理。刘勰在《文心雕龙·才略》中用文人失意的例子阐述了这一现象："敬通（冯衍）雅好辞说，而坎壈盛世，显志自序，亦蚌病成珠矣。"北魏的高燮也认为："嗟哉蚌病乃生珠，诗渐可读消雄图。"④ 意即诗歌创作可以消解文人心中未了抱负。南朝梁代文学评论家钟嵘也在《诗品序》中列举了"穷而后工"的几种情形："嘉会寄诗以亲，离群托诗以怨。至于楚臣去境，汉妾辞宫；或骨横朔野，魂逐飞蓬；或负戈外戍，杀气雄边，塞客衣单，孀闺泪尽；或士有解佩出朝，一去忘返；女有扬蛾入宠，再盼倾国；凡斯种种，感荡心灵，非陈诗何以展其义？非长歌何以骋其情？故曰：'诗可以群，可以怨。'使穷残易安，幽居靡闷，莫尚于诗矣。"

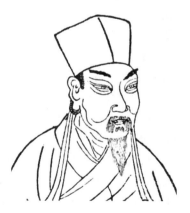

图 4-3　欧阳修

宋代的欧阳修（1007—1072）也认为："世谓诗人少达而多穷，夫岂然哉！盖世所传诗者，多出于古穷人之辞也。……盖愈穷则愈工。然则

---

① 《下第》。
② 《戏赠友人》。
③ 韩愈《荆谭唱和诗序》。
④ 《题蔡哲夫所绘沉孝则〈冰雪庐图〉即步哲夫韵》。

非诗之能穷人，殆穷者而后工也。"① 北宋文学家黄庭坚（1045—1105）亦有诗云："与世浮沉唯酒可，随人忧乐以诗鸣。"② 明末清初文学家、戏剧家李渔（1611—1680）曾坦言："予生忧患之中，处落魄之境，自幼至长，自长至老，总无一刻舒眉。唯于制曲填词之顷，非但郁藉以舒，愠之为解，且尝僭作两间最乐之人。……未有真境之所为，能出幻境纵横之上者。我欲做官，则顷刻之间便臻荣贵。……我欲作人间才子，即为杜甫、李白之后身。我欲娶绝代佳人，即作王嫱、西施之原配。"③ 可见，文学创作不仅宣泄了作者的压抑和痛苦，而且是对现实生活挫折的一种精神补偿性的满足。

明代翰林、左长史金实（1371—1439）在《觉非斋文集》里讲述了一位友人诗学才思变化的故事。"人穷诗乃工尔。吾于吾友子良孙君信之矣。子良昔从太学登第为名进士，旅道坦坦，未尝龃龉。当时居行辈中诗名未轶出也。后以非，谪交趾三十年，抑郁无聊，暌离愤激，一发于诗而后诗始工。……其间登临吊古，触目兴怀，记物感遇无不形于讽咏。忧而伤，劳而不怨，读之令人矍然起敬。然则子良之诗之工，信乎，由于穷也。夫穷而通天地，自然之理。"④ 可见，人生境遇的变化对作家的创作动机及其创作取向有莫大的影响。

历史上，还有些文人原本生活极为优裕，享尽荣华富贵，但由于家庭破败，一朝沦落到阶下囚或贫困者等社会底层，如曾经是一国之王的李煜和贵族子弟曹雪芹等。在经历了存在方式的天壤之别后，才激发起他们真挚的内心情感和获得深刻的生活体悟，从而创作出绝佳的文学作品。如曹雪芹"披阅十载，增删五次"创作出《红楼梦》，他感叹道："满纸荒唐言，一把辛酸泪。都云作者痴，谁解其中味？"由此可见，文学作品其实演绎的就是以作者本人为原型叙述的人生故事。

"穷而后工"中的"穷"不仅包括作者个人所遭遇的经济贫困、疾病、残疾、死亡威胁，也有人生事业和爱情的挫折、冤屈、愤青等一切精神的痛苦，不幸的生活际遇让文学家有体验人类另一种生存方式的机会，从存在主义的观点来看，这却是体验人类存在与非存在边沿的一次学习机会，是获得文学创作灵感之幸。因为文学正是拥抱痛苦的一种发明和艺术方式。用文学形式宣泄压抑的情绪，显示自己在这个世界中的存在，同样是许多现代文学家当初走上文

———————————

① 《梅圣俞诗集序》。

② 《山谷内集》。

③ 《笠翁偶寄》卷二。

④ 金实. 觉非斋文集［M］//续修四库全书（集部）. 上海：上海古籍出版社，1995.

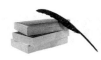

学创作道路的主要原因，或者是文学创作缘起自赎或疗养自己的精神创伤。郁达夫也认为："文学作品，都是作家的自叙传。"郭沫若就这样说过："我借文学来鸣我的存在，在文学之中更借了诗歌的这只芦笛。""我回顾我所走过了的半生行程，都是一任我自己的冲动在那里奔驰；我便作起诗来，也任我一己的冲动在那里跳跃。""文艺本是苦闷的象征，无论是反射的或创造的，都是血与泪的文学……个人的苦闷，社会的苦闷，全人类的苦闷，都是血泪的源泉……无论表现个人也好，描写社会也好，替全人类代白也好，主要的眼泪，总是在苦闷的重围中，由灵魂深处流泻出来的悲哀，然后才能震撼读者的魂魄。"① 女作家丁玲的文学生涯也是这样开始的。她说："我那时为什么去写小说，我以为是因为寂寞。对社会的不满，自己生活的无出路，有许多话须要说出来，却找不到人听，很想做些事，又找不到机会，于是为了方便，便提起了笔，要代替自己来给这社会一个分析，因为那时我是一个很会发牢骚的人，所以在《黑暗中》不觉也染上了一层感伤。"② 作家叶紫（1901—1939）在《我与文学》（1936）中也描述过自己因为寻找自我安慰而走上文学探索的心路历程："那仅仅只是短短的三四年工夫，便使我对于文学发生了非常浓厚的兴趣。一方面呢，我是欲找寻着安慰；我不惜用心用意去读，用心用意去想，去理会！我像要想从这里面找出一些什么东西出来，这东西，是要能够弥补我的过去的破碎的灵魂的，一方面呢，那是郁积在我心中的千万层，千万层隐痛的因子，像爆裂了的火山似的，紧紧地把我的心灵压迫着，包围着，燃烧着，使我差些儿都透不过气来……于是，我没办法，一边读，一边勉强地提起笔来也学着想写一些东西。这东西，我深深地知道，是不能算着为艺术的，因为，我既毫无文学的修养，又不知道运用艺术的手法。我只是老老实实地想把我浑身的创痛，和所见到的人类的不平，逐一地描画出来；想把我内心中的郁积统统发泄得干干净净。"古人曰："书者，舒也。"《毛诗序》中说："诗者，志之所之也，在心为志，发言为诗。情动于中而形于言，言之不足故嗟叹之，嗟叹之不足故永歌之，永歌之不足，不知手之舞之足之蹈之也。""诗言志，歌永言。""诗者，持也，持人性情。""言以散郁陶。"可见，首推第一的文学创作动机莫过于作家的压抑的抒发。

---

① 郭沫若. 论国内的评坛及我对于创作上的态度 [N]. 时事新报·学灯，1922 - 08 - 04.

② 丁玲《我的创作生活》，1933 年。

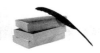

第二节　满足未竟的愿望

一、作家的白日梦

梦想是中国人当下使用的一个热词，其实创作文学作品一直就是一种最经济方便的编织梦想而且模拟实现的方式。鲁迅先生于1923年12月26日在北京女子高等师范学校文艺会上做过一次题为《娜拉走后怎样》的演讲，后来

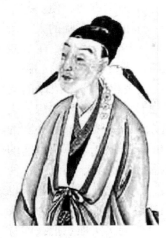

图4-4　李贺

此演讲收入了他的杂文集《坟》。他说："人生最苦痛的是梦醒了无路可以走。做梦的人是幸福的；倘没有看出可走的路，最要紧的是不要去惊醒他。你看，唐朝的诗人李贺，不是困顿了一世的么？而他临死的时候，却对他的母亲说：'阿妈，上帝造成了白玉楼，叫我做文章落成去了。'这岂非明明是一个诳，一个梦？然而一个小的和一个老的，一个死的和一个活的，死的高兴地死去，活的放心地活着。说诳和做梦，在这些时候便见得伟大。所以我想，假使寻不出路，我们所要的倒是梦。但是，万不可做将来的梦。"鲁迅所说的李贺的故事见于唐代诗人李商隐所写的《李贺小传》，书中记载："长吉将死时，忽昼见一绯衣人，驾赤虬，持一版

书若太古篆或霹雳石文者，云：'当召长吉。'长吉了不能读，欻下榻叩头言：'阿婆老且病，贺不愿去。'绯衣人笑曰：'帝成白玉楼，立召君为记，天上差乐不苦也。'长吉独泣，边人尽见之。少之，长吉气绝。"李贺（790—816）是中唐时期的浪漫主义诗人，他所写的诗大多是慨叹生不逢时的内心苦闷，抒发自己的理想和抱负，但家道中落，仕途困厄，疾病缠身，"瞧悴如刍狗"，怀着"天荒地老无人识"的忧郁心境英年早逝，留下《李长吉歌诗》四卷。李贺的诗风表面上意象跳跃，想象奇诡，辞采诡丽，变幻奇峭，空灵诡异。但诗集中随处可见描写老、死、衰、残、断、堕、瘦、古、鬼、枯、颓、病、败、朽、暮、弊、破、哭、愁、幽、折、荒、血、寒、泣、悲、凄、苦等悲哀心情和相关意象的字眼。有研究者对李贺诗集中的常用字频进行统计，结果显示，在李贺的诗中，上述字词平均每首诗出现两次，出现最多的分别为"老"字（48次），"寒"字（34次），"断"字（33次），"愁"字（24次），"死"

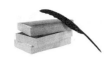

字（20 次）。不难理解，诗词表面的意象背后实际上是作者现实生活中怀才不遇的悲愤。在文学中，宣泄负性情绪的方式除采用直接鞭挞时势之弊的方式之外，运用幻想的浪漫主义手段也不失为一种自我安慰的方式。所谓"设色浓妙，而词旨多寓篇外。刻于撰语，浑于用意"。

中国文学受佛学思想的影响至深，在佛家看来，不仅人生如梦，美是幻影，甚至"一切有为法，如梦幻泡影，如露亦如电"①。诗人不仅喜欢用梦境看人生，看荣辱胜败，吟出了"人间如梦，一樽还酹江月"② 的诗句，还善于用梦寓现实生活，无论是汤显祖写的《南柯梦》，还是蒲松龄写的《聊斋志异》和吴承恩写的《西游记》，许多故事都是以幻寓真，以虚替实，以假当真，讥讽现实的荒谬和人的异化，具有与寓言一样的教育性质与心理投射机制。将人生视为入梦和出梦，将文学看作是教人了解人生如梦性质的醒梦手段，正是一些文学家认为文学可以疗人心的机制。如明末清初文学家金圣叹（1608—1661）在评《西厢记》"惊梦"一出戏时说："如梦是状元坊，出梦是草桥店。世间生盲之人，乃谓进草桥店后方是梦事，一何可叹。"③ 亚里士多德认为，"诗人的职责不在于描述已经发生的事，而在于描述可能发生的事，即根据可然或必然的原则可能发生的事"④。梦话或精神病人的疯话就是一种具有什么都可能说出来的或然性。于是，借梦境中的胡思乱想，或者是借精神病患者之口来表达自己对社会时弊的愤青都是常见的创作方式。鲁迅在《呐喊》自序中就回顾自己孤军奋战时的寂寞和痛苦，他曾经用过种种方法来麻醉自己的灵魂，但后来在朋友的启发下终于找到了一种适合的表达方式，这便是创作《狂人日记》（1918）。该文假借"被害妄想者"之口，喊出了对封建社会假惺作态伦理批判的一声强音："这历史没有年代，歪歪斜斜的每页上都写着'仁义道德'几个字。我横竖睡不着，仔细看了半夜，才从字缝里看出字来，满本都写着两个字是'吃人'！"这是对封建社会对人性压抑强烈的批判。鲁迅先生在《狂人日记》序中特别说明："至于书名，则本人愈后所题，不复改也。"换而言之，当精神癫狂者的自知力恢复正常时，则如从梦中醒来一般。在传统中医学看来，癫狂者的感知和思维的确类似于做梦。因此，写梦与写精神病患者的感知与思维的意义是非常接近的。

从弗洛伊德和荣格等心理学家关于梦的观点来看，梦的形成有三个来源：

---

① 《金刚般若经》。

② 苏轼《念奴娇·赤壁怀古》。

③ （元）王实甫原著，（清）金圣叹批改. 金圣叹批本西厢记［M］. 张国光，校注. 上海：上海古籍出版社，1986：260.

④ 亚里士多德. 诗学［M］. 陈中梅，译注. 北京：商务印书馆，1999：81.

一是人类进化中的集体无意识，二是童年的记忆，三是前一天或最近发生的诱发事件。做梦的意义既可能有助于满足或释放性欲等某种压抑的东西，也可能是通过动员来自集体无意识的经过检验的过去的经验或策略（原型）来评价当前面临的现实生存策略的合理性，以弥补意识自我的认识不足。阿德勒也曾认为，"梦是为生活所做的彩排"，因此，可以认为，无论是作家直接描述的梦境，还是伪装成故事一样的白日梦或是自己的童年，不仅可能是人类某种集体无意识的揭示，也是一种为生活中可能发生的事件做好心理准备的训练，具有保护睡眠和预防心理崩溃的积极作用。

无论如何，文学创作不仅是作者的心灵日记，也是完成自己的梦想和实现自我的一座雕塑。

二、创造游戏

著名德国艺术史家格罗塞（Ernst Grosse，1862—1927）在《艺术的起源》一书（1894）中最早将游戏与艺术相比较，他生动地用直线来表示实际活动，用曲线来表示游戏，用圆圈来表示艺术，认为艺术的审美活动本身就是一种目的，与常被我们当作手段的那种实际活动相反；而游戏则是处于实际活动和审美活动之间的过渡形式，它既像艺术一样本身就含有愉悦的情感因素，而又常常追求某种外在的目的。直接从活动过程，或者从活动的结果中得到快乐正是艺术活动的

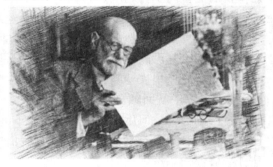

图 4-5　弗洛伊德

特性。① 弗洛伊德在 1908 年《作家与白日梦》一文中最早提出了将文学创作当成作家所做的白日梦（daydream）的假设。他认为，与那些以现实事件为题材的小说相比，有一些由作者自己选择题材的，故事情节有些"怪异"的小说往往与白日梦的创作机制相关。他分析认为，儿童"在游戏中创造着一个属于自己的世界"，或者说"是用自己喜爱的新方式重新组合他那个世界里的事物"，在这个游戏的世界中，儿童总是预演着他未来将长大的样子，而作家的创作过程与儿童游戏时的工作机制非常相似，作家通过创作的故事来实现自己的某些未满足的愿望，两者所不同的仅仅只是：儿童在游戏中的角色扮演是公开明白的，而作家则是将自己的愿望隐蔽在虚构的人物身上，甚至将自己的

---

① 格罗塞. 艺术的起源［M］. 蔡慕晖，译. 北京：商务印书馆，1994：38.

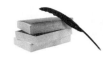

几种矛盾的心理倾向安排在几个人物身上分别表现出来，因为寻求幻想游戏（play of fantasy）能够使作家获得快乐，① 因此，白日梦式的文学创作便成了一种可以替代儿童游戏的幻想而又可为社会接受的治疗方式。弗洛伊德设想作家的这类创作的机制可能是：现实生活中的一个强烈的刺激或经验唤起了作家对自己早年某个经历（通常是童年时代）的记忆，在此记忆中又产生一个在其作品中可以得到满足的愿望。在这种意义上，文学为满足某种愿望的幻想提供了一次假想的模拟实现。当然"只有那些愿望难以满足的人才去幻想，幻想的动力是尚未满足的愿望，每一个幻想都是一个愿望的满足，都是对令人不满足的现实的补偿"②。虽然充当幻想动力的愿望因幻想者的性别、性格和环境的不同而各异，但基本上可以分为两大类：即野心的愿望和性的愿望。前者愿望可以提高幻想者对社会地位和自尊保护的满足，而后者则可以发泄性的不满。例如拜伦天生跛足，而他在《唐璜》等作品中却塑造了一批"拜伦式英雄"，那些文本世界中的人物总是表现为孤傲、狂热、浪漫，却充满了反抗精神，内心充满了孤独与苦闷，却又蔑视别人。弗洛伊德分析道，这类小说都无一例外地有一个主角，作家会用尽一切可能的表现手法来使该主角赢得读者的同情。小说常常让读者跟随主角安全地走过一次又一次充满惊险的历程，但最终会取得一种期待的圆满结局。这些小说都折射出"唯我独尊的自我"的事实，作家与白日梦者具有本质上的同一性：即"一篇具有创见性的作品像一场白日梦一样，是童年时代曾经做过的游戏的继续，也是这类游戏的替代物"。一方面是作家在创作文学作品时，像游戏那样可以幻想实现自己曾经被压抑的愿望；另一方面当作家向读者提供他个人的白日梦故事时，读者也因此阅读到与自己具有同样的白日梦而又不必去自责或害羞而分享到极大的快乐。③ 所以，读者明知道这是幻想的故事，却也乐于跟随这样的幻想。既然创作文学作品相当于儿童的游戏（play）、玩耍（games）和白日梦，那么，无论是作者，还是读者，如果能够把现实生活中的一切困扰或紧张的工作当成像童年时代的游戏和一场梦，那么，他便可以笑对现实生活的残酷与压力，从而通过幽默的方式获得超越的快乐。当然从作品的分享性来说，文学创作的意义还是高于儿童的游戏和白日梦的，这是因为游戏和白日梦仅属于个人的纯粹的欲望满足，而文学创作却可以与读者分享，既具有移情的治疗作用，也有某种社会文化的价值。英国美学家科林伍德（Collingwood R G，1889—1943）曾说，艺术家总是在同时做两件事——想象并且只知道他在想象。他的思想是双重的，并且在他面前有双重的对象：当他想象时，在他面前有一个想象的对象，

---

① ②　车文博. 弗洛伊德文集：第四卷［M］. 长春：长春出版社，1998：429.
　③　车文博. 弗洛伊德文集：第四卷［M］. 长春：长春出版社，1998：235.

当他思考时，他在自己想象活动面前思考着对象。思考着的自我总是控制着想象的自我，并使一种有意识的艺术想象活动和一个胡思乱想的梦境有所区别。①

一些文学作品不仅描述了病人（其实可能就是作者本人，因为好像病人的内心是透明的，关于故事中的描述非常忠实于现实）的幻想，而且记叙了被治愈的过程，堪称精神病案自愈研究的自述。弗洛伊德在 1907 年研读了威廉·詹森（Wilhelm Jensen）1903 年出版的短篇小说《格拉迪沃》关于"庞贝的幻想"之后无不感叹地说道："《格拉迪沃》作者的创作依据竟然是我最近在医疗实践中发现的东西，我真有点吃惊了。"他说，称作者的作品为一精神病学研究，实在算不得是对作者的恭维。② 短篇小说《格拉迪沃》是弗洛伊德用幻想与白日梦理论进行文学分析的一个范本。该小说讲述了一个年轻的考古学家诺伯特·汉诺德（Norber Hanold）为博物馆中的一件女人浮雕所吸引，这位艺术作品中的姑娘步态优美令人印象深刻，他为这座浮雕中女子幻想出一个关于她身世的故事，并且亲自到意大利庞贝废墟进行旅游考察，在那里巧遇到一个酷似浮雕女子模样的姑娘，姑娘给这浮雕中的女子取名为格拉迪沃，通过两人的对话，这位姑娘帮助年轻的考古学家从关于格拉迪沃的幻想中清醒过来。原来他欣赏的那个大理石雕塑，后来作为幻想中的格拉迪沃女子其实就是他的邻居和童年女友佐伊·伯特冈的一个象征。原来主人公的幻想源自他与伯特冈童年友谊的被压抑了的记忆，在幻想中他童年的伙伴变成了从废墟中挖掘出来的一件浮雕。考古学家的幻想只是他被压抑的童年记忆的回光返照，"最后借助爱情战胜压抑之后，曾在幻觉中看到的美丽与高贵变成了现实"。曾经一个全身心投入考古事业而变得精神失常的年轻人在童年女友的帮助下，被治愈了！弗洛伊德无不感慨地赞扬作者"捕捉到了人类历史上（庞贝城被火山毁灭）一个孤立事件与个体特殊的心理过程之间所具有的某种珍贵的相似"，"把童年的伙伴比喻为从废墟里挖掘出来的文物"，将埋藏与压抑进行类比是具有合理性的创作行为。

神话小说或魔幻小说可以划归于白日梦一类的创作动机。无论是中国古典小说《西游记》和《聊斋志异》，还是现代的魔幻小说都属于这一类。我们可以试想，如果遇到用一般常规方法不能解决的现实生活中的巨大困难，采用一种幻想的超自然的力量来加以彻底解决，在精神上岂不痛快？以神奇魔幻、穿越天国三界的《西游记》为例，尽管之前民间有许多流传的简短版本，但经吴承恩的再创作，演变为一部借神话而隐喻现实世界的幻想小说。《西游记》

① 朱狄. 当代西方美学 ［M］. 北京：人民出版社，1984：74 – 75.

② 车文博. 弗洛伊德文集：第四卷 ［M］. 长春：长春出版社，1998：386 – 391.

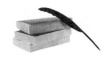

中指写人、各路神仙和各种妖魔的相互关系，其中妖魔全都是动物变成的，其实也就是非人和异化的人。因此，从精神分析的角度来看，《西游记》讲的就是人与心魔的斗争，《西游记》第79回借孙悟空戏弄昏君，破胸腹取心的情节，揭露人间之各种不善之心的存在："假僧接刀在手，解开衣服，挺起胸膛，将左手抹腹，右手持刀，嗖喇的响一声，把腹皮剖开，那里头就骨嘟嘟地滚出一堆心来。唬得文官失色，武将身麻。国丈在殿上见了道：'这是个多心的和尚！'假僧将那些心，血淋淋的，一个个捡开与众观看，却都是些红心、白心、黄心、悭贪心、利名心、嫉妒心、计较心、好胜心、望高心、侮慢心、杀害心、狠毒心、恐怖心、谨慎心、邪妄心、无名隐暗之心、种种不善之心，更无一个黑心。那昏君唬得呆呆挣挣，口不能言，战兢兢地叫：'收了去！收了去！'那假唐僧忍耐不住，收了法，现出本相，对昏君道：'陛下全无眼力！我和尚家都是一片好心，惟你这国丈是个黑心，好做药引。你不信，等我替你取他的出来看看。'"

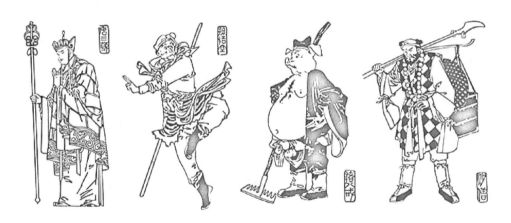

图4-6　唐僧师徒

　　鲁迅先生曾在《中国小说的历史变迁》第五讲"明小说之两大主潮"中这样评论道："承恩本善于滑稽，他讲妖怪的喜、怒、哀、乐，都近于人情，所以人都喜欢看！这是他的本领。而且叫人看了，无所容心，不像《三国演义》，见刘胜则喜，见曹胜则恨；因为《西游记》上所讲的都是妖怪，我们看了，但觉好玩，所谓忘怀得失，独存赏鉴了——这也是他的本领。至于说到这书的宗旨，则有人说是劝学；有人说是谈禅；有人说是讲道；议论很纷纭。但据我看来，实不过出于作者之游戏，只因为他受了三教同源的影响，所以释迦、老君、观音、真性、元神之类，无所不有，使无论什么教徒，皆可随宜附会而已。如果我们一定要问它的大旨，则我觉得明人谢肇淛所说的'《西游记》……以猿为心之神，以猪为意之驰，其始之放纵，上天下地，莫能禁制，而归于紧箍一咒，能使心猿驯伏，至死靡他，盖亦求放心之喻'这几句话，已经很足以说尽了。"鲁迅先生引用明人谢肇淛（1567—1624）的这段文学评论与精神分析的看法是非常接近的。换而言之，《西游记》用神仙、妖怪和人的各种行为隐喻了人类的本能、自我与超我之间的各种冲突，取经虽然是故事人物行为的目标，但取经过程中历经千辛万苦和各种诱惑的考验，则是隐喻对人性的磨炼过程。简而言之，《西游记》就是一部心性修炼过程的历险记。

运用魔幻可以表达对社会现实的批判和质疑，也可以表达自己的期待与渴望，例如莫言在小说《透明的红萝卜》中创造性地刻画了一个关于红萝卜的白日梦：那个晶莹透明、金色的外壳包孕着活泼的银色汁液的红萝卜，线条流畅优美，从美丽的弧线上泛出一圈金色的光芒。光芒有长有短，长的如麦芒，短的如睫毛，全是金色……不仅仅象征着贫困饥饿中对食物，也隐喻着对性欲和恋母情结满足的渴望。黑孩子到萝卜地去着迷地寻求他想象中的美丽诱人的透明红萝卜，虽然他把每一个萝卜都拔下来举到阳光下端详，直到最后把一片地的萝卜全部拔光也没有找到……莫言曾说过，一个人无论写了多少作品，他的作品都是对童年的记忆，他所有的作品就是一个个人的自传。那个不善言语的黑孩子也许正是莫言童年印记投射的象征。《透明的红萝卜》呈现出一种将现实与非现实因素、经验的与非经验的，透明的与不透明的等多种对立的元素融合在一起的迷幻般的朦胧感或魔幻意象。如果认为《透明的红萝卜》表达的是一个缺少母爱和温暖的小男孩内心深处"恋母情结"的象征的话，那么，依据这一点，当然可以认为这也是在医治作者及其与作者有同样创伤经历的人的一次文学治疗。

在中国盛行的武侠爱情小说亦可以划归为这一类，无论是出神入化的武侠功夫和特异功能，还是侠骨柔情的英雄救美大体上都是企图用武力解决一切社会愤青问题的虚拟方式。

第三节　解放潜意识

一、将集体无意识转化为故事

从精神分析学来看，许多文学创作的动力来源于深层的潜意识，甚至过激的说法是：不是作者个人有意创作了作品，而是集体无意识指使作者完成了作品。弗洛伊德说："艺术的产生并不是为了艺术，它们的主要目的是在于发泄

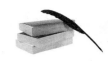

那些在今日大部分已被压抑了的冲动。"弗洛伊德的这一观点源于他对文学史上的三部杰作的比较研究。1928 年弗洛伊德在《陀思妥耶夫斯基与弑父者》一文中认为，陀思妥耶夫斯基的小说《卡拉马佐夫兄弟》是恋母仇父情结和赎罪欲在文学上的再现，也是陀思妥耶夫斯基本人的癫痫症和神经症发作在作品上的投射。弗洛伊德认为，弑父情结是整个人类的，也是个人的基本的原始的罪恶倾向，这在任何情况下它都是罪疚感的主要源泉。陀思妥耶夫斯基癫痫症的发作正是对希望他可恨的父亲死去所做的自我惩罚。文学史上的三部杰作：索福克勒斯的《俄狄浦斯王》、莎士比亚的《哈姆雷特》和陀思妥耶夫斯基的《卡拉马佐夫兄弟》都涉及同一个弑父的主题绝非巧合，这说明人类在潜意识中从未摆脱过由弑父意图而产生的罪恶感，而也因为这些文学作品表现了人类普遍存在的"俄狄浦斯情结"，所以能感动千千万万不同时代的和不同民族的阅读者。

潜意识对文学创作动机和激情的影响对于作者而言常常是一种难以名状的感觉。如曹禺就在《雷雨》的序中写道："在《雷雨》里，宇宙正像一口残酷的井，落在里面，怎样呼号也难逃脱这黑暗的坑。自一面看，《雷雨》是一种情感的憧憬，一种无名的恐惧的表征。……所以《雷雨》的降生，是一种心情在作祟，一种情感的发酵，说它为宇宙一种隐秘的理解，乃是狂妄的夸张，但以它代表个人一时性情上的趋止，对于那些'不可理解的'莫名的爱好，在我个人短短的生命中是显明地划成一道阶段。""情感上《雷雨》所象征的对于我是一种神秘的吸引，一种抓牢我心灵的魔手，《雷雨》所显示的，并不是因果，并不是报应，而是我所觉得的天地间的'残忍'。"

文学作品将许多人只可意会，不可言传的思想、情绪和体验表达为通俗可感的生动意象，从而使主观内在混沌的东西变成人人可观照的一种文本。用精神分析的话来说，这就是一个将潜意识转变为意识的治疗过程。正如黑格尔对抒情诗的评价："情感的盲目驱遣在意识里形成混沌一团，幽暗无光，心灵不可能自拔出来，达到对事物进行观照和表达。诗固然可以把心灵从这种幽静中解放出来，因为诗使心灵这个主体又成为它自己的对象（以心观心）。"[①] 黑格尔以他诗意般的哲学家眼光来看待艺术的功能，他说："艺术并不是一种单纯的娱乐、效用

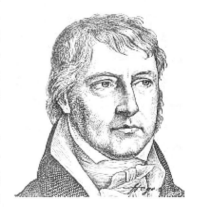

图 4 - 7　黑格尔

---

① 黑格尔. 美学：第 3 卷［M］. 朱光潜，译. 北京：商务印书馆，1994：188.

或游戏的勾当，而是要把精神从有限世界的内容和形式的束缚中解放出来，要使绝对真理显现和寄托于感性现象，总之，要展现真理。"① "诗人因此能深入到精神内容意蕴的深处，把隐藏在那里的东西搜寻出来，带到意识的光辉里。"② 明代诗人李贽就有过这样的体验："且夫世之真能文者，此其初皆非有意于为文也。其胸中有如许无状可怪之事，其喉间有如许欲吐而不敢吐之物，其口头又时时有许多欲语而莫可以告语之处，蓄极积久，势不能遏。一旦见景生情，触目兴叹，夺他人之酒杯，浇自己之垒块；诉心中之不平，感数奇于千载。"③ 李贽所说的这种胸中欲言无语的状况就是一种压抑，而触景生情的刺激则诱发了这种压抑情绪的爆发，于是，文学创作便使得这种情绪得以释放。

二、在异己的对象里观照自己

情欲把心灵困住，使它哑口无言，文学则可以通过隐喻把痛苦和哀伤表现为艺术的意象，拿自己和其他事物进行比较，从而在异己的对象里观照自己，认识自己，破除情欲的约束力，使自我从困境中解脱出来。如北宋理学家邵雍言他作诗是"因闲观时，因静照物"④。文学艺术究竟是如何对粗野性的情欲进行释放的呢？黑格尔是这样分析的："艺术把当事人在这种情况下的所感所行化为意象摆在他面前，使他可以看到。尽管艺术仅限于把情欲的图形摆在当事人面前，让他观照，尽管那图形是奉承他的，那里面也还是有一种缓和的力量，至少是它使当事人意识到他不借这种图形就意识不到他自己的直接存在。他因此就观察到他的冲动和意向，本来这些冲动和意向驱遣着他，使他无暇反省，现在他已经看到它们作为外在对象和自己对立，因而获得了自由，不再受它们控制了。"艺术家们把原来只在内心世界的痛苦表现为文字、图画、声音和形象等外在的、表象的东西，可以使他自己重复地省察和思索，原来那种束缚人的自然情感现在转而仅仅成为一种观念性的关系，失去了强迫人的热辣性，文学艺术用她慈祥的手替人解去了自然的束缚，从而使当事人获得了意志的解放，减轻了个人的痛苦。⑤

从精神分析的意义上看，艺术家和神经症患者对人内心世界的体验都具有同样敏感的能力，但是取向与方式却有不同，这正如美国存在主义心理学家罗

---

① 黑格尔. 美学：第 3 卷［M］. 朱光潜，译. 北京：商务印书馆，1994：335，52.

② 梅. 爱与意志［M］. 宏梅，梁华，译. 北京：国际文化出版社，1987：10.

③ 李贽《杂说》。

④ 《伊川击壤集》。

⑤ 黑格尔. 美学：第一卷［M］. 朱光潜，译. 北京：商务印书馆，1994：60–61.

洛·梅分析的那样："艺术家和神经症患者都经验到并且表达出他们的社会意识和下意识深处的情形，不过艺术家是以积极的方式，并将他自己的体验传达给他的同胞。神经症患者则以消极的方式，虽然也同样体验到隐藏在文化下面的意义和矛盾，却不能为他自己和他的同胞，把他的经验组成可以传达的意义。"① 换而言之，文学艺术家们运用创作克服了自己的精神危机与困扰，而神经症患者却苦于找不到出路。正因如此，文学作品可以推荐给神经症患者作为倾泻心声的代言人和观照自己灵魂的一面镜子。

第四节　让文学成为教化的力量

一、为了唤醒民众

在近代中国文人中不乏积极鼓动"诗界革命"和"小说革命"的文学家，他们创作的动机和目的就是试图通过文学革命来促进国民自新。如梁启超基于对小说具有"浅而易解"和"乐而多趣"，便于流行普及的理由，认为小说具有巨大的影响社会的力量。鲁迅先生走上文学道路的初心也是立志要救国救民。他本想救治像他父亲那样被误治的病人而学医，但后来的志向因看了一次侵略者杀害国人的电影而发生了转变。

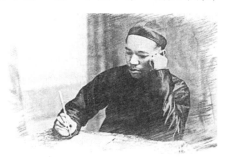

图 4-8　梁启超

二、传递人生哲理

中国古人认为，文学的首要功能就是文明教化。可以说自有文字的历史以来，读书就不仅仅只是为了获得知识和间接经验，而且也是为了塑造人格，调节情志，净化精神，学习人伦。正如孔子所言："《诗》可以兴，可以观，可以群，可以怨。迩之事父，远之事君。多识于鸟兽草木之名。"② 这就是说，读《诗经》可以培养人的想象力，提高观察力，可以培养集体感，可以排遣

---

① 黑格尔. 美学：第一卷 [M]. 朱光潜，译. 北京：商务印书馆，1994：60-61.
② 《论语·阳货》。

心中的郁闷；还可以教人侍奉父母，教人忠君主，学习动植物的知识。

古代流传下来的许多口头文学的创作就是出于教化青年的动机，如据古印度寓言童话故事集《五卷书》的序言介绍，这本故事集就是婆罗门的老师为教育年幼无知的三个王子修身处世而创作的，如"朋友的分裂""朋友的获得""已经得到东西的丧失""不思而行"等故事以动物寓言拟人化的训谕式议论和对话向青年传递了宝贵的治国方略、处世经验、道德规范和一些实用知识。①

在人本主义心理学看来，人是一种成长中的存在，只要提供适当的成长和自我实现的环境和机会，人的本性便是善良的，至少是中性的，恶则是由环境影响造成的。人的最佳状况是前摄的、自主的、有选择倾向的和易变的。人具有充分展现和实现个人潜能（或个体差异），使自己趋于完美的本性。因此，具有积极人生信念的文学创作观及其创作出的充满正能量的文学作品具有激发个体成长潜力的积极作用。如俄罗斯文豪高尔基说："文学的目的就是要帮助人了解他自己，就是要提高人的信心，激发他追求真理的要求，就是要和人们中间的鄙俗做斗争，并善于在人们中间找到好的东西；就是在人们心中唤起羞耻，愤怒和英勇，并想尽办法使人变得高尚有力，使他们能够以神圣的美感的精神来鼓舞自己的生活。"② 高尔基是这样说的，也是这样做的，他的作品曾经是鼓舞一代新人革命的强大的力量。列宁曾高度评价高尔基的小说《母亲》帮助了许多自发参加革命的工人觉悟到自己的阶级利益，加速了从"自在阶级"向"自为阶级"的转化过程。毛泽东也赞扬了法捷耶夫写的小说《毁灭》在中国，乃至在全世界产生了很大的影响。《钢铁是怎样炼成的》也是一部对几代青年教育意义很大的自传体小说，作者尼古拉·奥斯特洛夫斯基在双目失明、全身瘫痪的情况下，历时三载，才完成这部小说的创作，他虽然才活了32岁，但这部小说在最后借主人公说出的那段话："人，最宝贵的是生命。生命对于每个人都只有一次。人的一生应该这样度过：当回首往事的时候，他不因虚度年华而悔恨，也不因庸庸碌碌而羞愧；在临终的时候，他可以说：'我的整个生命和所有精力，都已贡献于世界上最壮丽的事业——为了人类的解放而斗争。'"所产生的鼓舞作用为许多人所铭记。

三、成为文化的军队

在阶级社会里，文学艺术也无不与政治生活发生各种联系，这种联系就表

---

① 季羡林. 五卷书［M］. 重庆：重庆出版社，2016.
② 高尔基《高尔基选集》。

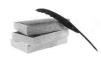

现为文学为政治目标服务。"教化"一词本是一个中性词，可教好，也可教坏，全凭用什么样的价值观来确定和评价。毛泽东在1942年针对当时革命队伍中文化战线中的一些知识分子的错误或糊涂认识发表了《在延安文艺座谈会上的讲话》，他指出："我们要战胜敌人，首先要依靠手里拿枪的军队。但是仅仅有这种军队是不够的，我们还要有文化的军队，这是团结自己、战胜敌人必不可少的一支军队。"他号召："要使文艺很好地成为整个革命机器的一个组成部分，作为团结人民、教育人民、打击敌人、消灭敌人的有力的武器，帮助人民同心同德地和敌人作斗争。"毛泽东还提出了革命者的文艺是为什么人的问题，如何能使人民群众惊醒起来，振奋起来，推动人民群众走向团结和斗争，实行改造自己的环境的问题，以及文艺批评的政治标

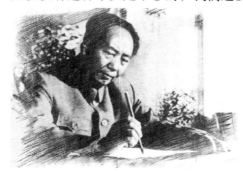

图4-9　毛泽东在写作

准和艺术标准问题等一系列重要命题。毛泽东提出了革命文艺的评判标准："一切利于抗日和团结的，鼓励群众同心同德的，反对倒退、促成进步的东西，便都是好的；而一切不利于抗日和团结的，鼓动群众离心离德的，反对进步、拉着人们倒退的东西，便都是坏的。"具体来说就是：主张政治和艺术的统一，内容和形式的统一，革命的政治内容和尽可能完美的艺术形式相统一的标准。他提出革命文艺家的基本任务是："一切危害人民群众的黑暗势力必须暴露之，一切人民群众的革命斗争必须歌颂之。"事实上，毛泽东上述讲话的精神迄今仍不过时。无论是当时，还是目前，一些书生气的文人对文学为政治或阶级服务的现象总是十分反感，只希望文学成为揭示所谓普世的抽象的人性或为表现作者的个性服务，这不仅是缺乏历史观和现实基础的想法，也是完全脱离现实社会的。

【拓展阅读】

1. 根据你最喜爱的文学作品，阅读其作者的自传，研究作者与作品主题、内容和情感等要素之间的相关性。

2. 观看影片《郁达夫传奇》，并撰写影评。

3. 观看电视系列文献片《独领风骚——诗人毛泽东》。

4. 阅读《弗洛伊德文集》，第四卷，第424～435页，弗洛伊德《作家与白日梦》一文。

5．下列描写文学作家生平的电影资源可供参考：《年轻的安徒生》（丹麦）、《明亮的星》（英国）、《时时刻刻》（美国）、《简·奥斯汀的遗憾》（美国）、《嚎叫》（美国）、《拜伦》（英国）、《恋恋红尘》（法国）、《圣彼得堡的邪魔》（意大利）、《邮差》（意大利）、《最后一站》（德国）、《长路将尽》（英国、美国）。

【拓展训练】

1．根据自己对生活的洞察与领悟，创作一首诗歌或一篇散文。

2．以自己过去的经历为蓝本，创作一部微型小说。

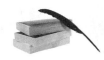

 # 文学阅读与心理治疗

第五章

　　人类是世界上唯一一会创作、运用和阅读符号的高级动物，阅读是人类独特的文化行为，而文学阅读则肯定是世界上人数最多的阅读类型。阅读文学作品的读者很容易受到作品的思想情感、书中人物的言行、故事情节，及其书中传达的世界观、人生观、价值观的多种复调的影响，而且这种影响常润物细无声，潜移默化，读者在同情同感、共鸣共泣中不知不觉地发生了态度、认知、人格、情绪情感和行为取向的变化，于是，阅读在历史上早已成为一种心理健康教育和心理治疗的方式。《韩非子·解老》说：书之所谓治人者，适动静之节，省思虑之费也。本章从接受美学和阅读心理学的角度来阐述文学阅读的心理治疗机理、文学阅读治疗的各种方式、文学作品的心理社会效应的两面性等问题。

第一节　阅读的历史与阅读的意义

一、阅读的历史

　　书写文字是人类的伟大发明，书籍是人类储存知识的伟大宝库，阅读因此成了人类独特的精神活动和文化行为，而印刷术则是普及阅读的巨大力量。加拿大学者阿尔维托·曼古埃尔的专著《阅读史》一书介绍了西方世界的阅读发展历史，阐述了读者对推动文化发展的作用。什么是阅读？他认为："阅读是思考与言说的一种形式。"[①] 阅读先于书写，一个社会可以没有书写而存在，但是没有社会可以缺乏阅读而存在，因为，对文字的崇拜是文字社会的基本信念之一，阅读几乎就如同呼吸一般，是人类文明发展的基本需要。

　　阅读需要书本，但在人类文明的早期，即使有了语言，但在相当长的时间

———————————

① 　曼古埃尔. 阅读史［M］. 吴昌杰，译. 北京：商务印书馆，2002：57.

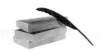

里口语传承几乎是文化发展的主流。例如，原始的神话、寓言故事和传统宗教的创始人摩西、佛陀、耶稣都只是用口语相授。即使在哲学家苏格拉底时代，书写的文本亦并非是普遍的工具，私人阅读的风气一直到一个世纪之后的亚里士多德时期才渐成熟，到5世纪，图书交易市场才开始发展起来。书籍延伸了人类知识的记忆与积累，才造就了图书馆这种人类知识宝库的天堂。有了各种各样的书籍，而且书籍的思想对人的影响又如此之深远，因此，该选择什么样的书籍来阅读就成为父母、教育者和统治者都关注的一个问题。例如孔子整理三代文献典籍，编订了《诗》《书》《礼》《乐》《易》和《春秋》六书，对他之后的中

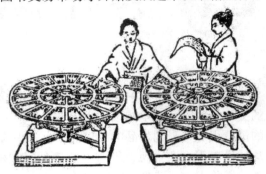

图5-1 中国活字印刷术的发明

国文化发展的取向影响深远。因为文学最贴近民众的生活与情感世界，因此，将《诗经》这部文学作品作为六经之首是很有道理的，孔子认为《诗经》古朴纯真，"思无邪"，既"可以兴，可以观，可以群，可以怨"，又可以施于仁义，作为教育子民的第一书是最合适的。在西方，在印度、西亚和中东等世界各地，各民族文化中都有被自己的统治阶级推荐的书籍，当这些书籍的思想观点逐渐被该民族所认同和接受时，这些书籍就成为所谓的文化经典。从这种意义上说，经典就成为本民族精神的代表作。

既然文字是人类区别于所有动物的最伟大的独特的发明，因此，阅读就成为一个人从自然人进化到文明人的第一步。无论是在中国，还是在西方古代，儿童学习文字与阅读都是一种集体的神圣仪式。在中国自孔子以降，民间流行的"开笔礼"或"破蒙"就是在儿童识字习礼之初的启蒙教育仪式。在中世纪犹太社会的五旬节时对准备受教的男孩子披上有穗饰的长方巾，由教师带领小孩朗读写在石板上的《圣经》的一段文字，然后，让小孩去舔涂在石板上的蜂蜜，同时还将《圣经》中的诗歌写在煮熟的鸡蛋壳上和蜂蜜蛋糕上，小孩跟随教师大声朗读之后将其吃下，这些以吃食物的仪式性的行为隐喻着小孩子已经将圣言同化吸收到身体中去了。阅读不仅需要文化信仰的支撑，还需要一种如饥似渴的精神坚持，如在中国历史上就有"萤入疏囊""雪映窗纱"和"凿壁偷光"等关于克服贫困而努力阅读的感人故事。

阅读可以分为默读、耳语式阅读（即小声阅读）、大声朗读和聆听朗读几种方式。允许默读和对默读意义的认识有一个历史的发展过程，据说，在9世纪之前，在欧洲修道院的缮写房，抄写文本通常是以口述方式来进行的，在中

国古代似乎越是历史久远的时代，越是只允许大声朗读的。默读或好或不好一直有所争议。有人认为，默读有容易使人做白日梦，导致懒惰的危险，因默读不必受到聆听者（如教师或家长）当场的指导、非难或审查；也有人认为，默读有助于让书本与读者之间建立起一种未有他人在场的沟通，并让读者单独得到心灵的震撼。如阿尔维托·曼古埃尔这样评论道："借着默读，读者终于能够与书本及文字建立一种不受拘束的关系。文字不再需要占用发出声音的时间。它们可以存在于内心的空间，汹涌而出或欲言又止，完整解读或有所保留，而读者可以用其思想从容地检视它们，从中汲取新观念，也可以从记忆或其他摊开一旁准备同时细读的书来做比较。"① 千万别小看几个世纪前关于默读的论争，因为当时涉及宗教改革运动的一个核心问题：即"教会的建立所根据的书本需要维持的神秘，只有通过教宗的权威与权力才可加以诠释"，还是"人有权利来替自己解读上帝的话，无须见证人或中介者"。② 承认"阅读乃属于个人、孤独的行为"是一种历史的进步。只有这样广大民众才可以通过广泛的阅读来解放自己和成就自己。

　　在古代相当长的一段时间内，印刷术发明之前，书本只是贵族和士族才有的财产，读写能力并不普及，因此，聆听别人朗读、说书就成了许多地方的一种普及的阅读方式。在欧洲的许多王国都有吟游诗人，在中国则有说书艺人。父母给幼年孩子朗读童话也是世界上最普及的寓教于乐的早期教育方式。读书会、朗诵会都是逐渐发展出来的阅读和聆听相混合的方式，甚至听教宗训诫或各种演讲也都是聆听式的学习方式。18 世纪，法国启蒙思想家狄德罗（Denis Diderot，1713—1784）就曾经提到过自己用朗读文学作品来治疗他冥顽的妻子的故事，并且推荐给医生一个包括《堂吉诃德》等小说在内的具有舒解郁闷情绪的文学朗读作品的组合处方，而且提议要像更换药草一样常常更换作品。③

　　如何阅读？或者说如何理解文本？是贯穿阅读发展历史上的核心问题。对于读者来说，任何被阅读的文本都是过去了的历史，如何通过文本的表面文字来正确阐释蕴含在文本后面的原创作者的思想一直是西方阐释学和中国古文学孜孜不倦探索的问题。之所以有这种研究的需要，是因为同一个文本事实上常常有多种多样的理解和意义解释。例如据说在世界上对奥地利小说家弗兰兹·卡夫卡的小说就有无数种解读，如有的读者认为是宗教和伦理的寓言，有的读者认为是颓废的或青春期的忧惧之作，还有的读者认为是对古希腊哲学家芝诺

---

① 曼古埃尔. 阅读史［M］. 吴昌杰，译. 北京：商务印书馆，2002：61.
② 曼古埃尔. 阅读史［M］. 吴昌杰，译. 北京：商务印书馆，2002：63.
③ 曼古埃尔. 阅读史［M］. 吴昌杰，译. 北京：商务印书馆，2002：147.

悖论哲学的重新表述。这些因人而异的解读也许是因为卡夫卡所遇到的困境就是读者的困境，他的孤独和痛苦、人性异化的感受，正是当今许多人心态的反映，那些没有结局的小说结构为各种有心理需求的人预留了自己希望的结局解释。同一部小说的主题，同一个文学人物的精神，同一个故事的过程与结局都会因读者的不同价值观、人格倾向而有不同的理解和喜好厌恶。例如道家经典《列子·汤问》中的"愚公移山"这个寓言，晋代张湛认为是讲不同人的时空观，即愚公是一个"以天地为一朝，亿代为瞬息，忘怀以造事，无心而为功"的合乎道的人①，在愚公看来，以无穷匮的子子孙孙来移走两座大山也不过只是一瞬息的事，而智叟则是一个"期功于旦夕"的俗士，只能看到人的一生这样一个无比微小的时间尺度。清代黄宗羲则从这个寓言中读出了人的意志行为，他说："愚公移山，精卫填海，常人藐为说铃，贤圣指为血路也。"② 在现代社会，甚至还有读者认为这是讲"人定胜天"的愚昧或破坏环境的恶行，各种异化的理解真可谓无奇不有。由此可见，阅读如果没有正确的动机与合理的方法也可能导致异化的结果。

二、阅读的意义与作用

阅读具有丰富人生体验、促进自我发现、移情宣泄和消遣娱乐等多种促进心理健康的功能。

首先，从书本中可以获得更多的人生经验，或者说相当于一次人生境遇的预演与模拟，相当于一种没有危险的心理训练。传说建立北魏的道武帝（386—409）问群臣："天下何物最益人智？"臣子回答："惟有书也！"所以帝招告求书于天下。因为读书可以使人"如与古人相见，如与古人相语"，如亲游天下诸国，如聆听伟人见解高论。读书的确是一件广人之智，开人眼界，使人幸福的事情。③ 白居易有诗云："书中见往事，历历知福祸。多取终厚亡，疾驱必先坠。劝君少干名，名为锢身锁。劝君少求利，利是焚身火。"④ 可见，所谓前车之覆，后车之鉴，读书可以使人知人论世，起到促进人认知改变的作用。宋代大儒朱熹有《观书有感》一诗，描绘了读书给他带来的那种精神澄澈如镜的感受："半亩方塘一鉴开，天光云影共徘徊。问渠哪得清如许？为有源头活水来。"形象地表达了读书使人思想清澄明澈，心胸如镜，提高生命活力的作用。正如小溪需要泉眼提供源源不断的水的来源一样，人的心理健康也

---

① 张湛《列子注》。
② 《张苍水墓志铭》。
③ 孙宝宣《忘山庐日记》。
④ 《闲坐看书贻诸少年》。

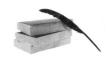

需要通过不断的刺激而获得丰富和发展，也需要通过了解和观察其他社会成员的生活而获得眼界的扩大。心理学实验证明，如果一个实验动物或儿童没有适量的外界刺激，智力就会退化，情绪就会麻木，心灵就会迟钝。然而，人不可能在有限的生命时间内，也没有那么多机会去完成更多的人生体验，于是，文学阅读为民众了解和体验人世间千姿百态的生活提供了方便和丰富的资源。阿尔维托·曼古埃尔就有这样的体会，他说："每当我在生活中偶然碰到类似读过的书中的事件、状况或人物时，通常会有稍稍吃惊但又失望的似曾相识之感，因为我想象，现在正在发生之事已经在文字中发生于我身上，已经有了名称。"有了名称即意味着被标识，易识别，好警惕，不再感到陌生与无名的焦虑与恐惧。"我的阅读生活给我相同的逆流而行的体验，我先阅读了一些东西，然后才在生活中经验到它们。"[1] 例如那些古老的历史典籍，不仅使我们知道了久远的过去，也为读者应付现实与未来提供了一个参考模型。阅读给我们提供了一个独处的机会，或者说尽管是独处，却不曾孤独，因为读者可以在阅读中与作者及其书中的各色人物照面，了解他们的心理活动和社会行为，通过阅读时脑海中假设的与书中人物的设身处地的共情和聆听人物对白，实现一种虚拟的人际交流。阅读是学习，尤其是默读方式，却是一种可以十分隐私的行为，例如你可以随意阅读任何觉得不想让别人知道你想了解的东西。事实上，也许世界上大多数识字的人都是通过阅读完成自己的性教育，而不是通过课堂教师或医院医生的指点实现的。

其次，阅读还给读者带来生活经验的示范和模仿启动的作用。有心理学家通过观察发现："那些在童年时代读了许多故事书或者听说过许多故事的人比起那些没有接触过故事的人来，会有较好的外表及前景……及早接触故事，它们就会对生活产生观照。"[2] 法国哲学家萨特曾写了一本名为 *WORD* 的自传，他本性格内向，不善与人交往，只好躲在装满书籍的阁楼里广泛阅读，就是在文字的世界里他度过了自己的少年和青年时光，他借助于阅读了解了这个世界和他人，学习了大量的知识和间接的社会经验。

阅读可以增进读者对人间痛苦的共情理解，增强自己对痛苦的韧性。伊丽莎白一世女王曾这样描述自己阅读的体会："许多次我走入《圣经》令人愉快的领域，在那里我摘采了句子的优质绿色草药，借着阅读吃下它们，沉思咀嚼，而最后将它们放置在记忆中……由此我可以减少对不幸生命的心酸的感受。"[3] 文学阅读有助于读者对人性和心理学的了解，而且这是一种心理学教

① 曼古埃尔. 阅读史［M］. 吴昌杰，译. 北京：商务印书馆，2002：8 – 10.
② 曼古埃尔. 阅读史［M］. 吴昌杰，译. 北京：商务印书馆，2002：10.
③ 曼古埃尔. 阅读史［M］. 吴昌杰，译. 北京：商务印书馆，2002：221.

育不能替代的学习方式。与心理科学相比，文学作品所描写的心理现象是具体的、个性的、历史的和生活情境的，简而言之，几乎是情绪现象的全部，因此，阅读文学作品所学习的心理学是生动的和形象的。威廉·席勒格就曾这样评论莎士比亚的作品，如果说莎士比亚由于他所创造的人物而博得了我们的敬爱，那么，他同样由于他所表现的情欲而博得我们的敬爱，就情爱这个词的最广泛的意义来说，它包括了各种内心的活动，从冷淡或者一般的喜悦直到强烈的愤怒与绝望。他为我们创造了一部精神史，一句话，他向我们揭示了上述各种情欲的全部系统。①

再次，阅读还有助于读者加深对自我的认识，让灵魂安居。一本看起来非常共情的文学作品就如同照镜子一样，可以看到自己的内心，可以在主人公身上发现或寻找到与自己一样的想法、情感与性格。中国古人认为，人心唯危，道心唯微。所谓危者，嗜欲之心如堤之束水，其溃甚易；微者，理义之心如帷之映灯，若隐若现。而阅读可使人明白事理，维系易溃散之心，使身心有所栖泊，而不致被声色货利所迷惑。按照海德格尔的哲学观，语言既是人精神的出发点，也是精神的归宿和家园，这就是说读书可以使居无定所的灵魂安居下来，使那些迷惘和困惑的灵魂找到家园。如阿尔维托·曼古埃尔所说的那样："因为我们似乎在一本一本的书中发现了自身生命的种种痕迹。"② 即使你在旅行途中，或一个临时的、艰苦的环境中，阅读都可以给心灵带来一种港湾一般的安宁，而那本书仿佛就是你曾经住过的家，即使过了许多年，当你见到他的时候仍会感到一股熟悉的亲切感。犹如一位读者说的："只是一旦我念过了一本书，我就无法承受与它分离之苦。"阿尔维托·曼古埃尔自己承认："有几次，我偷了一本诱人的书，把它藏在外套口袋带回家，因为我不只是必须读它，还必须拥有它，宣称它归我所有。"当读者拿起亲手翻阅过的或批阅圈画过的书籍时，就像遇到曾相恋的恋人一样，永远难以忘怀，书将它的历史连同它的故事一道带进了读者的心灵。一个人虽然一生中阅读的书籍很多，但理解、记忆和影响程度并不相等，有些作品只是囫囵吞枣，翻阅而过，而有些作品则刻骨铭心，被咀嚼消化，甚至有些书籍的封面、自己当时阅读的情绪和当时阅读的场景一道被深深地印在脑海里。笔者就清晰地记得 16 岁那年，在自家的里屋，坐在一张较高的凳子上阅读吴运铎的自传性小说《把一切献给党》，那本已经被无数人翻阅过的泛黄的书，一缕从墙头射进来的阳光和自己当时被书中主人公坚强的信念、钢铁般的意志与勇敢所感动得流泪的情形迄今仍浮现在脑海。当时自己有一种忽然长大成人，自我意识突显明朗的强烈感受。

---

① 席勒格. 莎士比亚研究［M］. 张可，译. 上海：上海译文出版社，1982：54.
② 曼古埃尔. 阅读史［M］. 吴昌杰，译. 北京：商务印书馆，2002：10.

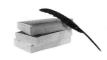

　　最后，阅读具有促进心身健康的多种作用。诗文小说有诙诡之趣，闲适之趣，故文学阅读可以舒郁解愠，导闲舒适之怀。文学作品是一种引发欣赏者的情感共鸣的触发剂或媒介。词曲诗歌动荡人心，小说更可撩人心境。清代毛宗岗读《三国演义》后很有感慨地说："读书之乐，不大惊则不大喜，不大疑则不大快，不大急则不大慰。"可见精彩的小说对人情绪的调动作用。清代文人认为，小说将天地间的众说纷纭的人物与事件呈现在你面前，小说可谓是"取之不费，用之不匮"的娱乐资源。① 文学阅读所带来的愉悦与作者创作过程是类似的，只是一个主动和被动的区别而已。作者主动创作，积极想象，建构故事情节，而读者被动接受这些作品呈现出的意象，情绪跟随情节而起伏跌宕。

　　阅读的意义因人而异，因为阅读是读者对作品意义的一种重建和独特诠释的过程。苏格拉底曾说过："文本充其量就是文字，里面的符号与意义交叠之精确令人眩惑，诠释、评注、注释、评论、联想、驳斥、象征性与寓意性的意义，所有这些都非起自文本自身，而是来自读者所附添。文本，就像一幅绘画，只说出'雅典的月亮'，而读者则给它添加了完整的象牙色面貌、一片黑邃的天空、一处苏格拉底曾漫步其中的古代废墟景致。"② 因此，阿尔维托·曼古埃尔说："阅读不是一种捕获文本的自动过程，像是感光纸捕获光线那般，而是一种令人眼花缭乱、迷宫般、平常，但又是具有个人色彩的重新建构过程。"③ 从接受美学和阅读心理学的角度来看，作品的意义并非主要依赖于作者和作品中人物的发声，而是读者所感受到的和他的理解；是读者的感知和想象还原才让作品文字描写的东西或缺席的东西变得具体可见。阿尔维托·曼古埃尔下列一段话是对读者理解多样性的最生动的总结："不管是出于无知、信心、智慧、诡计与欺诈，或阐述，读者使用了原文相同的文字，但是将其放在不同的标题之下，由此而改写了正文，仿佛就在赋予它生命的行动中重新创造了它。"④

　　广义上，阅读不只限于书籍，阅读还是一种隐喻的工具，阅读的文本还可以是大自然、社会这本大书和人的心身与人的生活这本自己写的书。本杰明·富兰克林曾为自己写过一篇碑文："印刷工富兰克林的身体，就像一本旧书的封面，它的内容被撕走，剥落字母与烫金，躺在这里给虫当食物。但是这些作品将不会失去；因为它，正如他所笃信的，将再次出现于一个更优美的新版本

---

① 《晚清文学丛钞·小说戏曲研究卷》。
② 曼古埃尔. 阅读史 [M]. 吴昌杰，译. 北京：商务印书馆，2002：75.
③ 曼古埃尔. 阅读史 [M]. 吴昌杰，译. 北京：商务印书馆，2002：15.
④ 曼古埃尔. 阅读史 [M]. 吴昌杰，译. 北京：商务印书馆，2002：258.

中，获得作者的更正和改善。"① 高尔基将社会生活比作自己上的大学，而沈从文先生也在自传中坦诚：在读一本小书同时又读一本大书，这本大书就是社会生活的观察与体验。

第二节　文学阅读治疗的机理

阅读文学作品为什么具有心理治疗的功效？人类学家、哲学家、心理家、美学家和文学家们都从各自的视角提出了自己的观点。

一、第二信号刺激

文字只是一种符号，阅读为何具有影响人心理的力量？为何能实现心理治疗的作用？《诗品序》中说："动天地，感鬼神，莫近于诗。"文学如何具有如此动天地感鬼神的巨大作用？这可以用语言心理学和巴甫洛夫的高级神经活动学说进行解释。心理学认为，人周围环境的一切刺激都必须借感知觉和观念才能到达人的大脑，而承载和传输这些刺激的器官和途径要么是各种声音、形象、味道、气味等现实的直接的理化刺激，要么就是语词等符号。而对于文学阅读的读者来说，作品描述的各种景物和人物言行对读者的刺激就只能通过文本的语言来实现了，而作品的文字符号只是现实刺激信号的信号，当然，文字符号之所以能引发人的相应的生理心理反应必经过一个现实与符号相联结的学习或训练过程。文学作品为什么能引发读者身临其境的感觉，引发读者的情绪反应，甚至是内脏的生理反应，就在于它是一种读者曾经感受过的刺激的替代物。从这种意义上说，没有语言这种表达世界信号的信号（即第二信号）就没有我们对世界的认识，前人的情感世界就不可能间接地影响远隔了几个世纪的后人，一个人的体验就不可能跨越大洋高山感动另一个世界的人们。老子曰："有名，万物之母。"海德格尔说："语词破碎处，万物不复存在。"这说明语言负荷了引发人的认识世界的信息，是一种从古至今的认识经验。

文学是用语言文字来描述世界的，如果没有语言文字，就没有文学的文本世界，进而就没有我们阅读文学作品时的感动与伤感等心灵体验。17 世纪的思想家威廉·冯·洪堡特（Wihelm von Humboldt，1767—1835）认为，人的感知和行为受制于他自己的表象，而语言始终参与了表象的转化，没有语言就不会有任何概念，就不可能有真正意义的思维。因此，"语言是构成思想的器

---

① 曼古埃尔. 阅读史［M］. 吴昌杰，译. 北京：商务印书馆，2002：209.

官"。人是按照语言的引导在生活。而好的文学作品正是给我们提供了一个精神所渴求的表象世界和高尚的生活方式的感性图景。19 世纪生理学家巴甫洛夫用动物实验证明了语言之所以可以引发条件反射，正是因为语言是现实刺激物的一种信号的信号。在认识论意义上，海德格尔说："唯当表示物的词语已被发现之际，物才是一物。"我们是否也可以这样说：唯有当文学家将人的某种心灵状况刻画出来时，这种个人内心世界的瞬息万变的精神状态才成为一种文本世界的存在，一种众多读者才可能知道的东西。人的情感世界只有依赖文学才得以揭示、记录和保留。从人的敏锐性来说，文学家是社会情感气候变化的晴雨表。我们在社会和人的情感世界中所看到和表达的东西在某种程度上正是文学先发现的东西。毛泽东曾经指出："人类的社会生活虽是文学艺术的

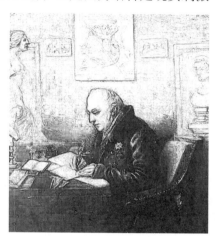

图 5 - 2　洪堡特

唯一源泉……虽然两者都是美，但是文艺作品中反映出来的生活却可以而且应该比普通的实际生活更高，更强烈，更有集中性，更典型，更理想，因此就更带普遍性。"① 因此，阅读文学作品是一种间接增加社会实践和体验的途径，是一种虚拟的社会训练。

　　阅读为何可以缓解人的情欲对人的约束的力量，黑格尔认为这是因为艺术通过它塑造的表象将这些情欲和苦痛的东西转化为一种观念的关系或替换成一种文字游戏或表达为一种形象而被意识观照，于是，埋没在内心深处的情绪的强度缓和了。② 所谓观念的关系可以理解为一种文本的游戏。黑格尔认为，人性原本是神性和自然兽性的结合体，而艺术就是"用慈祥的手"替人解去自然兽性束缚的一种方法。换而言之，文学阅读可以涵养各种情绪和冲动，消解粗野性的自然情欲的破坏性。

二、示范与模仿

　　亚里士多德认为艺术的目的就在于模仿，由于模仿得逼真而获得一种理智和情感上的快感。格罗塞通过人类学的考察，认为原始民族沉溺于模拟舞，在儿童中也可以看到这种同样的模仿欲望，模仿的冲动实在是人类一种普遍的特

---

①　毛泽东《在延安文艺座谈会上的讲话》。

②　黑格尔. 美学：第一卷［M］. 朱光潜，译. 北京：商务印书馆，1994：60 - 61.

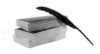

性。他认为，能给予快感的最高价值，无疑是那些代表人类感情作用的模拟舞蹈，例如战争舞和爱情舞蹈，在活泼地律动和满足模拟的欲望时，还贡献一种从舞蹈里流露出的热烈的感情来洗涤和排解心神，这种陶冶、净化、宣泄就是亚里士多德所说的悲剧的最高和最大的效果。

从心理治疗的角度来看，文学故事中的人物对读者来说具有示范的效应，读者与书中人物在人生经历、生活境遇、性格、气质、兴趣、价值观、人生观等方面越是相似，作品的示范性就越强，被模仿的可能性就越大。示范模仿也可能通过作家在创作中渗透的人格力量而发挥作用。文学心理学（psychology of literature）的研究表明，作家的人格类型与其作品的风格具有密切的关系，进而对阅读者的影响力不同，即不同的读者喜欢不同作品，对同样的作品将产生程度不一的反应。哲学家尼采认为，面对自然界，每一个艺术家都是"模仿者"，但具有"日神精神"的一些人更乐于沉浸在由美的幻觉提供的内在的快乐中，而具有"酒神精神"的人则更迷恋情绪放纵、浑然忘我的境界。此外，不少精神病学家和心理学家，如克莱施马尔、雅斯贝尔斯也对艺术家们的人格进行过分类分析。简而言之，作家们都在作品中注入了自己人格的力量，但一些人在创造作品时也使自己获得了成长，而另一些人却毁灭了自己；一些作品引起读者对生存的疑问，使精神分裂加剧，更加颓废和沮丧，而另一些作品则使人升华，帮助其超越现实中无法克服的挫折和困难；一些作品引发激烈的外向性情感反应或社会化，而另一些作品却使人更为理性、内倾性。从某种意义上说，一个读者之所以喜爱那部文学作品就因为该作品作者的人格与读者之间相似；一部文学作品之所以能打动一个读者就因为该作品映照出了读者的人格；一部作品之所以能对一个读者产生影响是因为他的确在实际模仿作者的人格。

然而，黑格尔完全不赞同艺术是模仿的观点，他认为，如果说艺术是模仿的话，那么这是一种多余的复制，是生活的冒充，靠单纯的模仿，艺术总不能和自然竞争，他和自然竞争，那就像一只小虫爬着去追大象。由模仿所生的快乐总是有限的，对于人这种高级动物来说，快乐与其创造的程度成正比。①

从认知心理学的角度来看，文学阅读对读者的影响是一种内隐的学习过程。相对于外显的、有意识的、需要意志努力的，可以内省监控的外显学习形式而言，所谓内隐学习就是指在无目的状态下，自动无意识地或不知不觉地学会或吸收某种知识和经验的过程。研究表明，内隐学习与外显学习在获得的知识和经验方面存在差异。内隐学习是稳定的，所获得的是刺激内部的潜在的深

---

① 黑格尔. 美学：第一卷［M］. 朱光潜，译. 北京：商务印书馆，1994：52－56.

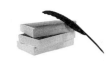

层结构，而外显学习是易变的，所获得的是特定的刺激或是刺激间某些表浅的规则。这也就是说，即使读者并没有故意选择模仿，但文学阅读还是可能会对读者的认知方式、意志行为和性格产生持久的潜移默化的深刻影响。许多研究表明内隐和外显学习有着各自相互独立的神经生理机制。有关神经影像学的研究发现，海马或间脑损伤只影响外显学习，而内隐学习不受影响；基底神经节新纹状体习惯学习系统损伤则只影响内隐学习，而不影响外显学习。外显学习更多地激活右半球区域，而内隐学习更多地激活与抽象过程联系的左半球区域。①

文学阅读也可能产生某种内隐正强化效应，例如读者在阅读作品时想象自己如书中人物一样做出某种行为后获得了某种奖励，即使这只是在阅读时内心的想象活动，但亦可在读者内心世界产生隐蔽的正性强化，这种强化不知不觉地在读者心中等于内化了一种认知和行为反应模式，至少等于提高了某种行为发生的可能性。观察表明，励志类以及猎奇、武打、猎艳类作品常会对读者产生内隐的正强化效应。例如《鹿鼎记》中的韦小宝拥有多个老婆，令不少年轻的男性读者羡慕，互联网上可见有"韦小宝现代游之艳福齐天""韦小宝现代猎艳记"等网络文学流行。一些读者坦言，高大上的英雄做不来，但官爵不大、武功不强的韦小宝似乎离自己距离不大的，是可以模仿的对象。这种内隐强化强化效应的存在一再提醒作者的社会责任意识尤其重要。文学阅读也可能产生某种内隐负强化效应，例如读者在阅读作品时想象自己如书中人物一样做出了某种行为后受到了惩罚，就可能会自觉减少或终止这些行为发生的可能。言情类、职场类、家庭伦理类等反映复杂社会现象的小说易产生负强化效应。

三、移情与共情

在文学阅读过程中，在作者、作品（人物、对话和场景）和读者三者之间会发生多种多样的情感转移和相互作用的现象，其中移情与共情就是最为基本的阅读心理机制。

移情本是一种文学的修辞手法，即作者将主观的感情投射或转移到某些有生命或无生命的事物上，赋予这些事物具有与自己相一致的情绪情感和性格，而事实上，这些事物不一定存在人的情感特性。例如，杜甫的《月夜忆舍弟》诗中有："露从今夜白，月是故乡明。"《春望》中写道："感时花溅泪，恨别鸟惊心。"白居易《长恨歌》诗中有："行宫见月伤心色，夜雨闻铃肠断声。"

---

① 郭秀艳. 内隐学习和外显学习关系评述［J］. 心理科学进展，2004，12（2）：185－192.

移情和拟人的区别是：前者是"移人情及事物"；后者是"将物当作人来写"。

移情（transference）一词也是弗洛伊德精神分析学说的一个专业术语，是指来访者在精神分析过程中，将自己童年时期和过去对生活中某些重要人物的强烈情感转移到心理医生身上所产生的一种现象。而这些情感的发展不能用治疗的情境来说明，而是早已先在患者的内心形成，然后借治疗的机会转移到医生身上。移情可以分为正转移和负转移。正转移或称阳性转移，如爱恋的情感；负转移或称阴性转移，如厌恶感和敌意等。在文学阅读中，读者可能对作品中的人物产生移情，例如特别喜欢或讨厌作品中的某些人物，并对这些人物抱有某些幻想和情感。例如一个童年期缺乏父母之爱的读者可能会对作品中的父亲或母亲角色产生依恋的感情；一个缺乏异性爱的读者可能会喜欢书中的异性主角，甚至会按书中人物的相貌和性格去寻觅现实中的配偶，模仿书中人物给自己的孩子取名；一个多疑性格的读者容易出现对作品中的故事可能同时产生爱与憎、想接近又想回避、相信又不相信等相反的感情转移。因此，读者对文学作品中人物的喜好与厌恶要从移情机制中得到解释。博览群书的毛泽东一生中对《西游记》百读不厌，据说在他的书房里一直放着5种不同版本的《西游记》。他在其著作、讲话、谈话和诗词当中用于比喻最多的文学人物就要数孙悟空了。如1945年10月与陈立夫的谈话时，他借用孙悟空的造反精神通俗地向党外人士解释了中国共产党被迫造反的缘由："我们上山打游击，是国民党'剿共'逼出来的，是逼上梁山。就像孙悟空大闹天宫，玉皇大帝封他为弼马温，孙悟空不服气，自己鉴定是齐天大圣。可是你们连弼马温也不让我们做，我们只好扛枪上山了。"1961年11月，针对当时日益恶化的国际局势，毛泽东在《七律·和郭沫若同志》中用孙悟空解释选择中国式发展道路的理由："金猴奋起千钧棒，玉宇澄清万里埃。今日欢呼孙大圣，只缘妖雾又重来。"毛泽东讲道："从那时起，我们就像孙悟空大闹天宫一样。我们丢掉了天条！记住，永远不要把天条看得太重了，我们必须走自己的革命道路。"然而，在另外一些地方，毛泽东又将孙悟空比作翘尾巴的知识分子，称法西斯侵略主义者是新式的孙悟空，某些国民党人是钻进铁扇公主肚子里兴妖作怪的孙行者，等等。由此可见，孙悟空不过是一个可以投射和移情读者各种情绪或情结的文学人物而已。

文学阅读时移情通常发生在作品中的人物做了或说了些什么正好触动了读者心中未曾得到解决的心理问题或潜意识中的情结之时。弗洛伊德认为，移情是来访者过去未被满足的愿望的重新浮现，移情在心理治疗中具有许多积极的意义。他认为，移情作用可被看作一棵树的木材层和皮层之间的新生层，只有通过它才会有新组织的形成以及树干半径的扩大。当出现移情后，患者所有的症状都已经抛开了它们原初的意义，并且适应于新近的意义，这个意义存在于

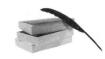

与移情作用的关系之中，心理医生就可以借移情现象追溯到神经症这种旧症的新版的起点，观察到它的起源和成长，我们能够找到解决问题的出路。① 或者说通过解决移情问题，来访者会对自己的过去有更加深刻的认识和领悟。移情再现了读者在儿童时期生活中长期被压抑的某种情感，这种情感无处释放，甚至成为一个心理问题的"情结"，他借助阅读而将这些情感置换给书中的人物而实现宣泄积压的心理能量的治疗目的。

共情（empathy），也称为神入、同理心、投情等。共情是指一种在人际交往中能深入他人主观世界，设身处地为他人着想或理解其感受的能力。通俗地说，共情就是我如同就是他，能用他的眼光去观察世界和用他的心境去感知世界，所谓善解人意，但"如同"并不等于"就是"，共情只是理解别人或作品的特殊的意义世界。英国艺术评论家和诗人里德（Herbert Read）认为："共情意即感入（feeling into）。当我们对受难者表示同情时，我们重演着他人的感受；当我们凝神观照一件艺术品时，我们把自己外射到艺术品的形式中去了，我们的感受取决于我们在对象中发现了什么东西，占据有多大的范围。"② 共情能力是一个人的积极品质或者说本是人的天性，如孟子就认为，恻隐之心就是仁，本来就是固有的人性。孔子那句"己所不欲，勿施于人"的教诲甚至也成为中国式的一种共情准则。共情是文学作品产生治疗作用的充分必要条件之一。因为阅读就是读者与作者或作品中人物内隐式对话的一个过程，一个共情能力较强的读者在文学阅读时，较为容易进入到作品中人物的内心世界，感受到对方的情感与行为反应，能将心比心地体验对方的感受，并可体验到一种共情的心身反应。共情要与情绪感染相区别，因为共情是可进可出，拿得起也放得下的，而情绪感染却可能导致读者采取与文学作品中人物同样不理智的行为或因诱发某种负性的情绪而导致抑郁或自杀行为，如唐琬读到陆游那首具有同感的《钗头凤》时诱发了她压抑的情绪的爆发，潸然泪下，在回了一首同病相怜的诗之后就抑郁病逝。代入感太强，入书太深，甚至分不清作品文本与现实生活、作者与作品人物的关系，都容易使得读者走火入魔。

四、借景物发现自我和存在之思

人能随意观察宇宙万物，却并不方便认识自己的内心世界。于是，人类就发明了文字和艺术等方法尝试将内心世界的感受和图景描述出来，尽管这只是近似的，但也只有如此途径与方法才能让自己看到藏于头颅黑暗中的意识之光。在诸种艺术中，黑格尔和海德格尔都认为，只有诗等文学艺术是最接近思

---

① 车文博. 弗洛伊德文集：第三卷［M］. 长春：长春出版社，1998：467.
② 里德. 艺术的真谛［M］. 王柯平，译. 沈阳：辽宁人民出版社，1987：19.

考的本质属性。黑格尔甚至认为"诗的原则一般是精神生活的原则"，也就是说，诗用观念的形象来表达思的认识和体验的做法其实就是一切精神活动的共性。黑格尔和海德格尔都认为作诗是一种与思非常相近的活动。在黑格尔看来，当人意识到自己的内心活动，这种内心活动就变成了自己的对象，这时，心灵既是认识主体，又是认识对象，这样它才是自觉的。① 这也就是说，创作诗的过程就是一个自我认识和自我觉察的过程。与思相比，作诗还必须寻找合适的字眼来贴切地表达自己的观念和情绪体验。海德格尔对诗与思两者的关系做了最具有诗意的简述，他说："思服从（存）在的声音，就须寻觅言词，以便使（存）在的真理得以表出……诗与思在照看语言这一点上极其相似，但它们同时又各有所司。说'类似'，意味着有'差别'。思者道说存在，诗人命名神圣。"② "在思中，存在成为语言，语言是存在的家。在其家中住着人，那些思者以及那些用词创作的人，是这个家的看家人。"③ 海德格尔并不看好思（考）对认识存在的作用，他认为存在之思既是一种高级的漫游，也是一种非常困窘的事情，虽然是一条无法回避的幽僻的小径，至多不过是一条不会带来什么簇新的智慧，也迟早会放弃的田间小道。④ 海德格尔为何对千百年的存在之思（科学与哲学）不寄予厚望呢？这是因为他认为建立在概念基础之上的思对于存在来说是非常贫乏的、有成见的、狭隘的。相比而言，诗对心灵的表达是自由开放的，因为在诗的创作过程中心灵本身已经得到自由，诗的表现不受外在感性材料的束缚，而只在思想和情感的内在空间与内在时间里逍遥游荡。⑤

黑格尔认为使用艺术来表达思的必要性，就在于通过把心灵的生气灌注于外在的现象，让眼睛看得见的现象成为灵魂的住所，让人从有时间性的环境和有限的事物行列及浪游的迷途中解脱出来。⑥ 艺术的理想本质就在于使外在的事物还原到具有心灵性的事物，使外在的现象符合心灵，成为心灵的表现。⑦ 艺术借用形象要比思用概念更容易让人看到自己的内心世界。因为思的抽象的

① 黑格尔. 美学：第三卷 [M]. 朱光潜，译. 北京：商务印书馆，1994：10.
② 海德格尔. 人，诗意地安居 [M]. 郜元宝，译. 桂林：广西师范大学出版社，2002：27.
③ 海德格尔. 人，诗意地安居 [M]. 郜元宝，译. 桂林：广西师范大学出版社，2002：24.
④ 海德格尔. 人，诗意地安居 [M]. 郜元宝，译. 桂林：广西师范大学出版社，2002：31.
⑤ 黑格尔. 美学：第一卷 [M]. 朱光潜，译. 北京：商务印书馆，1994：113.
⑥ 黑格尔. 美学：第一卷 [M]. 朱光潜，译. 北京：商务印书馆，1994：195.
⑦ 黑格尔. 美学：第一卷 [M]. 朱光潜，译. 北京：商务印书馆，1994：201.

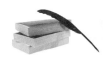

普遍性和特殊性并不是真实的和现实的，理念的现实性只有在具体个别事物里才能得到。显然，哲学和科学都是抽象的，而艺术是具体的、个别的和现实的。黑格尔还认为，在人类历史上有一个泛神主义（Pantheismus）的阶段，诗人要在一切事物中见出神性，并同时体会到神性内在于自己，通过舍弃自我，意识便得以伸展得最广阔，通过摆脱尘世有限的事物，而获得完全的自由，结果就达到了自己消融在一切高尚优美事物中的福慧境界。在不少诗人那里，作诗如参禅，诗境如禅境，个人的内心世界与宇宙万物和谐地在诗境里融通，以致物我两忘，获得精神重负的解脱和自由后的无比愉悦轻松。袁枚在《序诗品·神悟》中曰："鸟啼花落，皆与神通。人不能悟，付之飘风。惟我诗人，众扶妙智。但见性情，不著文字。宣尼偶过，童歌沧浪。闻之欣然，示我周行。"苏轼在《庐山诗偈》中写道："溪声尽是广长舌，山色无非清净声。应是四万八千偈，明日如何举示人。"诗人从溪声、山色看到法身和佛性，佛法何须再人言明示？就如李之仪所说："得句如得仙，悟笔如悟禅。"诗人正是在作诗过程中得到精神境界的提升。如常建有诗："山光悦鸟性，潭影空人心。"王安石有诗："芳草知谁种？缘阶已数丛。无心与时竞，何苦绿葱葱。"这些都表达了诗人从自然山水中发现自己内心世界奥秘的禅悦。

　　作为读者，在欣赏这些意境幽深，渗透禅理禅趣的诗歌时亦能身受启迪和感染，而且诗这种言说方式尤具有"含不尽之意，见于言外""亦在妙悟"的特长。如胡应麟说："太白五言绝，自是天仙口语。……读之身世两忘，万念俱寂，不谓声律之中，有些妙诠。"朱熹曾在《诗集传》开篇中说："学诗之本"为"玩其理以养心"。①

第三节　阅读治疗的方式与心理历程

一、阅读的不同方式与特点

　　广义上，文学阅读包括阅读各类纸质版和电子版的文学作品、现场听评书和聆听发声的电子作品、广播等多种形式。不同的阅读形式适合不同的对象，例如能识字者又喜欢安静的读者当然选择自己默读；对于年轻的学生可以选择发声的朗读方式，有助于记忆和减少分心的作用；对于文化程度较低、视力不好的老年人、盲人等读者可以选择聆听评书、发声的电子作品和广播等。

---

　　①　朱熹. 诗集传［M］. 北京：中华书局，1958：1.

吟诗朗诵是一种心身俱调的最佳"有氧运动"，所谓气从意畅，神与境合。明代哲人王守仁就很有体验，他说："凡歌诗，须要整容定气，清朗其声音，均审其节调，毋躁而急，毋荡而嚣，毋馁而慑。久则精神宣畅，心气和平矣。"诗文幽微，涵盖无穷，意境高妙。熟读吟咏之，可令人渐浸染，形象思维大增，自然灵气不思而至。朗朗颂之，可振荡血气，舌底回甘，益智柔情。

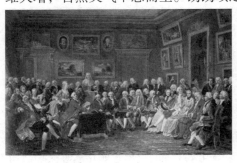

图5-3 伏尔泰在朗诵自己的作品

默读的优点在于沉思和移情。文学阅读既要学会移情，也要学会促进自我反思。清代词评家况周颐很好地介绍了自己文学阅读的体会，他说："读词之法，取前人名句意境绝佳者，将此意境缔构于吾想望中。然后澄思凝滤，以吾身入乎其中而涵泳之。吾性灵与之相浃而俱化，乃真实为吾有而外物不能夺。"

现场聆听评书或听人讲故事的优点在于说书人绘声绘色的叙述表情、抑扬顿挫的语调与现场众人烘托出的气氛更有利于对人情绪的感染。记得笔者少年时常在夏日的庭院树荫下听兄长们讲鬼神和抓特务的故事，小伙伴们越听越紧张，围坐的圈子越来越小，讲故事的人有时还会恶作剧地指着周围墙上映射出来的树影，大叫一声："看！那是什么?"听故事的人最后吓成一团而不敢独自回家，或者赶紧拖着小板凳飞快地跑回去，当晚也许还会做一场噩梦。有趣的是，明知如此恐惧，隔三岔五又想去听故事了，而且还极力要求别人专挑惊险恐惧的故事来讲。笔者认为，这种虚拟恐惧的训练，也许可以锻炼人的胆量。进入青年阶段后，笔者有多次在夜间独自行走于满布坟堆的山间小道而不感到害怕的经历。

二、阅读治疗的准备及阅读治疗的心理历程

在现实生活中，文学阅读可能有多种阅读方式和多种阅读角度，从文学阅读治疗的角度来看，文学阅读有自己特定的要求、程序和方法，以及需要注意的事项。

（一）阅读治疗的准备

首先，帮助读者了解文学阅读的目的与意义。鼓励坚持阅读，鼓励比较阅读、迁移阅读和批判式阅读；鼓励与引导读者从文化史、文学史、精神史或心理学等不同的角度阅读作品；鼓励与心理医生和团体阅读小组的其他成员交流阅读体会，鼓励主动了解和熟悉作品创作的背景和作者生平；鼓励写读书心得体会和阅读眉批。

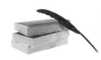

其次，要选择合适的阅读题材与阅读文章或书籍。鼓励阅读古今中外的经典名著；鼓励和引导阅读主题和内容积极正面的作品；鼓励阅读有助于解决自己心理问题的文章与书籍，而不是人云亦云，机械地模仿和从众别人阅读的书籍，流行的或时髦的作品未必是最合适自己的。基于有些语言和心理暗示对疑病素质型读者的不良影响，尤其要避免读者接触思想倾向不良的作品。

最后，文学阅读治疗还应与认知疗法、意义疗法、精神分析、以当事人为中心疗法、存在主义治疗、完形治疗等心理咨询与心理治疗方法相结合，例如将文学阅读作为认知疗法的家庭作业布置给来访者，借用文学阅读材料和文学故事作为帮助来访者纠正非理性认识，树立新的可以替代原来非理性信念的训练素材或虚拟的场景。

（二）阅读治疗的心理历程

研究表明，一次文学阅读，一般将历经如下心理过程而实现治疗的效应。

1. 认同阶段。文学阅读者首先必须对所阅读的文学作品产生喜欢、亲切和认同的感觉才有可能继续以下的心理历程。这个阶段吸引读者的目光或听评书者的兴趣的因素可能是书的题目，或者是作者的声誉，或者是关于作品的某些评论，等等。读者或听评书者对作品中的某个角色、故事情节或人物对话或自白产生有选择性的注意和喜欢的好感，并对作品人物的人生经历、生活遭遇、遇到的问题、表现的思想、情感和行为产生某种程度的认同、移情和共鸣。根据精神分析理论，读者或听评书者的这类心理反应是一种来自潜意识的自动性反应，除受过训练的心理医生之外，一般的读者是很难察觉自己的这类自动反应与童年、生活中的爱与恨、亲密关系等因素有关的。认同意味着读者对作品中的人物产生移情或共情的开始。精神分析学认为，移情和反移情是经常发生在来访者与心理咨询师之间的一种现象。当出现来访者对心理咨询师的移情时，大多意味着心理咨询起效的开始，这时的心理咨询师无意成为来访者过去生活中某一个重要人物的替代者，给深陷于情绪纠结的来访者提供了一个可供投射的试验目标，无须顾忌可以发泄情感的安全场所。在阅读过程中，文学作品中的人物与咨询过程中的被移情的心理咨询师类似，也可以充当这种被无数读者无数次移情投射的安全的替代品。移情可以更好地帮助心理咨询师认识来访者的心理问题，并运用移情来宣泄来访者压抑的情绪，引导其发生有助于进步的领悟。阅读治疗时，读者要不断地向自己设问，如在认同阶段可以提问："我喜欢书中的某某吗？"

2. 比较与省察阶段。文学作品的人物或情景为读者或听评书者提供了一个可以随时方便比较的样本，以及促进自我反省和察觉的机会。在存在主义心理学看来，自我察觉能力的强弱对于个体的应对能力，自由的可能性，充分体验生活的能力有很大的影响。"察觉能力愈强，自由的可能性也就愈大。"换而言之，文学作品人物的行动及其各种行为抉择为读者极大地拓展了曾经熟悉或不熟悉的社会生活和意识领域。作品中人物之所想、所做、所烦也许就是读者曾经的所想、所欲和所烦，人物的命运和行动结果也许就是读者预料过或未曾预见的。也可能因作品中人物之间的某些对话或内心自白而触发了读者对过去习以为常或未曾意识到的态度和情感的察觉。读者或听评书者在阅读和欣赏作品时自然会将自己与故事中的人物角色相比较，将自己经历的挫折与作品中的人物所遇到的困难相比较，或产生同病相怜的移情反应，或对主人公的命运产生"为什么"的自问自答，触发对自己曾经忽视的责任和失误的省察，促使对自己迷惘的某些情感产生顿悟或澄清。在此阶段读者可以自问：主人公（或作者）当时的心境如何？如果是我，我会怎样想？怎样做？等等。为了防止读者对作品的囫囵吞枣，心理咨询师应要求阅读者将作品的主要内容复述一遍，复述一定要保持具体的故事情节，避免抽象和笼统式的概述。要注意察觉和回馈阅读者复述故事时的表情体验，促进当事人更多地了解自己。指导性的阅读治疗的治疗效果与心理咨询师对阅读材料的分析与治疗方案的设计密切相关。一般来说，心理咨询师要依据阅读治疗的心路历程，对阅读材料中具有治疗意义的语句进行寻找和标识，然后对各阶段拟提出的问题进行设计。

3. 投射阶段。所谓投射作用是指个体不自觉地将自己身上所存在的动机、欲望、态度、情绪等心理行为特征加诸他人，推测在他人身上也同样存在的心理现象。在阅读或听评书的过程中，读者和听众会不经意地用自己的心理和生活经验来解释书中人物的想法、情感和行为，并可能设身处地尝试为书中的人物提供解决的策略，常见的自动思维模式就是："假如是我，我会……"这是一种同化投射（assimilative projection），如唐代诗人杜甫在《春望》一诗中的"感时花溅泪，恨别鸟惊心"就生动地再现了诗人的情感投射，花本无情，只是赏花之人情感的渲染而已。

4. 净化阶段。物理学上的"净化"是指清除物品中不需要的杂质，使物品达到更加纯净的过程；宗教领域的净化是指除去心灵上的烦恼、杂念的修行过程；而由亚里士多德引入文艺领域的净化则是指读者在接受文学作品的高潮阶段继共鸣之后不由自主地达到的精神调节过程。换而言之，阅读文学作品过程中的净化就是一种借助作品蕴含的道德力量清除精神上负性东西的过程。实际上，祷告、忏悔、咒语等准文学形式早已经是许多宗教和传统文化的净化手段。文学作品的净化力量大多来自作品对大自然景色美的惊人发现，来自对人物美好心灵世界的揭示，来自对人生哲理的顿悟等，净化是一种在阅读过程中自然而然，感同身受或身临其境的洗礼。

5. 领悟阶段。读者或听评书者从与作品角色的对照与反思中，不仅澄清了自己的认识、态度和情绪问题，去除了某些负性的东西，而且还洞悉了人生之道的奥秘，体悟了人生的真谛，发展出解决问题的新方法，获得了面对自己的问题的勇气以及准备实践的力量，这是更高层次的领悟阶段，因为每个读者的人生遭遇和命运不同，所以领悟到的人生之理也各不尽相同。

6. 模拟与应用阶段。这是读者或听评书者将自己从阅读和听评书中领悟到的观念和行为方式自觉或不自觉地推广应用到自己的日常生活中，读者仿佛扮演了作品中认同的某个人物角色，从而潜移默化地改观了原来某些非理性的或不适应环境的信念、态度、情绪反应和行为习惯。例如《阿Q正传》中塑造的阿Q的"精神胜利法"无形中成为许多国人应对挫折时效仿的一种方法。

概而言之，在第1~2阶段，读者入作品而化入其中，暂时忘却了自我，仿佛成为书中一个角色或与角色成为同一；在第3~4阶段，读者从作品中跳出而玩味书中余趣，身归现实，理性复兴，反观自我；在第5~6阶

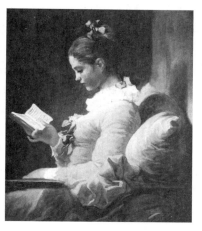

图5-4　法国让·奥诺雷·弗拉戈纳尔油画《读书的少女》

段，读者的心理世界可能因为吸收了阅读中获得的新的精神活力而发生自我结构的调整与重建。

三、阅读的双重效应

阿根廷文学家豪尔赫·路易斯·博尔赫斯（Jorge Luis Borges，1899—1986）引用爱默生的话说："图书馆是一座奇妙的珍藏室，在这座珍藏室里，人类最好的精灵都像着了魔似的在昏睡，但都期待着我们用语言来打破其沉睡，我们必须把书打开，这样，精灵们就会觉醒。这样，我们就能同人类产生的最优秀的分子结为伙伴，但我们不去寻找他们，却宁愿去阅读各种评论、批评而不去听他们自己说些什么。"他觉得，书是人类的记忆库，是记忆和想象的延伸。家里存放着一些自己喜欢阅读的书籍是一种幸福，阅读自己爱读的书也是一种幸福，而且拥有书和阅读书籍是人人都能够享受到的一种幸福。他提倡读书要读原著，因为一本书的最重要之处是作者能打动我们的声音和语调，相比于读报和听唱片的遗忘而言，读书能使人永志不忘。他认为每读一本书或重读一次书，书的意义对于阅读者来说仿佛就变化了一次，读者对书的理解和体验就不同，因此，阅读的意义是常青的。如果我们阅读一本古书，那么，就仿佛在阅读一段逝去的时光，因此，我们应该保持对书的崇敬。即使书里充满错误，或者我们不同意作者的观点，但书里仍然保持着某种神圣和奇妙的东西，这不是

提倡迷信，而是出于寻求幸福和智慧的愿望。

因为文学家的价值观、艺术观的不同，因而，各文学家所创作的作品的价值取向和所产生的效果和作用也是有差异的。在宣扬文学的积极作用的同时，也注意到文学可能带来的负面效应是人类理智的表现。事实上，的确有的文学作品使人振奋、受到鼓舞和教育，但有些作品却使人愤怒、悲观、痴迷、崇拜暴力和金钱，甚至诱发堕落与犯罪，因此，文学阅读也是一柄双刃剑。柏拉图甚至将诗看成是哲学的对手，认为诗的性质是非理性的，只有神的点拨和启示才是诗的源泉。因此诗也是不真实的，诗还搅乱人的心境，使理性屈从于冲动和激情。① 德国艺术理论学家格罗塞说："诗歌，它善的方面有感人的力量，同样也能影响于恶的方面。诗歌在一方面，固然助长高超尊贵的感情的种子，在其他方面，也同样可以发展潜伏在各人内心的低下和卑鄙的本能。"他毫不忌讳地说："有一个振作读者的诗人，还有一打引诱读者堕落到他们所喜爱的泥潭里去的诗人。"② 这就是说，事实上，只是为了自己的宣泄或快乐的诗人远远多于有社会责任的诗人。

据说，伏尔泰就在一本《关于阅读的可怕危害》的小册子中写道："书本驱除蒙昧，而蒙昧向来是完美控制之国家的监管与保护的工具。"一切绝对专制的君主和统治者"极度迷信书写文字的力量，他们明白阅读是一种力量，不消几个字就可以造成风吹草偃之效"③。因此，在人类文明发展史上，能阅读什么和不能阅读什么从来就不是完全开放自由的，阅读成为一种特权或被剥夺的权利。所谓禁书就是官方禁止刊行、收藏或阅读的书籍。从文学治疗的角度来看，为何会产生禁书？为何要禁书？这是值得探讨的一个社会心理问题。以中国古代明清的几大禁书为例，都是涉及不符合主流文化价值观的两性关系的"淫秽之书"，如《醋葫芦》讲婚外恋，《剪灯新话》讲人鬼相恋，《品花宝鉴》讲男风盛行的梨园酒楼戏馆生活，《隔帘花影》写女同性恋，《国色天香》写世俗男女之事，《飞花艳想》写姐偷郎之风，《空空幻》写各种性幻想，《九尾龟》写花样翻新的各种性行为，等等。

禁书的理由在于认为一些文学作品中的角色言行对读者有不良的示范性、暗示性和诱发性。因为"艺术的目的在于唤醒各种本来睡着的情绪、愿望和情欲，使它们再活跃起来，把心填满，使一切有教养和无教养的人都能深切感受到凡是人在内心最深处和最隐秘处所能体验和创造的东西，凡是可以感动和激发人心的最深处无数潜在力量的东西，凡是心灵中可以满足情感观照的那些

---

① 亚里士多德. 诗学［M］. 陈中梅，译注. 北京：商务印书馆，1999：261.

② 格罗塞. 艺术的起源［M］. 蔡慕晖，译. 北京：商务印书馆，1994：207.

③ 曼古埃尔. 阅读史［M］. 吴昌杰，译. 北京：商务印书馆，2002：345.

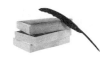

重要的高尚的思想和观念，……使人深刻地认识到邪恶、罪过以及快乐幸福的内在本质；最后还要使想象在制造形象的悠闲自得的游戏中来去自如，在赏心悦目的观照和情绪中尽情欢乐"①。人性中有善也有恶，因此，不同主题和内容的文学艺术可能引发人性中积极的或消极的、向上的或不善的东西，例如宣扬暴力和色情的文学可能带来消极情绪的，甚至是诱发犯罪行为的负面影响。黑格尔说，"艺术拿来感动心灵的东西可好可坏，既可以强化心灵，把人引到最高尚的方向，也可以弱化心灵，把人引到最淫荡最自私的情欲"，"把人弄得如醉如癫，晕头转向"。②萨特也认为："尤其在诱惑中，语言不追求使人认识，而追求使人体验。"他特别强调，爱情与诱惑的事业就是一回事。③显然，这种诱惑常常存在于言情小说之中，由此可以明白，为何爱情小说常常诱发读者的许多眼泪和某些敢于冒险的爱情的体验行为。作家刘绍棠坦言在他年轻的时候读肖洛霍夫的《静静的顿河》，就总是为书中的那死去活来的爱情所震撼，令他泪如雨下。④

　　文学作品的负面效应并不全取决于作品本身，同时也很大程度上受读者自己的理解和阐释的影响。例如某些幼稚的读者竟将《西游记》中孙悟空能飞翔的本领和武侠小说中幻想和塑造出来的各式各样的特异功能与盖世奇功当成真是可以练成的功夫。据报道，有一位少年因在家中阳台上练习"轻功"而摔成重伤，就是因为轻信武侠小说而导致的悲剧。有些读者也有意或无意将文学作品解读为某种教义、信仰、观念或私人利益的证据或范例。回顾历史，即使是《红楼梦》《水浒传》《三国演义》和《西游记》几部古典小说也有许多种不同意义的解读。从阐释学的观点来看，对文本或作品的任何解释都会因解释者先行的观念、兴趣和方法，以及阅读的心境而发生变化，阅读从来就不是单纯简单的朗读或默读，而是一种解释。鲁迅先生对不同的读者阅读《红楼梦》时会得出不同结论的总结可以看作是阅读意义因人而异规律，他说："一部《红楼梦》单是命意，就因读者的眼光而有种种：经学家看见《易》，道学家看见淫，才子看见缠绵，革命家看见排满，流言家看见宫闱秘事。"⑤由此可见，就文学治疗来说，评价作品选择作品尤为重要，几乎相当于医学对药物研究的重视一样不能缺少。阅读是一种孤寂的享受，是思想和情感的跑马

　　①②　黑格尔. 美学：第一卷［M］. 朱光潜，译. 北京：商务印书馆，1994：57 – 59.
　　③　萨特. 存在与虚无［M］. 陈宜良，等译. 杜小真，校. 北京：生活·读书·新知三联书店，1987：480 – 482.
　　④　邓九平. 中国文化名人谈读书：下［M］. 北京：大众文艺出版社，2004.
　　⑤　《鲁迅全集·集外集拾遗补编〈绛洞花主〉小引》。

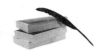

场，在这种孤寂的跑马场中，读者的思想和情感将跑去何方全倚仗骑手把握缰绳的意向如何。

【拓展阅读】

1．豪尔赫·路易斯·博尔赫斯，《博尔赫斯全集》，王永年，译，上海译文出版社，2015 年。

2．张必隐，《阅读心理学》，北京师范大学出版社，1992 年。

3．王万清，《读书治疗》，心理出版社，1999 年。

4．邓九平，《中国文化名人谈读书》，大众文艺出版社，2000 年。

【拓展训练】

1．针对某一种或某一类型的心理问题寻找合适的文学阅读作品，设计一个阅读治疗方案，并推荐给相应的读者或来访者阅读，继而分享读书的心得体会。

2．围绕一个常见的心理问题，组建一个团体心理辅导小组，按本书介绍的阅读治疗程序开展阅读治疗的实验。

3．尝试组合设计一系列文学作品构成的阅读处方，用微信公众号推荐给患有某种疾病的人群。

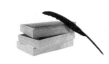

 不同文学体裁的心理治疗功能与应用

在人类学家看来，语言等人类文化，是人类替代生物器官不足，适应环境的一种"体外器官"。神话、童话、寓言、诗歌、小说等文学形式在人类历史上各有自己的起源和表达精神世界的不同功能。从心理治疗的角度来看，不同的文学体裁各有其独特的治疗功效。如哲人所说："语言之于心灵犹如药物之于身体；不同的话语可以产生不同的效果：有的使人悲哀，有的给人愉悦，有的使人害怕，有的促人勇敢，有的像魔术一样使人着迷。"① 现分述如下，可以作为制定文学治疗方案的依据。

第一节　神话传说

一、神话传说的心理功能

神话，常常为文学家、画家、人类学家和心理学家等所关注。神话可以成为艺术创作获得灵感的源泉和直接表现的题材，也可以成为人类学家和历史学家分析早期人类文化历史痕迹的证据，还可以成为心理学家，特别是文化心理学、精神分析和分析心理学借以追溯人类集体无意识、原型和分析潜意识的素材与工具。从历史与逻辑和心理的发展性关系来看，神话是原始人类集体无意识的表现，可以推想，口头创作的神话发生在很古老的时代，其后在民众中一代一代口传下来，直至为某个有学识的人将它总结记录成为可以阅读的典籍文献。下面我们着重从神话传说的心理学性质、神话传说的内容与分类、神话传说的心理分析与治疗功能进行阐述。

据考证，最早的文学是口头文学，最古老的文学体裁可能是神话。那么，创作神话的原初目的是什么呢？神话就内容而言，大多涉及自然事物的来源、

① 亚里士多德. 诗学 ［M］. 陈中梅，译注. 北京：商务印书馆，1999：203.

变迁，反常的自然现象，宇宙的起源，人类与动物的起源，人死后世界的解释，英雄、家族和民族的奇迹，社会制度和物质文明，历史事件，等等，说明神话的创作是远古人类开始发问并试图做出解释的理智萌芽，神话在远古时候的作用可能是替人们的各种信仰寻找出解释的理由，并满足人类求知的愿望。即使在现代科学比较发达，达尔文学说已为人们普遍接受的今天，西方仍有不少人希望保留创世纪的神话。因为根据《圣经·创世纪》的说法，宇宙各事物是神在几天内创造和命名的，这为"突变论"留下了大胆想象的可能空间。

阅读各种神话，无论是叙述关于远古宇宙间各种事物的起因、性质与来源的故事，还是描述神灵鬼怪、动植物，其描述的对象总是具有人格化的心理行为，但其所反映的伦理或思维却常常与现代人有所不同。[①] 这说明，神话的创作是远古人类基于自我认识的基础上，再用"以我知彼"的认识与方法来推及认识宇宙万物的。狭义上看心理问题，它和疾病总是个人性的；而从历史的广义上看，人类同样也有集体性的或全人类的心理困惑和心理障碍。如果我们用存在主义的眼光来看心理治疗，那么，心理治疗不仅是针对个人具体的心理问题，而且也可以是涉及整个人类和民族存在感的。例如人从哪里来？人与动物的根本区别究竟是什么？人的自我意识怎样构造？人的灵魂居住在何处？人如何存在？存在的意义又如何？诸如这些人类存在根据的思考，不仅是哲学家、科学家，而且一直也是文学家永恒探索的主题。甚至可以说，文学家的想象远远走在科学家之前。神话的创作可能与解答人类自我意识及其人类的起源等困惑有关。早在 100 多年前，美国心理学家威廉·詹姆斯就论断："自我是个人心理宇宙的中心。"也就是说，如果人类不能首先回答"自我"来源的这个起点性问题，那么，人类就会生活在存在的虚无和恐惧之中。不难发现，最普遍和数量众多的神话就是关于人类和民族起源的图腾神话。世界各地都有关于人是由某种动物或植物等自然物演化而来的神话，或相信人与某些动物或植物具有亲缘关系。其次，是关于天地、日月、风雨云电、山川树木、鸟兽鱼虫等自然之物的神话，在神话中这些自然之物都变成了与人体有同构关系的拟人化的存在。从存在主义心理学看来，人类的躯体意识是人类自我意识的最基本和最自然的组成部分，将人类肢体和器官的结构与功能看成与自然之物同构的想象，有助于解决人类对主观和客观分裂的恐惧，而有学者认为，这正是到目前为止的心理学的肿瘤。[②] 神话本源于原始民众的集体无意识，是从动物进化为人的过程中最难迈过的和最根本的焦虑与恐惧。

---

① 林惠祥. 文化人类学 ［M］. 北京：商务印书馆，1991：268.

② 梅，等. 存在：精神病学和心理学的新方向 ［M］. 郭本禹，等译. 北京：中国人民大学出版社，2012：13.

神话具有哪些心理功能呢？首先，神话要解决的问题是有关人类和世界的起源、因果关系、人与人之间的关系等最基本，也是最大的心理困惑。假定如果没有图腾等人类起源神话的存在，人类的灵魂就会陷于无家可归和无根溯源的迷惘境地。在远古的神话中还常有一些关于"人面兽身"的怪兽描写，例如据《山海经·大荒东经》记载：在远古各地有各种各样的"人面兽身"的"神人"，如在盖余国就有一个长着八颗头、具有人脸、老虎身子和十条尾巴的"神人"等。这类"人面兽身"的神话也常常在世界各地古代的陶器、雕塑和精神病人的画中自发地呈现出来，如埃及的狮身人面像等。从文化心理学的角度来看，这应该是最古老的心理原型，这类原型所代表的潜意识就是关于人的"兽我"。也就是说，古人用"人面兽身"的艺术揭示了人潜意识层面的动物性。事实上，到目前为止，所有关于"人是什么"的任何回答都逃脱不了"人是……高级动物"界定的窘境，说明人总归具有动物的本性，而动物相互之间围绕食物、配偶与生存资源争夺的你死我活的残暴与狡诈在神话中关于鬼怪的描述上得到了充分的揭示，从这种意义上看，神话具有揭示人类埋藏在意识深处野性的分析功能。

　　其次，神话具有类似白日梦的性质，有满足潜意识的功能。著名的神话学家约瑟夫·坎贝尔（Joseph Campbell，1904—1987）说："神话是众人的梦，而梦却是私人的神话，神话是沟通意识和无意识的桥梁……它是一种和梦相似的象征符号，激发并支配人类的心理力量。"与仪式化的行为相比，神话是表达一个民族隐藏在集体无意识层面的理想与愿望的文学象征。弗洛伊德也认为，"诸如神话故事这类传说是所有民族充满愿望的幻想，也是人类年轻时期的尚未宗教化的梦幻歪曲后的残迹。"[①] 荣格认为，"每一个已经文化化的现代人，无论他的意识发展到多么高级的程度，在其更深层次的心灵中他仍然是一个古人。"或者说，在现代人的意识智力之下，有一种源于种系进化而来的更深刻的心理元素在决定着个人的心理行为反应模式，形象地说，好比有一个存在于我们所有人心灵深处的已经两百万岁的古人是我们人类的祖先，这也就是荣格称为人的心理原型。[②] 从这种意义上看，"我们在当今时代所患的心理疾病不仅是古代反应的持续夸张，它们也代表着那个两百万岁的人想要适应当代世界的一种不顾一切地努力"。[③] 也就是说，虽然创作神话的时代已经离我们

---

　　① 车文博. 弗洛伊德文集：第四卷［M］. 长春：长春出版社，1998：434.

　　② 史蒂文斯. 两百万岁的自性［M］. 杨韶刚，译. 北京：北京师范大学出版社，2014：1－2.

　　③ 史蒂文斯. 两百万岁的自性［M］. 杨韶刚，译. 北京：北京师范大学出版社，2014：114.

现代人有几千年之远，可是，神话时代的原始思维仍然在现代人类的灵魂深处和梦境中时隐时现，仍然是现代人许多顽固的自动思想倾向和行为习惯的进化渊源。

艺术评论家认为，"对原始人来说，艺术创造意味着逃避生活的摆布。""当他要创造一件艺术品时，他会将其当作一项巫术式的赎罪活动，借此从生活摆布或支配的困境中逃脱出来，为自己创造一种表现绝对精神的可视形象。刹时，他抓住生活洪流的脉搏，创造出一件坚实而稳固的作品。"① 换而言之，神话等原始艺术是标志着人类对世界和自己存在的自由思考的化石。

二、神话传说在医学和心理学领域的应用

按主题内容，神话一般可以分为宇宙起源、人类起源、洪水再生起源、族群起源、文化发明与物质命名、战争与杀戮、人伦关系等几类神话。考察医学史和心理学史，可以发现，许多医学理论观点、技术与药物发明、器官与疾病命名、名医、心理变态与心理疾病的命名都与神话传说有关。

神话在医学领域最突出的功能是用于命名和阐释人的生理和病理现象，许多神话中的人名成为医学术语。例如：

关于器官和生理现象的命名：寰椎（atlas）一词来源于希腊神话中肩扛天宇的巨神（Atlas）；处女膜（hymen）一词源于希腊神话中的婚姻守护男神Hymen（海门）；多细胞因子信号传导途径（jak-stat）一词源于罗马神话中具有两副面孔的天门神，专司守护门和万物始末。

关于疾病命名：并腿畸形（sirenomelus）一词来源于美人鱼 Sirens。肝硬化时腹壁静脉曲张（caput medusae）一词源于希腊神话中的女妖 Medusae，等等。

关于心理现象与心理疾病的命名：恋父情结一词也称伊底帕斯情结（electre complex），Electra 为希腊神话中的人物，曾助弟杀母为父报仇；恋母情结被称之为俄狄浦斯情结（oedipus complex），俄狄浦斯来自希腊神话中的一位被国王抛弃的男孩，长大后不知不觉地犯了杀父娶母的双重罪行，当他知道实情后万分羞愧而挖掉自己的双眼；自恋症（narcissism）是一种人格障碍，通常是指个人对自己的身体镜像、照片或者想象中的自我有强烈的性欲求，自恋症一词取自希腊神话传说，水仙（narcissus）原为美男子，但不爱任何女子，一次他在一山泉饮水时迷上了水中自己的倒影，但当他扑向水中拥抱那倒影时，他的灵魂便与肉体分离，化为一株漂亮的水仙。

关于药物命名：阿托品（Atropine）一词取自希腊神话中命运三女神之一

---

① 里德. 艺术的真谛［M］. 王柯平，译. 沈阳：辽宁人民出版社，1987：50 - 51.

的 Atropos，她专司剪断生命之绳的职责；吗啡（Morphine）一词取自希腊神话中的梦神 Morpheus；春药（Aphrodisiacs）一词源于希腊爱欲之神 Aphrodite，她既是匠神之妻，又是战神的情人；性交所引起的性病（venereal）一词源于罗马之爱神 Venus，提示性病经做爱的行为而传播。

　　无论是使用神话命名人体器官、生理现象或药物名称，还是创造新的医学术语，表征某种复杂的人类心理现象，其用意都是想告诉世人，这些为现代人再次发现的现象其实早已被创造神话传说的远祖所认识。它不仅代表这些认识的历史久远，更代表人类心理原型与神话中半人半兽世界的内在联结。

　　神话传说具有帮助现代精神医学认识与分析精神障碍的种系发生因素。《灵枢·癫狂》中就有关于古人精神障碍各种治疗表现的描述，如病人"自高贤也，自辨智也，自尊贵也"等夸大妄想，"善笑"、"好歌乐"、"善见鬼神"等异常表现。岐伯对这类病没有明显的外界刺激诱发，而是由"留而未发"的"故邪"所致，具有"志有所恶，及有所慕"和"似鬼神"的临床表现的疾病的解释与现代医学所称的精神疾病同义。"鬼神"概念本源于神话，世界上几乎所有民族的神话中都塑造出各种各样无所不能的神祇和魔力无穷的恶鬼文学形象。有趣的是，荣格发现

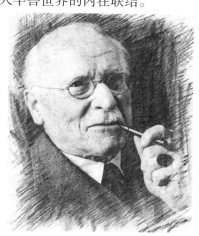

图 6-1　荣格

精神分裂症患者的幻想与神话结构竟然非常相似。它们可能都是原型的表现形式，因为原型是一种遗传的古老的在语言发明之前就形成的心理图式，所以，原型通常只会在神话、梦和精神病的幻想、艺术中以拟人化的形式（personate）无意地显露出来。荣格说："无意识神话学的原始意象是人类共同的遗传物，我把这一领域称为'集体无意识'。"① 原型是组成集体无意识的功能单位，它"以一种不可见的方式决定着个体生活中的一种活生生的反应系统和能力倾向。"② 荣格的原型概念与社会生物学所称的"基因遗传的反应策略"和神经生理学所称的"心理生物学的反应模式"等概念的内涵相近，都是试图说明罹患精神疾病是具有种系发生的遗传的生物心理素质的。古人和世俗的

---

　　① 荣格. 心理学与文学［M］. 冯川，苏克，译. 北京：北京联合出版公司，2013：83.

　　② 史蒂文斯. 两百万岁的自性［M］. 杨韶刚，译. 北京：北京师范大学出版社，2014：11-12.

百姓都认为莫名其妙发病的精神病就是"中邪"或被"鬼神"缠住，也就是说，精神分裂症等严重的精神障碍者常在"疯话"中重演出与神话传说中的那些人神之争或人鬼相爱等离奇的故事。从这种精神障碍的幻想与神话夸张的相似性来看，精神障碍就是一个神话在个人身上的重演，或者说是那个居住在内心深处的两百万年的古人的原型意识的苏醒。因此，越是熟悉神话的精神科医生、心理咨询师或心理治疗师就能快速和深刻地理解精神疾病患者发病的原因和其临床症状代表的人类学、文化学和心理学意义。从荣格分析心理学来看这种"似鬼神"的精神障碍，就是灵魂丧失之症，就是主观心理与客观现实、意识与无意识、自我与自性直接统整联结的失序。因此，从这种对精神障碍病因的理解来看待精神障碍的治疗，就并不只是与症状的简单对抗，而是顺势利用和设法激发患者本人内在的自愈的力量。正如《素问·汤液醪醴论》中所说："病为本，工为标，标本不得，邪气不服，此之谓也。"

在种系进化和整个人类文化的背景下来理解与分析精神疾病的发病和症状的意义就能较好地制定一个更具有视野广度和高度的治疗方案，寻找最合适当事人的治疗方法。其实，早在《黄帝内经》中就已经介绍了这种针对根于种系，发源于内心世界的精神疾病的治疗方法。如《素问·移精变气论》："黄帝问曰：余闻古之治病，惟其移精变气，可祝由而已。"这也就是说，通过解说起病缘由的祝由方法帮助患者"移精变气"，认识深藏在内心的那个全人类都有的集体无意识的原型，以及正是由于自己的"原型意图受挫"带来患病的痛苦，并通过满足以前未能自知的和被压抑的愿望，从而促进心理的康复。遗憾是，现代心理治疗师已经无法清晰地知道"祝由"的具体实施方法，而只能从人类学等古文献中的只言片语中略知一二。从商代甲骨卜辞可窥见祝由的一点踪迹：①贞：疾止于妣庚御；②贞：御疾身于父乙；③贞：勿于父乙告疾身；④贞：告疾于祖丁。①

从人类学家对原始部落的田野调查和文化心理学在世界多地的游历考察，在民间担任这类"祝由"职能的人员多是巫师一类。《说文》曰："巫，祝也。女能事无形，以舞降神者也。象人两褎舞形，与工同意。古者巫咸初作巫。"巫以事神为其主要职能，他们往往边跳边舞，吟唱一些普通人听不懂或者是具有象征性的词句，并实施一些象征性仪式等。《山海经·大荒西经》中记载："大荒之中有山，名曰丰沮玉门，日月所入。有灵山，巫咸、巫即、巫盼、巫彭、巫姑、巫真、巫礼、巫抵、巫谢、巫罗十巫从此升降，百药爰在。"《吕氏春秋·审分览·勿躬》载："巫彭作医。"《说文》也曰："医，治病工也。古者巫彭初作医。"《广雅·释诂四》释："医，巫也。"可见，在远古最初的

---

① 郭沫若. 甲骨文合集［M］. 北京：中华书局，1978—1982.

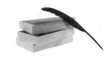

社会分工中主司医药的人是巫。不过巫所治病和养生的方法都不同于现代科学，而具有动物原型的痕迹。《庄子·外篇·刻意》中说："吹呴呼吸，吐故纳新，熊经鸟申，为寿而已矣。此道引之士，养形之人，彭祖寿考者之所为也。"① 可以推测，巫采用了一些与现代理性和科学的语言完全不同类型的"原型语言"进行祝由才能治愈远古人"似鬼神"的精神疾病。

　　分析心理学家认为，梦、神话和精神病患者的话语往往具有一种跨越理性与非理性、远古与现代、抽象与具体等现代人常以为绝对对立的两极的原型语言学的特点。所以，可以认为，即使在精神医学和化学药物较为发达的今天，采用一些有助于我们能与内心两百万年来那个原型或自性对话的分析心理学技术也是有必要的。神话和梦就是这样一条通往人类内心深处原型世界的林中之路。

　　远古人以为凭借对一件事物的象征性表现，可以获得该事物的真实再现，如希望疾病消失、子孙繁衍、健康如初、死后复活等。人类学家曾对萨满教②的治疗方法进行观察，发现萨满在完全不接触病人身体，不使用任何药物的情况下，主要靠"巫歌""咒语"来诱发病人的某种体验，进而与患者的无意识世界建立联系，引出希望出现的生理改变。如在南美印第安土著库纳人某部落发现的一首萨满教长篇咒语，是专门在妇女分娩难产时使用的，据说它具有可以使难产变为顺产的治疗功效。人类学家对这篇咒语进行过研读，发现咒文描述神话中的"嬷巫之路"及其神的住所其实在当地土著的心目中正是孕妇的阴道和子宫的象征性说法。咒语通过细致、生动而又重复的话语方式对"病痛人格化"的描述，诱发病妇重新在心理上体验一番原来病程的细枝末节，使其完成由现实世界向神话世界，生理领域向心理领域，外部世界向内部世界的转换。随着巫歌咒语的进展，这种神话主题和生理主题之间的交替速度越来越快，好像是要在病妇意识中模糊，直至消除这两种主题之间的区别。进而引发病妇的心身状况的调整。人类学家认为，巫歌咒语是通过精神作用于患病器官的一种纯心理学的治疗方法。③ 这种方法与精神分析方法殊途同归，它通过提供一种隐喻的话语方式，使原来处于无意识状况的、混乱的和难以言传的心理冲突，按一定的次序并在一个层面上并具体化，经一特定的体验过程进入意识之中，从而使冲突获得解决，同时也可能使生理过程朝有利健康的方向重新

---

　　① 有研究认为，彭祖即传说中的巫彭。

　　② 萨满（shaman）又称僧侣（priest），或称医巫（medicine man），概称为巫觋（wizard & witch）。

　　③ 列维－斯特劳斯. 结构人类学［M］. 陆晓禾，黄锡光，等译. 北京：文化艺术出版社，1989：38－41.

组合和调整。不过，两者的区别是：精神分析中患者对着洗耳恭听的医生说话，而萨满教则是由萨满代替缄默的病人说话。萨满治疗者为患妇提供了一种象征性的神话，而患病妇女则完成无意识的隐喻的动作，即神话通过详细的描写变化在于引出子宫和阴道相应的生理反应。通过对萨满治疗法与精神分析的比较，列维－斯特劳斯认为，两者是同构的，"无论哪种方法，都是通过加强诱发病人体验一个神话（病人听到的或是自己创造的）刺激机体发生转化。机体转化实质上是一种结构上的重新组合。"从语言人类学的角度来看，"前意识是个人的词典，我们每个人都在其中积累个人经历的词汇，但这种词汇对于我们和其他人来说，其重要性仅仅在于，无意识状况是按照自己的规律组织词汇，从而将这些词汇转化为语言。"

列维－斯特劳斯认为，"虽然在工业化的文明社会中，已经再也没有虚构神话的可能了，只有人的内心世界例外"。所以，从精神分析和分析心理学的角度来看，由于在潜意识中还深藏着人类远古的记忆、认识和行为图式，因此，阅读神话传说将可能诱发出某些潜意识或原型而获得具有心理治疗的价值。神话本产生于远古，为何会再一次在精神障碍者那里重现或复活？荣格曾经这样说过："知识并没有使我们富裕起来，它使我们因为出生而越来越远离神话世界，在这个世界里我们曾经像在家里一样舒适自在。"① 换而言之，我们可以认为，精神障碍者因为不会使用现代的知识经验来适应现实生活中遇到的困难，转而自动启动了内心深处的原型或遗传的心理行为反应模式，虽然在精神医生看来这是一种原始的、幼稚的心理行为反应，但对于精神病患者来说，似乎只有这样才能帮助他逃避生活的困境。

神话传说的心理治疗以移情为机制。读神话故事可以给阅读者带来愉悦、顿悟、净化、逍遥等许多好处，陶渊明就有过这样的体验。他阅读《山海经》写了诗13首，描述了他的多种心理感受。如阅读神话时的快乐："泛览周王传，流观山海图。俯仰终宇宙，不乐复何如。"在神话中获得的生命转化观而给人生苦短带来精神的安慰："精卫衔微木，将以填沧海。刑天舞干戚，猛志固常在。同物既无虑，化去不复悔。徒设在昔心，良辰讵可待。"在神话仙境中解读出的自在逍遥："玉台凌霞秀，王母怡妙颜。天地共俱生，不知几何年。灵化无穷已，馆宇非一山。高酣发新谣，宁效俗中言。"在神话人物中学到的伟男志向："夸父诞宏志，乃与日竞走。俱至虞渊下，似若无胜负。神力既殊妙，倾河焉足有。馀迹寄邓林，功竟在身后。"总之，陶渊明在《读山海经十三首》里，借神话传说指代现实中的君臣人际关系等社会现象，借古讽

① 史蒂文斯. 两百万岁的自性［M］. 杨韶刚，译. 北京：北京师范大学出版社，2014：35.

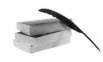

今，以物拟人，既是诗文，也是诗的哲学和史学。为什么阅读神话会给人带来愉悦、逍遥、振奋等心理感受？按照荣格的原型理论解释，那是因为神话的故事可能诱发了人内心本来就具足的集体无意识的原型，在那里曾是人类远祖安居的乐园。

如果从某种意义上说，精神分裂症是一种精神返祖现象，那么，也许神话传说中各类鬼神人物夸张的和象征的话语与大胆的想象和异化行为，最能成为精神分裂症（尤其是夸大妄想症）、双相精神障碍等患者共情的和理解的语法。笔者在艺术心理治疗中常常可以发现有对宇宙行星、黑洞、星座等天文现象有浓厚兴趣，自比是"天狗"或"天龙"的夸大妄想的精神分裂症患者。然而，在精神疾病患病严重的期间一般很少见他们表现出对太阳的关注意向，但在病情好转康复时则表现出相反的意向。有一位精神分裂症患者在入院时画了一幅从地平线刚刚冒出曙光的半边太阳，但黎明前的黑夜仍然占据了画面的大部分，而当他康复出院前，再画同样景观的画时，画面中的太阳及其所放出的光芒和阳光下的绿地面积比之前的画所占的比例要大得多，这象征阳光开始照亮他原来幽暗的心灵世界。有趣的是，荣格发现，"健康的治疗方法充满了太阳的象征作用，支配它们的神氏就是太阳神，就是阿波罗、赫拉克勒斯和赫利乌斯。"[1] 绝非偶然，阿波罗同时就是医神。阿波罗（Apollo）在古希腊神话中是主司光明、预言、医药、畜牧、音乐等，他是人类文明的保护神、光明之神、预言之神、迁徙和航海者的保护神、医神以及消灾弥难之神，他具有快乐、聪明，拥有着阳光般的气质。

神话与传说具有一定的关系，如鲁迅在《中国小说史略》中所说："迨神语演进，则为中枢者渐进人心，凡所叙述，今谓之传说。"一般而言，神话多为关于神或半神半人英雄的严肃的叙述，而传说多为历史性较强的民间故事。传说一般分为人物传说、史事传说、地方古迹、自然风物、社会习俗传说等几类。从心理治疗的角度来看，传说的人物和史事作为一种经验的榜样具有影响人的信念、情绪和行为的巨大的示范教育作用，例如中国教育家常用悬梁刺股、凿壁借光等传说来作为教育孩子提高学习毅力的榜样。一般而言，传说距离现代越远，对听众的心理威胁就越小，接受的阻抗也就越小。在一定程度上，传说是心理咨询师和心理治疗师可以利用的历史资源。

按照荣格的观点，一个分析心理学家要能具备真正深入患者内心世界的移情能力，就必须能意识到自己内心的伤痛。有趣的是，据《荀子·王制》等文献研究发现，远古的巫或萨满亦多来自具有瘤、聋、跛、躄、侏儒等身体残

---

① 史蒂文斯. 两百万岁的自性［M］. 杨韶刚，译. 北京：北京师范大学出版社，2014：140-141.

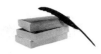

疾，人格智力禀赋特别、感知敏锐、富于自我献身精神等具有非一般精神常态的女性。巫身份的获得全靠她们自己的苦行修炼和经历疾病体验等艰苦磨难所得。

第二节　诗歌

一、诗歌的心理治疗功能

诗歌是最古老的文学体裁形式。为何诗歌会成为历史上最早出现的文学体裁？这大概与诗便于吟诵和歌唱，诗歌最便于情绪情感的抒发有关。口语有节奏地重复就是诗的原型。古籍《尚书》说："歌永言。"《礼记》也说："言之不足故长言之，长言之不足故咏叹之。"可见，诗歌的创作主要与情感的表达直接相关，不断回旋，一唱三叹的语式也与小说等文学体裁不同。人类学家认为，"凡诗歌都发自感情归于感情，它的起源和影响的神秘便在于此。""最切近于人类的诗材莫如感情，故抒情诗是最自然的诗歌。最切近于人类的表示法莫如语言，故抒情诗也是最自然的艺术。以口语发泄感情只须用有效的审美的形式，例如按节奏的重复便可。"① 因此，诗歌最原初的功能就是表达人的苦闷、思念、爱情等各种情绪情感。例如在中国最早采集于民间的《诗经》中就可以找到许多"情诗"，如《诗经·小雅·采薇》表达爱情之思的诗句："昔我往矣，杨柳依依，今我来思，雨雪霏霏。"《诗经·国风·关雎》表达苦思冥想求而不得心情的诗句："窈窕淑女，寤寐求之。求之不得，寤寐思服。"《诗经·国风·泽陂》表达失恋痛哭的诗句："有美一人，伤如之何？寤寐无为，涕泗滂沱。"黑格尔曾这样评论诗对情绪情感的解放作用："诗不仅使心灵从情感中解放出来，而且就在情感本身里获得解放。"② 《诗经》并非出自一人之手，而是来自于众多底层社会的村姑野夫，可见，人人本是天生的诗人，正如明代陈白沙所评论的那样："受朴于天，弗鉴以人；禀和于生，弗淫以习。故七情之发，发而为诗，虽匹夫匹妇，胸中自有全经。此风雅之渊源也。"

古人认为诗歌擅于咏志。如《诗经·国风·柏舟》中有："心之忧矣，如匪浣衣。静言思之，不能奋飞。"一代枭雄曹操有励志名篇《观沧海》："东临

---

① 林惠祥. 文化人类学［M］. 北京：商务印书馆，1991：334.
② 黑格尔. 美学：下［M］. 朱光潜，译. 北京：商务印书馆，1994：188.

碣石，以观沧海。水何澹澹，山岛竦峙。树木丛生，百草丰茂。秋风萧瑟，洪波涌起。日月之行，若出其中；星汉灿烂，若出其里。幸甚至哉！歌以咏志。"这首诗借景抒情，意境开阔，气势雄浑，含蓄地表现了一个雄心勃勃的政治家和军事家一心想建功立业的宏伟抱负。南朝梁代刘勰在《文心雕龙·明诗》中对诗的发源与诗的功能的解释是："诗言志"，"在心为志，发言为诗"，"诗者，持也，持人性情"，他将诗看成是表现志向或意向心理活动的重要方式。

诗也可以作为一种类似驱除疾病愿望的祝语。据考证，大约成书于公元前10世纪古印度的梵语诗歌集之一《阿达婆吠陀》其中就收录有700多首与疾病治疗心愿相关的诗。如有一首关于《治咳嗽》的诗这样吟诵道：

像心中的愿望，

迅速飞向远方，

咳嗽啊！远远飞去吧，

随着心愿的飞翔。

像磨尖了的箭，

迅速飞向远方，

咳嗽啊！远远飞去吧，

在这广阔的土地上。

像太阳的光芒，

迅速飞向远方，

咳嗽啊！远远飞去吧，

跟着大海的波浪。

诗歌还具有提高心理素质和心理健康教育的功能。孔子在《论语·阳货》中就记载了孔子教诲弟子要学习《周南》和《召南》的故事。现代学者的系统研究也显示，《诗经》中的《周南》和《召南》等采自地方风土人情的"风诗"的确具有鲜明的道德教育的旨意，① 如《诗经·国风·葛屦》一诗吟道："纠纠葛屦，可以履霜？掺掺女手，可以缝裳？要之襋之，好人服之。好人提提，宛然左辟，佩其象缔，维是偏心，是以为刺。"《毛诗序》评论道：此诗是为了"刺偏"而作，"因魏地狭隘，其民机巧趋利，其君俭啬偏急，而无德以将之"。本诗究竟是为了刺谁而作呢？从诗中缝衣女和富有的女主人神态的对比可见，本诗是借葛屦履霜而兴讽刺那位吝啬无情和傲慢的贵妇人的。

---

① 果原圭介，李寅生. 论《诗经》"风"的概念形成及其理念志向（上）[J]. 贵州文史丛刊，1997（2）：15－21.

而《唐风·蟋蟀》一诗则是"刺晋僖公也。因他俭不中礼，故作是诗以闵之。"诗曰："蟋蟀在堂，岁聿其莫。今我不乐，日月其除，无已大康，职思其居。"孔子对《诗经》的评价开创了中国古代"诗教"之先河。"子曰：《诗》三百，一言以蔽之，曰：思无邪。"孔子所说的"思无邪"可以理解为一种与儒家中庸观相适应的审美观，如孔子在《论语·八佾》中对《诗经·国风·周南》的首篇《关雎》这样评论道："子曰：《关雎》乐而不淫，哀而不伤。"孔子认为好的艺术作品应该是思想内容和艺术形式的有机统一，如他认为《韶》"尽美矣，又尽善也"；而《武》"尽美矣，未尽善也"。据说孔子曾在齐闻《韶》，沉浸在忘我的欣赏中，竟然"三月不知肉味"。

好诗人对人的教育作用犹如德国诗人格罗塞所评论的那样："伟大的诗人好像弹着德国传说中所见的有魔术的琵琶，能使行刑者为此停刀，打铁匠为此弃锤，学生为此抛书，而倾耳谛听，使人们受到同样感情的激荡，其心脏也起同样速率的跳动——就好似听众和诗人及他们相互间，融合而成一体。"① 诗人能唤起我们心中本来具有的，但沉睡不醒的情感。古诗还向子孙传达了代表祖宗意愿的声音。有位诗人这样说："诗在词汇中唤起对原始词语的共鸣。"荣格在这句话后继续追问道："隐藏在艺术意象后面的，究竟是什么样的原始意象？"② 从这种意义上说，诗歌的节律与意境构成了心灵的一支催眠曲，它的治疗作用犹如催眠，犹如精神分析的自由联想，不仅召出了压抑的潜意识，而且将它们在优美的意境和歌唱中消解了。

二、诗歌的治疗性应用

将诗歌运用于心理治疗的形式一是诗歌创作，二是诗歌朗诵。两种不同的形式可应用于不同的心理治疗对象。

先说诗歌创作适合于治疗什么样的心理问题。根据孔子所说的"诗可以怨"的说法，诗歌首先是最适合表达哀怨等负性情绪的方法。如先秦的《诗经·小弁》就是一首最早的哀怨之诗：诗人从寒鸦拍打着翅膀的快乐反观自己的郁闷，从寒鸦成群结队飞翔的安闲反衬自己的孤独，他怨恨君王偏听偏信谗言，以莫须有的罪名将自己驱逐流放，感到万分委屈，他的心里就像春杵不停地捣，也像那身染沉疴落尽了枝叶病死的树，心就像那小舟飘摇，茫茫然不知终将漂向哪里，肝肠寸断珠泪双流。据说这首怨诗是周朝太子姬宜臼所作，他借景抒怀，托物言志，赋、比、兴交互使用，泣诉结合，诗人反复吟诵"心之忧矣"，也许有助于他心中负性情绪的逐渐释放。事实上，用诗歌可以

① 格罗塞. 艺术的起源 [M]. 蔡慕晖，译. 北京：商务印书馆，1994：207－206.
② 荣格. 心理学与文学 [M]. 冯川，苏克，译. 北京：北京联合出版公司，2013：83.

表达各种类型的情绪，不仅可以直白豪放，如李白、杜甫、曹操的诗；而且可以大胆地自由联想和幻想，如屈原的诗；也可以委婉含蓄，如李清照的词。

　　诗歌还有助于自由的类似哲学的思考，可以帮助有存在和生活意义迷惘的人。亚里士多德说："诗是一种比历史更富有哲学性、更严肃的艺术，因为诗倾向于表现带普遍性的事，而历史却倾向于记载具体时间。"黑格尔进一步提升了诗对思的作用，他说："诗艺术是心灵的最普遍的艺术。"为何他是这样看待诗对心灵自由开放的作用，这是因为创作诗的心灵本身已经得到自由，诗力求摆脱外在形成材料（或媒介）的重压，不受外在感性材料的束缚，而只在思想和情感的内在空间与内在时间里逍遥游荡。① 黑格尔和海德格尔都认为作诗是一种与思非常相近的活动。在黑格尔看来，当人意识到自己的内心活动，这种内心活动就变成了自己的对象，这时，心灵既是认识主体，又是认识对象，这样它才是自觉的。② 这也就是说，创作诗的过程就是一个自我认识和自我觉察的过程。与思相比，作诗还必须寻找合适的字眼来贴切地表达自己的观念和情绪体验。黑格尔认为使用艺术来表达思的必要性，就在于通过把心灵的生气灌注于外在的现象，让眼睛看得见的现象成为灵魂的住所，让人从有时间性的环境和有限的事物行列中浪游的迷途中解脱出来。中国哲人朱熹也认为，《诗经》"此诗之为经，所以人事浃于下，天道备于上，而无一理之不具也。"③ 由上文看来，创作诗就是诗人的存在之思，创作诗最适合医治那些为世界、社会、人生和自我意义而焦虑或迷惘的人。明代陈献章的故事可以说明诗歌创作的治疗功效。当时陈献章两次参加科举会试不中，一腔热血壮志但仕途无望，落第后再拜江西程朱理学家吴与弼为师，学习古圣贤垂训之书，但仍然未知入处，没有悟到真道。于是，半年后，他"始惭名羁，长揖归故山。"④ 放弃在外继续求功名而返乡回到家乡白沙村闭门不出，开始他"既无师友指引，惟日靠书册寻之，忘寝忘食"数年的自学生活，但在很长时间内仍处于一种茫然的"未得"之状况。后来，他静坐阳春台，"舍彼之繁，求吾之约，惟在静坐，久之，然后见吾心之体隐然呈露，常若有物。日用间种种应酬，随吾所欲，如马追御衔勒也。"⑤ 他终于明白"学人言语，终是旧套。"⑥ 他对旧学开始有了审视批判的眼光，他感叹"圣贤教人，多少直截分晓而人自不察。

---

① 黑格尔. 美学：第一卷 ［M］. 朱光潜，译. 北京：商务印书馆，1994：113.
② 黑格尔. 美学：第三卷 ［M］. 朱光潜，译. 北京：商务印书馆，1994：10.
③ 朱熹. 诗集传 ［M］. 北京：中华书局，1958：2.
④ 陈献章. 陈献章集：上 ［M］. 孙通海，点校. 北京：中华书局，1987：192.
⑤ 陈献章. 陈献章集：上 ［M］. 孙通海，点校. 北京：中华书局，1987：145.
⑥ 陈献章. 陈献章集：上 ［M］. 孙通海，点校. 北京：中华书局，1987：174.

索之渺茫，求诸高远，不得其门而入，悲乎！"。① 他当时的心境正如诗中所说："游目高原外，披怀深树间。禽鸟鸣我后，鹿豕游我前。冷冷玉台风，漠漠圣池烟。闲持一觞酒，欢饮忘华颠。逍遥复逍遥，白云如我闲。乘化以归尽，斯道古来然。"② 自此，他完成了由崇尚读书穷理的程朱理学向主张求之本心的陆九渊心学的转变。看来，陈献章选择弃京师返回家乡自修自得对于存在之思是有利的，甚至说是必要的。清代乾隆年间佛山学人陈炎宗在《重刻诗教解序》中评论陈白沙之学的特点是："先生以道鸣天下，不著书，独好为诗。诗即先生之心法也，即先生之所以为教也。……先生之道因诗教而益彰矣。"③ 可见，陈白沙首先是一个以诗自疗痊愈的失意者，才可能使以诗喻教的大师和哲学诗人。海德格尔曾借诗人荷尔德林"满怀赤诚，返回故园"的诗句而发挥道："接近故乡就是接近万乐之源（接近极乐）。故乡最玄奥、最美丽之处恰恰在于这种对本源的接近，绝非其他。所以，唯有在故乡才可亲近本源，这乃是命中注定的。"海德格尔提出这样一个看似很朴素的问题："还乡意味着什么呢？"他说："还乡就是返回与本源的亲近。但是唯有这样的人方可还乡，他早已而且许久以来一直在他乡流浪，备尝漫游的艰辛，现在又归根返本。因为他在异乡异地已经领悟到求索之物的本性，因而还乡时已有足够丰富的阅历……"④ 显然，陈献章完全具有海德格尔所说的这样一种哲人归隐的处境和游历。还乡对于陈献章来说，就是实现"进修在我，成我者天也"的人生诗道之目的。返乡的根本目的与意义在于亲近本源，而这种本源从字面上看就是返乡者的出生地——有自己母亲的故土，而从哲人的眼光来看则是存在之思的根基，心学逻辑之起点。陈献章这样开诚布公地宣称："此学以自然为宗者也"⑤ 因此，"诗人的天职是返乡"就是对存在之思的寻根问祖。陈献章曾有诗教于弟子湛若水："有学无学，有觉无觉，千金一瓠，万金一诺。于维圣训，先难后获。天命流行，真机活泼。水到渠成，鸢飞鱼跃。得山莫杖，临济莫渴。万化自然，太虚何说？绣罗一方，金针谁掇？"⑥ "圣人之学，惟求尽性，性即理也，尽性至命。理由化迁，化以理定。化不可言，守之在敬。有一其中，养吾德性。"⑦ 可以认为，这些诗完整地表达了陈白沙悟道过程，以

① 陈献章. 陈献章集：上［M］. 孙通海，点校. 北京：中华书局，1987：176.
② 陈献章. 陈献章集：上［M］. 孙通海，点校. 北京：中华书局，1987：292.
③ 陈献章. 陈献章集：下［M］. 孙通海，点校. 北京：中华书局，1987：700.
④ 海德格尔. 人，诗意地安居［M］. 郜元宝，译. 桂林：广西师范大学出版社，2002：69.
⑤ 陈献章. 陈献章集：上［M］. 孙通海，点校. 北京：中华书局，1987：188.
⑥ 陈献章. 陈献章集：上［M］. 孙通海，点校. 北京：中华书局，1987.
⑦ 陈献章. 陈献章集：上［M］. 孙通海，点校. 北京：中华书局，1987：278.

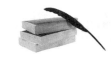

及他对心学境界与修行方法的理解。

诗是一种最大胆想象的艺术，也是一种对存在的度测。亚里士多德认为，"诗人的职责不在于描述已发生的事，而在于描述可能发生的事，即按照可然率与必然率可能发生的事。"① 康德则认为，诗是通过思想的无拘无束的游戏来排忧解闷的一种自由的艺术。② 诗歌不仅讲究文字精练，寓意深刻，形象传神，还应该具有押韵动听的音律。诗歌的字词之间，意象之间全靠大胆的联想来穿针引线。如刘勰所说的那样："寂然凝虑，思接千载，悄焉动容，视通万里，吟咏之间，吐纳珠玉之声；眉睫之前，卷舒风云之色。"③ 可见，诗歌创作是一种具有很大自由空间的文字游戏，在这种文字游戏中，诗人可以虚拟地实现任何在现实生活中未满足的愿望，如明末清初文学家李渔就曾坦言自己唯有在制曲填词之中能够获得最乐，消解愤怒，而且可以虚拟地满足各种想要的荣华富贵。因此，诗被认为是向幻境的逃遁方式之一。海德格尔说："诗人不行动。而是做梦。诗人所制，想象而已。"④ "诗是一种度测。""人就是借作诗第一次接受对其存在的度测的。" 于是，作诗为处于困境中的人提供了一种可能世界存在的希望。这可以说是对绝望的一种治疗。

在作诗殚精竭虑反复推敲的字里行间，诗人不仅"为人性僻耽佳句，语不惊人死不休"⑤，而且往往在这一过程中提升了自己的精神境界，甚至可以导致对某些人生之理的顿悟或认知格式塔转变的效果。宋代诗人陈辅之在《诗话》中记载了诗歌创作中的一个故事：宋朝进士张咏做湘东太守时，一日在家作诗，诗中有"独恨太平无一事，江南闲杀老尚书"之句，写完之后就出去了。恰好这时好友溧阳知县萧楚才来访，见到张咏放在案头墨迹未干的诗作，心有所触，便提笔将"独恨太平无一事"中的"恨"字改为"幸"字。张咏回来见后，心中不悦。萧楚才笑着解释道：当今小人当道、奸佞横行，大人位高权重、功勋卓著，已成众矢之的，"恨太平"恐授人以柄，招致杀身之祸。张咏听后大悟，感激地说："萧弟，一字之师也。"从心理学的角度来看，"恨太平"想表达的原意是因天下太平，自己的才干无处发挥，因而起怨，而改为"幸太平"，语境则变为因天下太平，自己可以无为而治，故而感到庆幸。作诗者的思想境界从着眼于"小我"的情绪而一变为天下无忧的博大胸

① 亚里士多德. 诗学［M］. 陈中梅，译注. 北京：商务印书馆，1999：81.

② 康德. 实用人类学［M］. 邓晓芒，译. 重庆：重庆出版社，1987：147.

③ 刘勰《文心雕龙·神思》。

④ 海德格尔. 人，诗意地安居［M］. 郜元宝，译. 桂林：广西师范大学出版社，2002：73.

⑤ 杜甫《江上值水如海势聊短述》。

怀，可见，作诗与推敲诗句的过程亦即是心性修炼提升的过程。

我们再看看诗歌吟诵的心理治疗效果。创作与阅读诗词可以提高人的气质。苏轼曾写有一诗赞自己的朋友董传。董传当时生活贫困，衣衫朴素，但他饱读诗书，满腹经纶，乐观向上。故苏轼诗云："粗缯大布裹生涯，腹有诗书气自华。"① 中国青少年发展基金会于1998年6月正式启动中华古诗文经典诵读工程，至2006年年底，全国已有30个省（市、自治区）近300个地、县（市、区、旗）近万所学校，600多万名少年儿童直接参加"诵读工程"的各项系列活动，家长们普遍认为，孩子们在经典古诗文中吸取了做人的精神力量，气质也高雅了。

诗无须谱曲就是一种特别适合于吟诵或歌唱的语言艺术。"人作为动物的一类，乃是会唱歌的生物，所不同的是他把曲调同思想联系了起来。"诗歌的特点在于它有韵律，韵律表现在于朗读，而人发出的有节律的语音本身就具有调整生物和情绪节律的作用。语音组合具有独特的节律和音乐形式，借助于这种形式，语言把人带入了另一个领域，强化了人对自然中美的印象，同时，抑扬顿挫对人的内心情绪产生影响。"思想可化作一道闪电或一声霹雳，它在爆发的瞬间将全部的想象力集中于一点，排斥所有其余的对象；同样，语音作为一个统一体，也以断续的、明确的形式发出。正如思想控制着整个心灵，语音首先具备一种能够渗透和震撼所有神经的力量。""发音器官发出的声音恰似有生命体额定呼气，从人的胸中流出，即使在未使用语言的情况下，声音可以传达痛苦、欢乐、厌恶和渴望，这意味着，声音源于生命，并且也把生命注入了接受声音的感官；就像语言本身一样，语音不仅指称事物，而且复现了事物所引起的感觉，通过不断重复的行为把世界与人统一起来，也就是说把人的独立自主性与被动性联系了起来。"精神总是借助语言，经由嘴唇开辟通向外部的道路，同时这一努力的结果又经由耳朵返回精神的家园。这正是从作者到读者，从精神到精神的文学治疗过程。

德国哲学家康德对诗这种语言艺术情有独钟，他认为，在美的（语言）艺术中，诗之所以赢得的评价比为了同一个目标的雄辩术，甚至其他所有艺术更高，是因为诗同时又是可以歌唱的音乐，是一种本身即可以使人感到快乐的声音。而音乐仅仅是作为诗的载体才成为美的艺术，手拿画笔的画家是模仿，只有"观念画家"（即诗人）才是美的艺术大师。"一首好诗是给心灵灌注生气的最深入人心的手段。"诗歌为什么能打动人心，格罗塞认为是因为"一切诗歌都从感情出发也诉之于感情，其创造与感应的神秘，也就在于此。""诗歌是郁积着的感情的慰藉物，无论用最低级的形式或者用最高的形式，本质上

———————————

① 苏轼《和董传留别》。

相同的就是对于歌者的一种发泄和慰藉。"①。古人说："诗言志，歌永言。""诗者，持也，持人性情。""言以散郁陶。"吟诗朗诵是一种心身俱调的最佳"有氧运动"，所谓气从意畅，神与境合。明代思想家、文学家和教育家王阳明（1472—1529）在办学中就已经运用了诗歌朗诵培养孩子品德的方式，他在给学校制定的《教约》中说："凡歌诗，须要整容定气，清朗其声音，均审其节调，毋躁而急，毋荡而嚣，毋馁而慑。久则精神宣畅，心气和平矣。每学量童生多寡分为四班。每日轮一班歌诗，其余皆就席敛容肃听。每五日则总四班递歌于本学。每朔望集各学会歌于书院。"他要求阅读者"讽诵之际，务令专心一志，口诵心惟，字字句句，纳绎反复。"认为经过长期的读书训练，就会实现礼貌习熟，德行坚定的教育目标。他还指出教学要遵循教育心理的规律，让孩子读书不在多，而贵精熟，使其"精神力量有余，则无厌苦之患，而有自得之美。"还要"常存童子之心，使其乐习不倦，而无暇及于邪僻。"可见，通过吟诵诗歌达到人格教育和行为习性培养的目的早已经成为中国古代教育的一种方法。诵读古诗文对于提升人的境界，丰富人的内涵，开阔人的胸襟，净化人的灵魂，启迪人的智慧都有着极其重要的作用。

　　吟诵不同内容和情调的诗词，可引发作者或读者不同的感受。陆游在《沙市阻风》中曰："听儿诵《离骚》，可以散我愁。微言入孤梦，恍与屈宋游。"杜牧也曾以阅读杜甫的诗来解愁，如《读韩杜集》曰："杜诗韩集愁来读，似倩麻姑痒处搔。"《世说新语·豪爽》里记载东晋有个大将军王敦，因不能伸展其雄心抱负，常在酒后高声诵读曹操的诗句"老骥伏枥，志在千里。烈士暮年，壮心不已"，一边诵读，一边还用玉如意击打唾壶（痰盂），以至于壶口被击打得残破不堪。南宋爱国将领文天祥兵败被俘，身陷囹圄之际，却仿照杜甫《同谷七歌》创作了《六歌》，不屈就义。清代名臣于成龙被选调到偏远的广西柳州罗城做官，亲朋对其疏远，同僚尽皆亡故；每当悲愤满怀之际，他就以诗和酒来自我排遣，说道："夜酒一壶，直钱四文，无下酒物，亦不用箸筷，读唐诗写俚语，痛哭流涕，并不知杯中之为酒为泪也。"钟嵘在《诗品序》中说诗可以"使穷贱易安，幽居靡闷"。白居易在《与元九书》中说诗可以"泄导人情"，这些事例和言论都证明了文学阅读朗读的治疗作用。

---

① 格罗塞. 艺术的起源 [M]. 蔡慕晖，译. 北京：商务印书馆，1994：175.

第三节 散文

一、散文的心理治疗功能

在中国"散文"一词大约出现在北宋时期。六朝以来，为区别韵文和骈文，把凡不押韵、不重排偶的散体文章，包括经、传、史书在内，概称"散文"。现代散文是指除小说、诗歌、戏剧等文学体裁之外的其他文学作品。按散文的内容和表现风格的不同，又可分为杂文、小品、随笔等。常见的散文有叙事散文、抒情散文、议论散文三类。

散文的特点是形散神聚。所谓"形散"既指散文取材广泛，不受时间和空间的限制，可叙述事件发展，也可以描写人物形象，可以托物抒情，也可发表议论；又指文体结构自由，写法多样，不拘一格，篇幅短小；所谓"神聚"则是指散文立意明确，主题集中，认知和情感体验的线索一以贯之。如《周易·系辞上》所说："唯神也，故不疾而速，不行而至。"

散文与诗歌有什么区别？黑格尔认为，本义词还是隐喻词占优势，这既是古代风格和近代风格的分水岭，也是散文风格和诗风格的分水岭。黑格尔对散文与诗歌差异的界定较以押韵与否来区分的标准更为精准。换而言之，散文是直话直说，而诗歌则是隐喻或夸张地说；散文的语言更为接近百姓日常生活的话语方式，也最容易为阅读者所理解，而诗的语言更赋予想象或幻想，不经解释不易为他人全部理解。

散文说理比政论轻松自如，读者不易产生阻抗；比小说清淡悠闲，读者不会因此精神紧张，情绪起伏。散文寓情于景，融理于物，夹述夹议，旁征博引，贯通古今，驰骋中外，表现题材丰富，既可写风花雪月，山水草木，也可论生活经验，人情世故，常富于启迪性。

从文学治疗的角度来看，不同内容和类型的散文心理功能不一样，治疗作用有异。

叙事散文，以叙事为主，具有时间、地点、人物、事件等写实要素，着重从叙述人物和事件的发展变化过程中表现作者的某种思想感情。其中有些散文以事件发展为线索，或是一个有头有尾的故事，或者是几个片段的剪辑；有些散文则以某个真实的人物性格或行为描写为主线。叙事散文所描述的事或人物可能成为教育或启发读者的榜样。例如梁实秋记述了《我的一位国文老师》，在梁实秋年轻时眼中这是一位"老是开口就骂人"的"徐老虎"，但又承认自

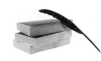

己是一个从他那里受益最多的学生，由他传授不少自己至今还受用的作文技巧，认为"如果我以后写文章还能不多说废话，还能有一点点硬朗挺拔之气，还知道一点'割爱'的道理，就不能不归功于我这位老师的教诲。"这篇人物叙事散文告诉我们，后来成为中国著名散文家的梁实秋也曾受益于他中学时代的国文老师的教诲。虽然这位国文老师并非名人，但他却是一个作家人生道路上遇到的对自己有重要影响的人物。虽然梁实秋离开自己的国文老师将近50年，期间也未曾与先生一通音讯，但已成为名人的良知告诉作者自己，不能忘记师恩。胡适写过一篇人物叙事散文《我的母亲》，他这位慈母兼任严父的母亲有一种与众不同的批评儿子的方法："她从来不在别人面前骂我一句，打我一下，我做错了事，她只对我一望，我看见了她的严厉眼光，便吓住了。犯的事小，她等到第二天早晨我眠醒时才教训我。犯的事大，她等到晚上人静时，关了房门，先责备我，然后行罚，或罚跪，或拧我的肉。无论怎样重罚，总不许我哭出声音来，她教训儿子不是借此出气叫别人听的。"这位23岁做了寡妇，又是当家的后母后婆的慈母却是一个气量大，性子好，事事留心，事事格外容忍，维护家庭和气的榜样。作者说："我在我母亲的教训之下住了九年，受了她的极大极深的影响。我十四岁（其实只有十二零两三个月）便离开她了，在这广漠的人海里独自混了二十多年，没有一个人管束过我。如果我学得了一丝一毫的好脾气，如果我学得了一点点待人接物的和气，如果我能宽恕人，体谅人——我都得感谢我的慈母。"我们再一次看到了人物叙事散文给我们提供的一个活生生的如何做父母，如何处理家庭矛盾，如何教育子女的榜样。散文与小说的区别是：前者是真实的，而后者却是虚构的故事。因此，散文的示范性和教育意义较小说真实可信得多。

　　抒情散文，多以描绘景物和抒发作者对自然和现实生活的感受和情感为主，这类散文虽有对具体事物的描绘，但通常是触景生情，把思想感情寓于形象之中。抒情散文大多是寓人格精神于树木花草、山脉石头、江河海洋、太阳月亮、风雪雷雨、动物等其他自然之物的特性之中。这类散文常用词造句优美，意境幽深，具有让人精神放松，带来心情愉悦和启迪人顿悟的心理功能。例如茅盾的《白杨礼赞》、冰心的《樱花赞》、刘白羽的《日出》、刘再复的《榕树，生命进行曲》等都是这样一类赋予教育正能量的抒情散文。林语堂在《论伟大》一文中指出，"大自然本身始终是一间疗养院，它如果不能治愈别的疾病，至少能够治愈人类的狂妄自大的病，大自然不得不使人类意识到他自己的分位。"他写道："我不相信基督教科学，可是我却相信那些伟大的老树和山中胜地的精神治疗力量，这些东西不是要治疗一根折断了的肩骨或一块受伤染病的皮肤，而是要治疗肉体上的野心和灵魂上的疾病——盗窃病，狂妄良大病，自我中心病，精神上的口臭病，债券病，证券病，'统治他人'的病，

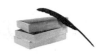

战争神经病，忌诗神经病，挟嫌，怨恨，社交上的展览欲，一般的糊涂，以及各式各样道德上的不调和。"

哲理散文，多以因小见大，见微知著，寄寓于人生百态，感悟宇宙、社会和人生之理，表达某种人生观、价值观等睿智哲理为主。哲理散文的题材可纵贯古今，横亘中外，包容大千世界，家长里短。哲理散文往往内涵丰厚、意境深邃，这类散文具有宣传某种信念、人生观、价值观、文化观和思维方式，超越日常经验的意义，提升人的思想境界的功能。如尼采的《我的灵魂》中这样写道："哦，我的灵魂哟，我夺去了你的屈服、叩头和投降；我自己给你以这名称'需要之枢纽'和'命运'。哦，我的灵魂哟，我已给你以新名称和光辉灿烂的玩具，我叫你为'命运'，为'循环之循环'，为'时间之中心'，为'蔚蓝的钟'！哦，我的灵魂哟，我给你一切智慧的饮料，一切新酒，一切记不清年代的智慧之烈酒。哦，我的灵魂哟，我倾泻一切太阳，一切的夜，一切的沉默和一切的渴望在你身上。——于是我见你繁茂如同葡萄藤！哦，我的灵魂哟，现在你生长起来，丰富而沉重，如同长满了甜熟葡萄的藤！为幸福所充满，你在过剩的丰裕中期待，但仍愧报于你的期待。哦，我的灵魂哟，再没有比你更仁爱，更丰富和更博大的灵魂！过去和未来之交汇，还有比你更贴近的地方吗？"尼采这篇关于自我解剖的散文会激发读者对自己自我意识的反思，每个人几乎天天都会无意识地说无数遍的"我"，但却没有静下心来反思过"我是什么？"尼采采用了枢纽、玩具、钟、饮料、酒、太阳和黑夜、葡萄藤等许多具体意象来比喻灵魂的属性，揭示灵魂的本质。由此可见，哲理散文尤具有治疗读者意识问题的功能。

杂文是散文的一种，历史悠久，诸子百家都有兴趣，历史地位与社会影响亦不能小看。如班固所说："杂家者流，盖出于议官。兼儒、墨，合名、法，知国体之有此，见王治之无不贯，此其所长也。"南朝梁代刘勰在《文心雕龙·杂文》中概述了汉晋以来兴起的杂文多样化状况："详夫汉来杂文，名号多品。或典、诰、誓、问，或览、略、篇、章，或曲、操、弄、引，或吟、讽、谣、咏，总括其名，并归杂文之区。"刘勰认为杂文的基本特点有：在文体形式上"碎文琐语"，"其辞虽小而明润"；在创作上，杂文是"文章之枝派，暇豫之末造。"这就是说杂文是受传统写作规矩约束较少，相对可以任意发挥的闲暇即兴创作。

从文学治疗的角度来看，杂文具有广泛的功能。如刘勰认为，杂文可以"以申其志；放怀寥廓，气实使之"，或"戒膏粱之子也"。如汉初枚乘创作的《七发》就是一篇治疗太子富贵病的良方。首先他全面系统分析了楚太子沉溺于安逸的病因主要是："久耽安乐，日夜无极。""纵耳目之欲，恣支体之安者，伤血脉之和。""洞房清官，命曰寒热之媒；皓齿蛾眉，命曰伐性之斧；

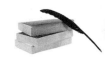

甘脆肥脓，命曰腐肠之药。"然后指出，"今太子之病，可无药石针刺灸疗而已，可以要言妙道说而去也。"作家不仅指出了患者应该在音乐、饮食、乘车、游宴、田猎、观涛等六件事中寻求乐趣，改变不良的生活方式，而且给太子"论天下之精微，理万物之是非"，从认知上懂得养生之道理。据说太子"一听圣人辩士之言，涩然汗出，霍然病已。"杂文既可以自由地摹写世相，描述见闻，评说人事，赞扬真善美，训诫他人，鞭挞丑恶，针砭时弊，也可以言志抒情，解嘲自己。鲁迅先生在《集外集拾遗补编·做"杂文"也不易》中说："不错，比起高大的天文台来，'杂文'有时确很像一种小小的显微镜的工作，也照秽水，也看脓汁。"一方面，杂文成了鲁迅先生医治国民愚性的药，讥讽社会毒瘤的匕首和投枪，一种有助于直面问题，细致入微分析解剖社会问题的文学工具；另一方面，鲁迅先生自己也宣称："我的确时时解剖别人，然而更多的是更无情面地解剖我自己"，"我的杂文不过是，将我所遇到的，所想到的，所要说的，一任它怎样浅薄，怎样偏激，有时便都用笔写了下来……就如悲喜时的歌哭一般那无非是借此来释愤抒情。"从这种意义上说，杂文也可以是作者自我精神治疗的一种文体。例如被司马迁称为"滑稽之雄"的西汉东方朔（前161—前93）曾向武帝上书强国之计，却遭冷遇，他便作《答客难》一文，以睿智诙谐的笔调调侃自己，"用之则为虎，不用则为鼠"，发泄了他怀才不遇的牢骚。有类似人生际遇和写有自慰作品的还有西汉文学家扬雄（前53—18）写的《解嘲》等。

二、散文的治疗性应用

历史证明，散文创作与散文阅读都具有心理治疗的价值及其实际应用的案例。以创作为例，中国文学史上常有受流言蜚语伤害的或怀才不遇的文人，他们一方面"不惜歌者苦，但伤知音稀"，另一方面对国君有一种依恋与怨恨、放下与执着的矛盾，如何消解这种痛苦的心理，不同的文人有不同的选择。屈原选择了用诗怨后的沉江，而他的弟子楚国辞赋作家宋玉（约前298—前222）虽然风流倜傥，同样也遭受到楚国宗室贵族的排挤和谗害，但他却以退为进，先承认自己有错，请求大王宽恕其罪，但允许他将话说完。然后他借唱《下里》《巴人》随者众，《阳春》《白雪》和者寡，以及展翅千里的凤凰与篱笆下的小鹦雀，大海里的鲲鱼与水塘里的小鲵鱼相对比的方法机智地替自己超然独处的志向与行为进行了辩解。为了便于表达文人内心的矛盾和自己与他人的主体间性，中国文人创造了二人对话的"设论"文体，东方朔的《答客难》、扬雄的《解嘲》、班固的《答宾戏》和韩愈的《进学解》都是在怀才不遇际遇下所创作的"设论"。以《文心雕龙》评价最高的《答宾戏》为例，班固年届四十，仍不得升迁，他想起东方朔、扬雄等前人怀才不遇的故事，便提笔写成此文，一方面抒发了自己的苦闷，另一方面又假设有主客两方，分别代表执着于功名利禄的和沉潜于立言著述的两种不同的价值观，一方佯说"立言"好，宽解自己，另一方则对自己20年没有升迁发牢骚，最后从正面反驳自己不该有如此的消极情绪，而应奋斗不息。从心理治疗的角度来看，作者最终用对正面价值观的坚定化解了心中的阴影和怨恨的负性情绪。从社会效应来看，当汉章帝读到此文后也许受到感动，也可能醒悟到班固长久屈居下位不太合理的实情，于是下旨提拔班固为玄武司马。班固不仅因为撰写此文宣泄了自己压抑的情绪，而且启迪了国君反思的意识，也因此实现了自己的愿望，可谓一举两得。

将阅读散文应用于心理咨询与心理治疗首先要解决阅读材料的寻找与第二次加工开发的问题，其次才是如何将散文应用于实际临床的途径与方法问题。笔者基于30余年临床工作的体会和阅读积累，收集了许多有助于医治认知、情绪、人格、神经症等各类心理问题与心理疾病的散文，编辑成"阅读心理治疗"丛书，共计5本，这是国内迄今第一套实际开发并应用于临床心理咨询与心理治疗的文学阅读丛书。各分册的主题、内容和适宜的应用对象简介如下。

《大自然是一间疗养院》分册的阅读材料主要是关于自然山水主题的。这些散文灵秀清新，或景色壮观震撼。儒家早有"仁者乐山，智者乐水"之说，岭南白沙心学甚至以自然为宗作为学说的主旨。作者认为，个人对日月、山川大海、风霜雪雨、树木花草、虫鱼鸟兽等自然景物的喜好倾向不仅可以反映一个人的性格和情感的特点，而且春夏秋冬四季物候更替变化也是影响人类生理和心理节奏变化的本源，观察大自然的景象变化往往有助于身陷神经症羁绊的患者触类旁通，茅塞顿开。阅读本册散文有助于培养读者热爱大自然，顺应大自然，培养人与大自然节律和谐关系的生活习惯和健康的适应心理，有助于读者从多种自然现象和自然物的特性中顿悟人生的哲理，找到解决心理困惑的途径与方法。

《习惯铸造人格》分册的阅读材料主要是关于如何从日常生活习惯和小事入手来培养人格的散文。这些美文因小见大，从微知著，哲理寓于微不足道的叙事之中。事实上，人格就是生活习惯的总和，生活习惯的养成就是人格塑造的过程。劳动、聊天、阅读、休闲、养宠物、做家务、散步等习惯和爱好无一不对人的性格带来潜移默化的影响。阅读这类散文能使读者明了修身养性、性格培养、心理疾病的治疗必须从身边的小事开始，塑造人格与教育孩子的道理并不远离普通的日常生活实践。

《挖掘你的快乐之泉》分册的阅读材料主要是关于如何理解快乐，如何寻找快乐之法的人生经验之谈。散文风趣诙谐，童趣天真，虽然追求快乐是潜意识心理活动的规则，但一切有心理问题的和患有心理疾病的人都快乐不起来。他们的快乐何在？帮助他们快乐起来也许是一切心理咨询与心理治疗的最终目的。阅读本册有助于我们了解快乐从哪里来，快乐去哪里找，如何才能快乐起来的方法。健康的心理是善于发现快乐的能力，幸福是自己想快乐。

《音乐的精神分析》分册的阅读材料主要是关于音乐欣赏和自己玩音乐体验的叙事散文。音乐是人类心灵的另一种话语方式，尤其有助于表达不能言，又不能缄默的复杂情感，是治疗情志疾病的最古老的方法。音乐具有动荡血脉，通畅精神，道德感化，促进人际交往和团队精神的社会化等多方面的健心作用。阅读本册有助于读者了解音乐心理治疗的原理，及其产生生理、心理和社会效应的机制，学习运用音乐促进心理健康的方法。

《人生是一首未完成的诗》分册的阅读材料主要是关于如何面对挫折、逆境，正确认识现实和自我等人生观问题的散文。人是一种不断探究自身存在的意义与目的，具有自我意识的存在。无论是自卑、自大，还是焦虑、恐惧、抑郁、强迫等神经症者往往存在有自我认识偏差的问题。阅读本册有助于读者对自我意识的反思，树立正确的和积极的人生观，特别适合意义迷惘综合征、情绪抑郁的人阅读。

第四节　小说

一、小说的心理治疗功能

在中国，文言小说起源于先秦的街谈巷语，是一种小知小道的记录。东汉哲学家和经学家桓谭（前23—56）在《桓子新论》中说："小说家合残丛小语，近取譬喻，以作短书，治身理家，有可观之辞。"东汉史学家、文学家班固（32—92）在《汉书·艺文志》中将"小说家"列为十家之一，对小说的缘起和价值概述如下："小说家者流，盖出于稗官。街谈巷语，道听途说者之所造也。孔子曰：'虽小道，必有可观者焉，致远恐泥，是以君子弗为也。'然亦弗灭也。闾里小知者之所及，亦使缀而不忘。如或一言可采，此亦刍荛狂夫之议也。"

小说与诗歌、散文、戏剧并称四大文学体裁。小说的特点是以虚构的人物形象刻画为中心，通过完整的故事情节和环境描写来反映社会生活。相比于诗歌、散文而言，小说更具有娱乐性、趣味性、生动性、故事性和生活逼真性，因而具有更加广泛的读者群和社会影响力。按照篇幅及容量小说可分为长篇、中篇、短篇和微型小说；按照表现的内容可分为科幻、公案、传奇、武侠、言情等；按照体例可分为章回体小说、日记体小说、书信体小说和自传体小说；按照语言形式可分为文言小说和白话小说；按照观点流派可以分为：古典主义小说、讽刺主义小说、现实主义小说、批判现实主义小说、浪漫主义小说、自然主义小说、形式主义小说、表现主义小说、存在主义小说、意识流小说、新小说派、魔幻现实主义等。

从文学治疗的角度来看，不同文学流派对文学的目的与任务的理解旨意不一。如古典主义推崇理性至上，号召模仿自然人性，认为文学的任务在于道德说教，在于劝善；讽刺和批判现实主义小说则以嘲讽、批判、揭露、抨击现实生活中的形形色色的丑事和恶人作为己任，具有给新进入社会的年轻成员以教育的作用；绚丽多彩的想象和夸张的表现手法，抒发对理想世界的追求的浪漫主义强调自由和个性的表现。

小说创作与小说阅读具有不同的意义。小说创作常常带有作者自传和心理投射的性质，而小说阅读则往往是从消遣开始，不知不觉中受到潜移默化的心理影响。

由于小说具有的趣味性、故事性、生动性和生活逼真性，因此，小说成为最具有吸引力的文学体裁和娱乐工具。"一榻之上，一灯之下，茶具前陈，杯酒未罄"，小说便将天地间的众说纷纭的人物与事件呈现在读者面前，小说可谓是"取之不费，用之不匮"的娱乐资源。有人甚至认为，"小说之为人所乐，遂可与饮食、男女鼎足而三"。清代毛宗岗读《三国演义》后很有感慨地描述了读小说的这种快乐："读书之乐，不大惊则不大喜，不大疑则不大快，不大急则不大慰。"显然这种中等强度或中庸的愉悦感是令人神往和迷恋的。惊险小说、言情小说、武侠小说等很有读者市场，就在于它紧紧抓住了读者群的心理特点与心理需求，有些小说爱好者甚至整天痴迷于小说阅读而不可自拔。人们为何会普遍嗜好阅读小说而胜过其他书籍呢？梁启超在《论小说与群治之关系》（1902）一文中认为可能有如下几点原因：一是因为小说浅显容易理解，又有乐趣的缘故，尤其是那些"必其可惊可愕可悲可感，读之而生出无量噩梦，抹出无量眼泪者"的小说；二是因为人常不能以现实世界得到满足，而小说可以引导人们游于他种境界，变换其经常接触的环境；三是大多数喜怒哀乐，或怨或恋、为骇为忧为惭，常若知其然而不知其所以然；想表达而心不能自喻，口不能自宣，笔不能自传，这是小说中有人和盘托出，彻底而发露之，所以读者常有"如是如是"的强烈的共情感。他指出，小说影响人的心理具有四种力量：其一曰熏，人读书时不知不觉之间，眼识为之迷漾，脑筋为之摇扬，神经为之营注，今日变一二焉，明日变一二焉，刹那刹那，相断相续，久而久之，小说之境界渐入人之灵台而据之，成为一棵原质之种子；其二曰浸，人读小说往往终卷后数日数旬而终不能释怀，或有余恋余悲，余快余怒，此即浸之力也，人与之而渐化也。其三曰刺，所谓刺，言书中之情节、境界入心于一刹那之间，忽起异感而不能自制，即读书使感受者顿觉。其四曰提，读书之时，读者常化其身以入书中之情节，似为书中之主人公，此身已非己有，以此界入彼界，从而觉悟从内而提升自出。当然，任何事物都是利弊的对立统一，如读书之人将上述四者用之于养善，则为福；若用之于恶，则可畏也。

　　就在封建王朝摇摇欲坠的前夜，梁启超发出了："今日欲改良群治，必自小说界革命始！欲新民，必自新小说始"的文学革命的倡议影响了那一代文学家创作的取向。因此，在中国近代史上有不少小说不是为作者自己，而主要是为了医治国民的病态性或集体心理原型而创作的。如鲁迅先生创作的小说《狂人日记》就是借一个被害妄想的精神病患者的内心恐惧来揭露和讽刺那个社会中"人还在吃人"的病态人际关系；而小说《药》则描述了一个以"人血馒头"来治疗病孩咳嗽之疾的故事来穿刺那时的国民心理劣性，这些小说对于那时处于黑暗中和已经麻木不仁的国民来说好比一剂苦口的良药，虽然无比辛辣，却是利于国民心理顽疾的医治，正如鲁迅在《南腔北调集·我怎么做起小说来》中介绍自己为什么创作小说的动机时这样说道："我的取材，多采自病态社会的不幸的人们中，意思是在揭出病苦，引起疗救的注意。"鲁迅对待那些在小说中塑造的悲哀的国民角色，"哀其不幸，怒其不争"，不是不爱他们，而是希望他们快点觉悟和康健起来。

二、小说的治疗性应用

　　小说创作的叙事疗法。哲学家萨特认为，人是唯一会说故事的存在，而且总是活在他自己与他人的故事中。故事不仅反映了一个人的人生历程，而且更重要的是折射了他对这个世界的观察和思考。但这种观察和思考因人而异，也因叙述而异，个人在叙述故事的过程中实际上建构和表达了自己的世界观、人生观和价值观。小说总是作者叙述的一些典型人物的有趣的、惊奇的、生动的或牵动情怀的故事。作者在编造故事时不仅可以将自己的各种人格和想法分解和托付到小说中的各种虚拟的人物身上，而且还有很大的自由发挥的想象空间和叙述的时间跨度来叙述各种故事。从叙事心理学的角度来看，创作小说其实就是作者编造自己所理解的生活故事，并以自己喜好的话语方式表现出来。创作小说与叙事心理疗法的原理与路径是殊途同归的。叙事疗法是基于后现代主义对于真实（reality）的独特理解。后现代主义认为，所谓事实真相往往随着个人的观察角度、体验方式和经历的时间、境遇和文化背景的不同而改变，而且还取决于个人使用什么样的话语方式来进行阐释、理解和表达，并不存在一种现代主义者所说的有一种与人无关的客观事实的真相。叙事疗法关注当事人以什么样的态度和方式来建构自己的故事，以什么话语方式来叙述故事，遗漏了什么故事情节或片段，又是如何解释故事的意义，鼓励当事人编造出另一个可能版本的新故事。这个新版本的故事可能具有不同的发展过程、不同的结局，当然也是具有不同意义解释的。叙事心理学认为，讲故事不仅可能加深或改变讲故事者对问题的感受和看法，而且重新编排和诠释故事的意义也可能改变讲述者对某些事情的态度、情绪情感的体验或产生新的顿悟。经验告诉我们，积极取向的故事叙事有助于讲述者发现新的意义，对原本模糊的感知觉产生新的洞察，或者转变观察和看问题的角度，带来重建人格的力量。例如将平庸阐释为安好，将忙碌解释为有用和充实，将抑郁看成是冷静与克制，将焦虑视为警觉与快速反应，将离异看作是重生，将患病幽默成难得的休息和生命的预警，将死亡看作是永久的安逸，等等。叙述故事有助于将当事人内心压抑的个人问题进行外化，减轻心理封闭的重压，通过外在的他人的反馈有助于当事人的反思和顿悟。叙事故事还有助于将情节和意义简单的故事演化成内容丰富和意义深邃的故事，促进当事人对自我的积极认同由薄到厚，形成积极向上的自我和谐的理念。

具有叙事心理治疗功能的小说常见于各种自传体或半自传体小说，如郁达夫的《沉沦》，鲁迅的《鲁迅自传》，卢梭的《忏悔录》，高尔基的《童年》《在人间》和《我的大学》等。比较这些作家的自传体或半自传体小说的叙事风格，我们不难发现，无论是郁达夫在《沉沦》中描写了一个忧郁症的青年在日本留学期间的孤独、性沉迷和民族复仇心理，还是鲁迅先生在自传中记叙了自己如何从一个破落的家庭里走出来的青年觉悟而成为一名医治国民之疾的文学大师的经历，都充分表现了自传性小说对于作家本人来说是具有疗伤功能的。

作为一种文学思潮，活跃于中国 20 世纪 70 年代的"伤痕文学"（Hurts Generations）也具有较强的集体叙事心理治疗功能。"伤痕文学"的兴起与六七十年代知识青年的上山下乡运动有关，这些文学作品主要描述了知识青年、知识分子、受迫害的各类官员及城乡普通民众在那个年代的人生遭遇。大多数作品表现的基调是对以往极左路线强烈的批判意识和迷惘、失落、苦闷、彷徨和愤懑的伤感情感，尽管在艺术表现手法上还较为幼稚，说教味浓重，但这却是经历"文化大革命"压抑后的青年人总算找到的一种宣泄情绪的文明途径，而不再是过去那种叫骂的和打砸抢式的所谓"文化大革命"了。到后期，伤痕文学作品从粗糙的个人命运体验逐渐走向视野更为宽广的民族的和社会心理的反思，这是由于抱怨发泄太多滥觞之后的一种思想进步。

对于读者来说，小说的心理治疗性应用还主要体现在对人格、志向、情绪情感方式等方面潜移默化的影响。从创作的角度来说，书如其人；而从阅读的角度来看，偏爱看某一类型的小说则可能透射出该读者具有同类的心理需求，并且长期偏好的阅读选择可能会导致这些小说中的人物性格、行为模式会渐渐地影响着读者的人格、价值观和人生观。例如调查显示，男性和暴力犯罪的人多偏好阅读武侠小说，经济犯罪的人多偏好成功人士的自传体小说，少男少女则偏好男女言情小说。中国有俗语说："老不看三国，少不看水浒，男不看西游，女不看红楼。"这就是担心老人看《三国演义》后会变得更老奸巨猾；青年人看了《水浒传》后会更冲动好斗；男人看《西游记》后更加胡思乱想；女人看《红楼梦》后则会多愁善感，不能嫁人。这些关于小说阅读的民间劝诫无不具有一定的道理。教育家经常推荐一些具有正能量的小说给青年人阅读，以期影响一代人。在笔者到俄罗斯旅游时俄罗斯导游告诉游人，许多来俄罗斯烈士陵园瞻仰的中国中老年旅游者常要求导游带他们去瞻仰《钢铁是怎样炼成的》这部小说的作家尼古拉·奥斯特洛夫斯基的雕像，因为他的这部自传体小说深刻地影响了那个时代的年轻人的灵魂。

古代的神魔小说，现代的魔幻小说及科幻小说之类还可以满足人爱幻想、隐射人类社会现象，以及促进人的心性修养的心理需要。在《中国小说史略·明之神魔小说》中鲁迅先生说，虽然神魔小说"为人民间巷间意，芜杂浅陋，率无可观。然其力之及于人心者甚大"。以《西游记》为例，鲁迅先生非常赞同明代学者谢肇淛（1567—1624）对《西游记》的点评："盖亦求放心之喻，非浪作也。"这就是说，即使是表面上以非人的神魔为主角的小说其实也是讲人的心性修养的一种象征手法。

第五节　戏剧

一、戏剧的心理治疗功能

戏剧是指以语言、动作、舞蹈、音乐、木偶等形式达到叙事目的的舞台表演艺术的总称。戏剧的表演形式多种多样，常见的有话剧、歌剧、舞剧、音乐剧、木偶剧等。文学意义上所指的戏剧通常是指为戏剧表演所创作的脚本，即剧本。本节主要讨论戏剧对人心理的影响及其在心理治疗上的应用。

相对于诗歌、小说等其他文学形式而言，戏剧覆盖于更广的不同的文化区域，各种不同的剧种都有自己源远流长的文化传承和种属关系，而且表现出千差万别，带有浓厚地方文化色彩。戏剧可依不同的标准进行分类：按容量大小，戏剧文学可分为多幕剧、独幕剧和小品；按表现形式，可分为话剧、歌剧、诗剧、舞剧、戏曲等；按题材，可分为神话剧、历史剧、传奇剧、市民剧、社会剧、家庭剧、科学幻想剧等；按戏剧冲突的性质及情绪效果，可分为悲剧、喜剧和正剧。不同题材、不同内容和不同冲突性质的戏剧当有不同的心理启迪、教育目的与心理效应。

戏剧演出的要素包括演员、舞台情境、道具、灯光、音效、服装、化妆，以及台上演员与台下观众在演出时的互动关系（即观演关系）。与小说等其他文学形式相比，戏剧的特点主要有哪些呢？因为文学剧本是戏剧表演创作的基础，从这种意义上说，戏剧就是可以同时观看、倾听的立体小说，又因为戏剧主角必须用第一人称，所以可以说戏剧是对人的心理及其行为的一种模仿秀。与小说角色的书面叙事和描写相比，戏剧的区别在于直接在舞台情境下用演员来模仿人或其他生物的言行。当然，与小说相同的是，小说需要读者，而戏剧也需要看得明白的热情观众，法国戏剧理论家 F. 萨赛说："没有观众，就没有戏剧"。换而言之，戏剧就是为打动观众而创作的。如何在有限的时间和狭小的舞台上打动台下观众？许慎在《说文解字》中说："戏，始于斗兵，广于斗力，而泛滥于斗智，极于斗口。"这就是说，人与人之间的斗力、斗智、斗嘴等冲突是戏剧最突出的本质特点，这与西方学者，如法国戏剧理论家布伦退尔和美国戏剧理论家 J. H. 劳森，认为"真正的戏剧性冲突是自觉意志在其中发挥作用的社会性冲突"的观点是一致的。但在冲突展开的时间性上，戏剧与娓娓道来的"渐变发展"的小说不同，认为戏剧选择的是以一种激变或危机（crisis）事件的方式来反映人的命运和环境的改变。D. 狄德罗认为戏剧中的各种人物心理冲突都与当时人物所处的际遇和情境不能分割，因此，从这个角度看，情境不仅是戏剧的基础，而且戏剧表现的就是人在情境中的选择行为。因此，萨特说戏剧就是"情景剧"。正如小说幻想的虚构性一样，戏剧也是一种模拟社会情境下人物行为的实验方法。因此，剧院乃是检验人类在特定情境中行为的实验室，而这种行为在现实生活中是极可能发生的事件。戏剧虽然是由多种艺术要素结合而成的一种复调的舞台艺术，但从戏剧的诞生开始，无论是历史剧，还是生活情景剧，无论是用假人扮演，还是以真人扮饰，戏剧都是为了通过模仿那个"未出场的存在者"的行为，启迪、影响和教育其他的存在者。由此可见，戏剧最突出的心理功能犹如行为主义的操作学习和社会学习理论及其相关技术一样，戏剧是一种文学行为主义实操技术。通过模仿、示范等机制，让观众学到一些历史的和现实的经验，观察到人性的一些特性，从而促进受众心性修养的提高，并使灵魂得到净化。

不同类型的戏剧及其心理治疗的取向和效果是有区别的。历史上，对喜剧和悲剧的心理作用的论述相对较多。喜剧大多与讽刺和政评有关，而悲剧则与

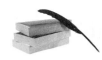

痛苦的事件或人生历程有关。从心理治疗的角度来看，喜剧有帮助观众认识社会，启迪智慧的作用，而悲剧则对帮助观众认识人性，转变认知与顿悟，净化灵魂更具有震撼性。从戏剧创作的动机和审美的价值来看，悲剧是"将人生的有价值的东西毁灭给人看"，而喜剧是"将那无价值的撕破给人看"，正剧则是将悲剧和喜剧"调解成为一个新的整体的较深刻的方式"。亚里士多德对悲剧的心理治疗作用似乎情有独钟，并对悲剧的心理机制做过分析："悲剧是对一个严肃、完整、有一定长度的行动的模仿，它的媒介是经过'装饰'的语言，以不同的形式分别被用于剧的不同部分，它的模仿方式是借助人物的行动而不是叙述，通过引发怜悯和恐惧使这些情感得到疏泄。""悲剧中的两个最能打动人心的成分是属于情节的部分，即突转和发现。"所谓"突转"指行动的发展从一个方向转至相反的方向。例如在常被弗洛伊德点评的《俄狄浦斯王》一剧里，俄狄浦斯本高兴地娶妻，但在知道自己的身世后引出了一种相反的意想不到的结果。所谓"发现"是指从表面上看是从不知到知的转变。① 首先是对角色之真实身份的再发现，例如置身于顺达之境或败逆之境中的人物忽然认识到对方原来是自己的亲人或仇敌，等等。戏剧中最佳的发现与突转情节往往是同时发生的。亚里士多德认为，悲剧引发观众的怜悯和恐惧，主要是为了将其疏导出去，从而使人们得以较长时间地保持健康的心态。悲剧为社会提供了一种无害的、公众乐于接受的、能够调节生理和心态的途径。② 由此可见，悲剧心理治疗效果的取得与格式塔式的认知顿悟有关。此外，悲剧的"苦难"成分亦具有唤醒当下痴迷不悟世俗者觉醒的作用。关于喜剧，黑格尔的评价是："喜剧只限于使本来不值什么的、虚伪的、自相矛盾的现象归于自毁灭，例如把一阵奇怪的念头，一点自私的表现，一种任性使气的态度，拿来与一种热烈的情绪相对照，甚至把一条像是可靠而实在不可靠的原则，或是一句貌似精确而实空洞的格言显现为空洞无物。"③ 没有笑声就没有喜剧，戏剧是一种在制造幽默的笑声中让人提高认知，改变态度，了解社会的教育和治疗方式。就人类趋乐避苦人性的普遍性而言，喜剧有更广更受欢迎的受众。

二、戏剧的治疗性应用

戏剧在心理治疗领域的应用最突出的形式是心理剧（psychodrama）。心理剧是由精神病理学家雅各布·莫雷诺（Jacob Levy Moreno，1889—1974）在20世纪初创立的。所谓心理剧是用特殊的戏剧形式采取心理剧角色互换、心理剧

---

① 亚里士多德. 诗学 [M]. 陈中梅，译注. 北京：商务印书馆，1999：89.

② 亚里士多德. 诗学 [M]. 陈中梅，译注. 北京：商务印书馆，1999：228.

③ 黑格尔. 美学：第一卷 [M]. 朱光潜，译. 北京：商务印书馆，1994：84.

镜照技术、心理剧独白、心理剧替身、心理剧未来投射等一系列技术来帮助那些有心理问题的人"自发性"（spontaneity）及"创造性"（creativity）地展现出自己的内心世界，通过特殊的戏剧形式，让有心理问题的患者扮演某种角色，诱发在某种心理冲突情景下的自发性行为，使其心理冲突和情绪问题逐渐呈现在舞台上，并通过宣泄情绪、消除内心压力和自卑感，增强患者适应环境和克服危机的能力。心理剧能帮助患者在演出中体验或重新体验自己的思想、情绪、梦境及人际关系，伴随剧情的发展，在安全的氛围中探索、释放、觉察和分享内在自我。

心理剧的创立与莫雷诺的个人经历有很大的关系，据说他自小喜欢阅读古诗等文学作品，并对戏剧有浓厚的兴趣。他童年时，和邻居孩子在家中地下室

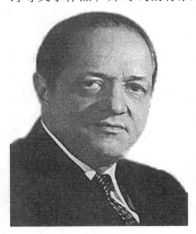

图6-2　心理学家莫雷诺

玩游戏，他想爬到椅子叠高的顶端去扮演一个小上帝，可一不小心从高处摔下导致手臂骨折，这件事所带来的体验对他后来在心理剧中规定主角就是自己的上帝这一设定有很大的影响。在1908—1911年间，莫雷诺还是一个青年的时候，他常在花园中漫步，有时兴起就与其他的伙伴们玩些具有创意的游戏，他要求玩伴自行决定演出的议题，并即兴扮演一个上帝的角色来试着发展出解决问题的方式。莫雷诺认为人具有一种天然的自发性与创造力的资源，并且可以通过游戏发挥这些资源去创造、学习和发展出某些新的东西，导演在治疗过程中只需要扮演协同治疗的角色就可以了，而不是一种强势的指导，于是他逐渐发展出一种模仿社会环境中人的活动或行为的心理剧，并且他勇于将这一形式尝试去解决社会中一些具有团体性的心理问题。他说他"给予人再去做梦的勇气，教导他们如何扮演上帝"。1919年，莫雷诺第一次开始使用"心理剧"这个名称，并开始将"心理剧"用于治疗精神疾病。1922年，他创建以每日新闻焦点为表演题材的"自发性剧场"（theater of spontaneity），并由一群演员应观众要求做即兴演出，这促进了有关自发性和角色理论的研究。1925年，在一次自发性剧场中，莫雷诺让一位平时扮演天使的女子芭芭拉，改扮在街上闲逛并遭歹徒袭击的角色，剧情中该演员在舞台上对歹徒破口大骂，拳打脚踢。后来发现，芭芭拉回到家后以前的生气现象明显减少了，莫雷诺因此受到启发，要求芭芭拉夫妻以家庭事务、儿时记忆、梦境及对未来规划等议题同台演出，结果，这对夫妻的关系大为改善，从此，莫雷诺将"自发性剧场"改为"治疗性剧场"。1931年，莫雷诺在移

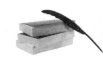

居美国后将心理剧的方式引进监狱，帮助服刑人员提高建立良好人际关系的能力，并发展出团体心理治疗的社会计量研究方法。1933 年，莫雷诺利用角色训练（role training）的方法帮助女子学校的女生培养良好的态度与行为，发展出探讨团体成员间关系的社会关系测量诊治方法。1934 年，莫雷诺的经典之作《谁能活下来》（WHO SHALL SURVIVE）问世，成为心理剧导演必读的书目之一。同年，莫雷诺成立了"莫雷诺研究所"，并于两年后在纽约市比肯镇开设了一家私人精神科疗养院。1936 年，莫雷诺建成了第一座心理剧剧场，完形治疗创始人皮尔斯及沟通分析的创始人伯尼等知名的心理治疗专家都曾参与其中，受到他的影响。1941—1945 年，莫雷诺在第二次世界大战中为军人做团体治疗。他还将这些方法引进世界大战后的难民团体工作，他让成员可以彼此选择自己的伙伴，并以许多变项来做配对的方式，结果发现彼此相处愉快，并可以相互支持和解决困难。1942 年，美国"团体心理治疗和心理剧协会"成立。1949 年，莫雷诺先后出版了《心理剧》第一、二、三部，使心理剧理论的发展更为成熟。1954—1973 年，"团体心理疗法国际委员会"曾在多伦多、苏黎世、米兰、维也纳等地召开五次国际学术研讨会，并在第五次学术研讨会上，将该团体更名为"国际团体心理治疗协会"。1964—1972 年，莫雷诺先后在巴黎、巴塞罗那、布拉格、圣保罗、阿姆斯特丹、东京组织多次心理剧和社会剧的国际学术研讨会。1970 年，"美国心理剧、社会人际关系计量与团体身心治疗考试委员会"成立，建立了合格导演（Certified Practitioner，CP）和训练、教育资格导演（Trainer，Educator & Practitioner，TEP）两种不同级别的认证资格。至此，心理剧成为一种重要的心理治疗技术。心理剧理论认为，只有充分地"经验"与"体会"问题，以"行动"来经验生命而非谈论问题，才能帮助个体把不曾察觉的事物唤醒；强调心理剧内容的当下、现时、当场发生的自发性与创造力，促使个人更具适应环境的弹性。心理剧将音乐、美术、灯光等多种元素和肢体语言等非语言信息整合起来，为当事人返回到早年生活的某种场景以修补个人与他人间的关系提供了一种方法。

根据国内外心理剧实践的经验，心理剧治疗适合于处理下列对象的心理问题：特殊儿童、问题青少年、老年精神病患者、违法者与服刑人员、离婚者、吸毒者、轻生者等；尤其是适合治疗人际困扰、情绪压力、失去亲人的悲痛、失眠、忧郁、恐惧、亲子关系紧张、家庭矛盾、婚姻问题、忧郁症、性侵害创伤等心理问题。

心理剧可运用于家庭治疗、完形治疗、家族及企业系统排列、亲子教育、企业管理、个人成长与探索、家庭人际关系的修复、未来生涯规划探索等方面。

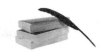

第六节　寓言与童话

一、寓意与童话故事的心理治疗功能

寓言与童话既有许多相似之处，如寓言与童话故事多采用夸张、拟人、象征等手法假托各种动植物或非生物来充当故事的角色。但两者又有明显的区别，如寓言一般比童话更为单纯简洁，语言朴素；而童话描写的内容和表现的生活更接近现实，紧贴儿童的知识范围和心理特点，所运用的语言也易为儿童接受。寓言着力表现内含的讽喻思想，而童话则重在刻画主角形象和知识传播。

古代寓言源远流长，寓言起源于民间口头创作，在中国，寓言兴于春秋战国时代，寓言一词最早见于《庄子》一书，是指用夸张、象征、拟人和比喻性的故事来寄予某种意味深长的道理，给人以启示教益的文学体裁。寓言的基本特点是情节虚构，篇幅短小，语言精辟简练，结构简单，借此喻彼，借远喻近，借古喻今，借小喻大等。中国寓言发展先后经历了先秦的说理寓言、两汉的劝诫寓言、魏晋南北朝的嘲讽寓言、唐宋的讽刺寓言和明清的诙谐寓言等五个阶段。从文学治疗的角度来看，各种类型的寓言其心理功能和教育意义有所不同。

寓言故事借此喻彼、借远喻近、借古喻今、借小喻大的说理手法和虚构的故事具有帮助心理咨询师或心理治疗师提高突破来访者有意或无意的阻抗心理的功能。德国心理治疗师 N. 佩塞施基安就是一个善于运用中东文化中的古老故事来进行心理治疗的人。他说："我对中东的故事感兴趣，并把它们作为我的智谋和我与患者交流的助手，作为我的专业领域——心理治疗上的工具。"[①]他认为，寓言与童话给人以极大的娱乐感，就像是满满一勺的蜜糖，使最苦的药也变成使人有食欲的甜品。通过讲故事的方法，听上去是那些在地理上和时间上都很遥远的往事或带有调侃与戏谑般的故事，可以避免对患者的观念和价值体系造成直接的攻击，为来访者提供了识别自己的心理问题，以及察觉自己的认知、情绪和行为选择提供一个参考框架。文学心理治疗师的主要任务就在于去寻找和确定哪些故事有助于解决哪种心理冲突和哪类病症。

---

① 佩塞施基安. 冒险一试的勇气：用于积极心理治疗的东方故事［M］. 明太，明谊，译. 北京：社会科学文献出版社，1998：2.

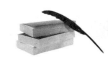

N. 佩塞施基安认为，因为人的经历和精神发展过程与故事之间往往存在着某些相似之处或相对立的地方，因而故事能够发挥对人的如下几个作用：其一是镜像功能。即故事将读者从自己的心理冲突或心理困境中吸引出来或使得读者暂时与自己的心理世界拉开距离，在听故事中，他不再是心理疾病或心理问题的牺牲品或被控制者，而是一个看客或旁听者，故事里投射和反射了读者的心理冲突，读者可以在故事中反观自己。其二是典范功能。故事描述的既是一种社会现象和人际关系，也是一种可能的生活试验和试验结局，读者从故事再现的和模拟的心理冲突中看到了解决问题的途径与方法、经验与教训，他或她或许被激发想去学习故事中的主人公那样冒险一试的勇气。其三是媒介功能。故事可以成为连接心理医生和来访者之间的一个缓冲地带或桥梁，一方面因为患者对暴露自己，或改变自己，或接受医生的解释与建议常常存在着内心的抵触情绪，并表现为沉默、答非所问、诡辩、多话、理论性交谈、不愿意缴纳咨询诊疗费用等多种阻抗方式；另一方面，总有些时候心理医生不能采取正面反驳来访者非理性认知和超价观念的时候，故事都是一种可以借助的手段，医生讲故事是为了投石问路，借题发挥，迂回包抄，而患者听或评论故事则可以缓解自己内心的焦虑和维护自尊。其四是资源仓库的功能。经验告诉我们，大多数人对父母早年给自己讲述的话已经忘记得一干二净，而童年听来的故事却记忆深刻，由此可见，相对于认知概念等理性的说教而言，具有角色、冲突情节的故事更容易被长期记忆。因此，既然故事中包含了心理咨询或心理治疗的要素，那么，为人所长期记忆的故事就相当于在人的头脑里建立了一个心理健康的资源库，必要时这种记忆就有可能被提取使用。其五是传统文化或跨文化的传播功能。故事总是承载着文化和表现出历史色彩，在讲故事和听故事的过程中同时也就是一个传播文化和接受文化的过程。许多故事告诉我们，遵循传统文化的习惯是减少个体与社会环境冲突的最省心省力的方式，而反文化则往往需要很大的付出。因此，故事如同告知了听故事的人一种维护生活安稳与心理平静的文化规则。其六是心理退行功能。听故事毕竟是儿童最早接受和最喜欢的文学娱乐方式，笔者还依稀记得小时候夏天纳凉时围着大人们听故事的痴迷状，以及后来孩子们纠缠笔者给他们讲故事的情景。因此，讲故事和听故事可以使读者和听众暂时摆脱现实中的烦心状况，在心理上返回或沉浸到纯真的童年时代。荣格就有过这种幻想的体验，那时候他刚与弗洛伊德分道扬镳，精神处于彷徨迷乱之中，据说正是他记忆中的童年世界暂时让他获得了休息，童年的故事引导他走出了一条属于他自己的道路。莫雷诺创造心理剧的事迹不仅与童年时的个人经历有关，而且心理剧的治愈作用在很大程度上也借助了故事有助于心理退行的作用。其七是故事可以提供一种反向观念或反向思维的可能样式。有时候有心理问题的人难以从一种固执的信念或偏执的思维模式中解脱出来，而且不愿意勇敢探索一下改变或反向思维的可能，但故事可以为读者提供一种从相反方向的、不同角度的思维或行为方式的样本。例如遇到困难或逆境时要极力从不利中寻找到令人信服的积极因素，调动战胜困难的主观能动性。如《老子》第六十九章中说："祸莫大于轻敌，轻敌几丧吾宝，故抗兵相加，哀者胜矣。"老子预言，当力量旗鼓相当的两军对阵时，悲愤的或因受欺侮而奋起抵抗的一方必胜，这就是一种反向思维的结论。N. 佩塞施基安认为，反向观念和反向思维就像医生开出的药方，为患者提出了治疗的任务。①

二、寓言与童话故事的治疗性应用

讲故事作为一种心理教育或塑造儿童行为的方法在民间已流传上千年了。由于寓言与童话故事线索简单，道理浅显明白，尤其适合儿童心智发展的水平，通俗易懂的童话自古以来就是全世界最合适对儿童青少年进行道德和社会知识教育的形式，具有促进个体早期道德、语言和社会角色等社会化的巨大功能。童话，顾名思义就是讲给小孩子们听的文学故事。父母常爱在孩子睡觉前作为对孩子的奖励才讲童话故事，父母通过讲述故事让孩子领悟什么是勇敢、聪明、灵活机动和坚忍不拔，故事中的正面人物就是父母提供给孩子的学习榜样，故事中主人公的心理品质就是父母希冀孩子具有的心理素质，而故事中的失败与悲剧就成了孩子的前车之鉴和教训。故事情节跌宕起伏，一波三折，正激发和吸引了孩子好奇心。睡前的童话故事很容易被孩子带进梦乡，童话在梦境和生活之间也许会产生某种沟通的作用。事实上，对于父母的说教，儿童也具有与成人类似的心理阻抗，而童话常借用植物、动物和山水等自然之物的虚拟的故事来说人间的真善美、丑恶与阴谋，给予孩子以各种社会知识和道德的教益，却不易触发儿童对直接指出其缺点而引起的心理抗拒。童话的教益作用主要表现在培养和改变人的某些观念，而 N. 佩塞施基安认为"观念对于人的行为的作用就像舵手的作用一样"，如果文学心理治疗师能通过一系列的或反复讲述的同一个故事帮助儿童建立起某些有助于适应环境的观念的话，就可以称之为实现了一个长期的心理健康教育目标。例如笔者的小孙女经常睡前要人给她讲述"孙悟空三打白骨精"和"向牛魔王借芭蕉扇"的故事，好像百听不厌。从第一个故事中儿童可以了解到世界上有"化了妆的妖怪"的现象；从第二个故事，儿童懂得了聪明的人就是会想办法克服困难。显然，这两个不同主旨的文学故事具有互补的心理健康教育的意义与功能：既懂得了要知晓坏人的狡猾，也知道了好人需要增长智慧的道理。但笔者也发现如果给孩子讲述

---

① 佩塞施基安. 冒险一试的勇气：用于积极心理治疗的东方故事 [M]. 明太，明谊，译. 北京：社会科学文献出版社，1998：32.

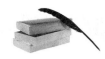

"孔融让梨"这类与现代道德说教很接近的故事时，孩子大多不感兴趣。这说明，当故事中的人物事件离现代越远，对听众自尊的威胁越小，也就越受听众的欢迎。童话还具有示范和促进儿童模仿的教育功能。童话通常使用大胆的想象、夸张、幻想、直觉和超常的魔法来让主人公完成某些有困难的任务和克服巨大的障碍，这对于激励儿童树立克服困难的自信心和创造性的想象能力具有积极的作用，尤其在理性的方法不能解决问题的时候，人的直觉、想象和幻想乃是避免人绝望的唯一可以替代的途径与方法。

听故事可以衍化为自我创作故事等其他灵活多样的心理治疗方式。如美国寓言作家兼心理医生的 Richard A. Gardner 就创造性地发展了一种用来治疗儿童心理疾病的自我创造事物的方案，即相互说故事的技巧（the mutual storytelling technique）和相互说故事衍生的游戏（the mutual storytelling derivative games）。① 事实上，儿童天生就是一个会创作寓言的小文学家。经验表明，鼓励儿童自我创作有关动物的故事，他们会不自觉地托动物的遭遇讲出自己的故事，或从动物的行为反应中看出他们想以怎样的方法处理自己的或家庭的问题。虽然精神分析学说为心理医生分析儿童故事提供了一个有用的工具，但是心理医生绝不能直接去挑战或当面揭穿儿童所说的故事背后的某些寓意或自我的心理投射，如果那样只会导致儿童的阻抗和不快。

讲故事和听故事对于成年人同样具有心理治疗作用，中东地区流传下来的《一千零一夜》就是一个典范。书中记述了一位叫桑鲁佐德的聪明女子如何用讲故事的方法治愈了一位杀人成性的苏丹国王的心理疾病。N. 佩塞施基安运用"盲人摸象"的故事启发一位恋物癖的男子，使来访者终于放弃了对妻子服装的怪异的性偏好。② 对于成年人来说，寓言故事常可以用于面质提问、认知行为治疗和悖论心理治疗之中，以有助于启发来访者察觉自己的内在语言和非理性认知模式。如在《韩非子·难一》"自相矛盾"的故事中面对卖矛和盾的人提出了这样的诘问："'以子之矛，陷子之盾，何如？'其人弗能应也。夫不可陷之盾与无不陷之矛，不可同世而立。"卖兵器的人前后分别夸大了矛与盾的作用，以至于出现前后抵触，不能自圆其说的尴尬场面。在临床咨询中，常见有来访者出现这种自相矛盾的情况。如来访者一方面不断说自己自卑，但另一方面又瞧不起任何人，完全听不进去医生对他的建议。还有的人一方面说自己如何痛恨和数落有外遇的丈夫，但另一方面又处处替丈夫的许多不良行为

---

① RICHARD A. 故事治疗：说故事在儿童心理治疗上的运用［M］. 徐孟弘，杜宜展，柳雅梅，等译. 台北：五南图书出版股份有限公司，2003：1－2.

② 佩塞施基安. 冒险一试的勇气：用于积极心理治疗的东方故事［M］. 明太，明谊，译. 北京：社会科学文献出版社，1998：84－86.

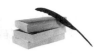

辩护，极力维护丈夫的面子，严守丈夫的个人隐私，不愿别人评价自己的丈夫。还有的来访者一面说自己有很强的工作能力，能自食其力，但实际上却整天在家睡懒觉，不愿意去工作。

许多心理困惑，尤其是那些跟不上社会变化的步伐而愤青的人，与其心理不能跟随时空变通的应对方式有极大的关系，用寓言给予其启发教育也许是一种合适的方法。如"郑人买履"是《韩非子·外储说左上》中的一个寓言，韩非子用那个买鞋"宁信度，无自信也"的郑人比喻有些人做事机械死板，不会变通，告诫人们遇事要实事求是，灵活变通，不要死守书本教条或墨守成规。"守株待兔"的寓言出自《韩非子·五蠹》，韩非子用这个寓言来讽刺那些只是遵循狭隘的前人经验，不知与时俱进的治国者。但这个寓言也可指只要掌握了事物发展的规律，也有可能获得到意外的收获。与此寓言近义的还有出自战国末期的《吕氏春秋·慎大览·察今》中"刻舟求剑"的故事，它讽刺了那些思想僵化、墨守成规、不知变通，以静止的眼光来看待变化事物的人。

如果说人际关系，或者说人类个体之间的主体间性是许多心理问题的核心靶点的话，那么，寓言的核心教育作用就表现在通过虚拟的人和动物之间发生的故事来阐明人与人之间社会交际的某些教训。例如《伊索寓言》中"农夫和狼""农夫与蛇"等故事阐述的就是好心不得善报，对恶人不能心慈手软的道理。有些寓言揭示了人的某种心理防御机制，而达到心理现象释义和促进认知转变的心理治疗作用。如出自《列子·说符》的寓言《亡鈇》（读音 fū）讲了这样一个故事：有一个人自己用于切草的铡刀不见了，他怀疑是邻居家的儿子偷了，于是观察他的言谈举止和脸色，觉得他好像就是一个小偷；后来他自己在挖水沟时候找到了丢失的铡刀，于是当他再见到邻居家的儿子时，怎么看也不再像小偷了。作者总结道：其实邻居家的儿子并没有什么变化，变化的只是他自己的思维。现代心理学将这一现象称为心理投射。

有些寓言对当下的某些心理问题，如现代年轻人的拖延症，仍具有劝诫的现实意义。如《孟子·攘鸡》中讲述了这样一个寓言故事：有人偷邻居家的鸡，明知不道德，却不愿立即改邪归正，而要"以待来年"。孟子借此比喻，"如知其非义，斯速已矣，何待来年？"《孟子·公孙丑上》中所讲述的"揠苗助长"的寓言告诉孩子的家长育人必须遵循心理发展的客观规律，反之，"助之长者，揠苗者也，非徒无益，而又害之"。

唐代文学家柳宗元写了一组寓言，名曰《三戒》，包括临江之麋、黔之驴和永某氏之鼠三篇，他以麋、驴、鼠三种动物先自以为是，后死于悲剧的寓言，不仅讽刺了那些恃宠而骄、盲目自大、得意忘形之徒，而且发人深省，这三种动物虽然一时或"依势以干非其类，出技以怒强，窃时以肆暴"，但最后都"卒迫于祸"。不难发现，它们的悲剧都是由它们的主人或娇宠或多事或放

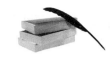

任自流造成的。

英国民俗学家约瑟夫·雅各布斯（1854—1916）收集英国民间童话十余年，于1890年和1894年出版了《英国童话》，弥补了英国文学的一项空白。其中《三只小猪》的故事常被心理学家用来作为精神分析学的"快乐原则"和"现实原则"的比喻性注解，并在世界上广为流传，成为儿童教育的通俗教案。

第七节 谚语与格言

一、谚语与格言的心理治疗功能

谚语是指一种广泛口头流传于民间含有某种生活实践经验的言简意赅的、通俗易懂的短语或韵语。谚语是民众的集体创造，蕴含人们生活的集体智慧和规律性的普遍经验，例如中国谚语"临渊羡鱼，不如退而结网"，"绳锯木断，水滴石穿"等等。谚语常常是一种具有浓郁地方文化特色的口头文化，例如中国的沪谚和陕北民谚就被列入第三批和第四批国家级非物质文化遗产名录。从心理治疗的角度来看，谚语具有的心理治疗功能主要有：其一是对人生之死的警示作用。从存在主义的视角来看，人生就是时间的流逝，对于意义迷惘综合征和拖延症等人来说，提醒人生时间的有限性，具有一定的警示教育的作用。如"一寸光阴一寸金，寸金难买寸光阴"及"少壮不努力，老大徒伤悲"这些谚语一直是中国长辈教育子女的一个训诫。其二是生活行动抉择时的参考作用。如当遇到有得有失，或两难取舍时，记住"治疮莫怕挖肉"及"打虎岂怕虎咬"；当不敢前行时，记住美国谚语"大胆的尝试等于成功的一半"及"百闻不如一见，百见不如一干"；当冲动时，记住"心要热，头要冷"。其三是教导如何适应环境，随机应变，搞好人际关系的经验准则。如"出门看天色，炒菜看火色"，"在家靠父母，出门靠朋友"，"出门问路，入乡问俗"。其四是励志作用。对于言过其实的人，记住德国谚语"一个实际行动，胜过一打纲领"，"喊破嗓子，不如甩开膀子"，"铁是打出来的，马是骑出来的"，"幸运出自勤奋"；对于缺乏毅力的人，请记住"不怕无能，就怕无恒"，"不经风雨不成材，不经高温不成钢"，"不经长途，不知马骏"，"没有金刚钻，别揽瓷器活"；对于自卑者，记住"尺有所短，寸有所长"。其五是矫正不良行为习惯的指导作用。如"病从口入，寒从脚起"，"吃不言，睡不语"，"一闲生百邪"，"病急乱投医，逢庙就烧香"。其六是自我安慰的作用。如忙碌的

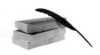

人可以对自己说"最忙的人时间最多"，"忙就是福"，"知足常乐"，"挫折哺育智慧"；如生病了应该自悟"冰冻三尺，非一日之寒"，也可以通过自我解释而释怀"病来如山倒，病去如抽丝"，"病人心多，忙人事多"。

格言是指可以指导个人行为规范和行为修养的警句。格言凝练地代表了一个人的人生观、价值观和智慧。因此，格言的价值取向因人而异，什么样的人就有什么样的格言。从心理治疗的角度来看，格言具有如下功能：其一是激励意志的作用，如庄子说"哀莫大于心死，愁莫大于无志"；曾国藩曾说过："志之所向，金石为开，谁能御之?"普希金说"希望是厄运的忠实的姐妹"；王勃说"穷且益坚，不坠青云之志"。其二是充当生活行为抉择和价值评价准则的作用。如列夫·托尔斯泰说："人生的价值，并不是用时间，而是用深度去衡量的。"亚里士多德说："人生最终的价值在于觉醒和思考的能力，而不只在于生存。"罗丹说："工作就是人生的价值，人生的欢乐，也是幸福之所在。"如果将自由和金钱进行比较，对幸福的理解，如塞万提斯的格言很有启发："自由是上帝赐给人类的最大的幸福之一。"其三是规范与约束行为的作用。如刘备说"勿以恶小而为之，勿以善小而不为"。毕达哥拉斯说"不能制约自己的人，不能称之为自由的人"。孟德斯鸠说"自由是在法律许可的范围内任意行事的权利"。其四是理想行为的引导作用。如何认识和处理个人与他人的关系。毛泽东说过："人是要有帮助的。荷花虽好，也要绿叶扶持。一个篱笆打三个桩，一个好汉要有三个帮。"雷锋说："一滴水只有放进大海里才永远不会干涸，一个人只有当他把自己和集体事业融合在一起的时候才能最有力量。"古圣人人情往来的经验如荀况所说："君子赠人以言，庶人赠人以财。"其五是指引自我察觉和自我修养的作用。如《史记·商君列传》中说"反听之谓聪，内视之谓明，自胜之谓强"。萧伯纳说："人喜欢习惯，因为造它的就是自己。"高汀说："习惯，我们每个人或多或少都是它的奴隶。"莎士比亚说："不良的习惯会随时阻碍你走向成名、获利和享乐的路上去。"

二、谚语与格言的治疗性应用

谚语与格言是一种特别蕴含魔力的力量。弗洛伊德说过："言辞具有不可思议的力量。他们能带来最大的幸福，也能带来最深的失望；能把知识从教师传给学生；言辞能使演说者左右他的听众，并强行代替他们做出决定。言辞能激起最强烈的情感，促进人的一切行动。不要嘲笑言辞在心理治疗当中的用途"。经验表明，许多人一生中不仅将某些自己喜欢的谚语与格言作为自己的人生观的信念，而且总是自觉或不自觉地以这些谚语与格言作为评价自己的生活质量和指导行为抉择的准则。因此，从应用价值上来看，谚语与格言完全可以充当一种浓缩和简洁的文学处方。

我们不难发现，在中国的各类各级学校、社区、街道、医院、企业、机关、公共场所和监狱等特殊机构的墙上常常可以见到许多谚语与名人格言。事实上，谚语与格言已经成为中国社会喜闻乐见的一种普及教育的方式。受众之多，普及之广，传播之迅速，记忆之深刻，效果之明显是其他教育方式所远远不及的。因此，心理医生理应努力发掘和利用这些具有心理健康教育作用的谚语与格言，建构起一种新型的治疗语言体系或治疗工具。然而，谚语与格言需要植入个体的头脑，才能变成个体心灵深处的一种信念和行为时的一种自动反应方式。在历史上和在当下的社会生活中，政府和社会团体通常是通过号召民众集体背诵和牢记那些被他们推崇的格言而实现其价值观的宣传和传播目的的。

　　在心理治疗领域，神经语言程式疗法（Neuro-Linguistic Programming，NLP）或意译为"身心语言程序学"可能是一种可以将谚语与格言植入个体心理世界的有效方法之一。NLP 于 1970 年由美国的约翰·葛瑞德（John Grinder）与理察·班德勒（Richard Bandler）首创，这是一种通过用语言来改变感受→再通过感受改变观念→继而用改变的观念影响行为→形成新的行为习惯→塑造一种适应性良好的性格→从而达到改变命运的方法，即有如下训练程序和工作假设：①改变你的语言，你就可以改变你的感受。②改变你的感受，你就可以改变你的信念。③改变你的信念，你就可以改变你的行为。④改变你的行为，你就可以改变你的习惯。⑤改变你的习惯，你就可以改变你的性格。⑥改变你的性格，你就可以创造你的命运。

　　NLP 训练的具体目标在于复制榜样的卓越信念和行为，即将卓越者获得成果的语言神经程序总结出来，精炼成一套明白可行的学习训练技术，让患者或受训的人可以此而行并可以获得同样卓越的成绩。如前所述，谚语与格言就是卓越者生活经验教训的结晶，就是值得后人学习效仿的有价值的人生指南，因此，心理治疗师完全可以将那些具有心理治疗功能的谚语与格言编辑成一本适合 NLP 训练的处方。

【拓展阅读】

1. 佩塞施基安，《冒险一试的勇气：用于积极心理治疗的东方故事》，社会科学文献出版社，1998 年。

2. RICHARD A G，《故事治疗——说故事在儿童心理治疗上的运用》，徐孟弘，杜宜展，柳雅梅，等译. 五南图书出版公司，2003 年。

3. 林正文，《妙治心魔——古今故事中的心理治疗》，世界图书出版公司北京公司，2009 年。

4. 阅读弗洛伊德《关于诙谐及其与潜意识的关系》一文，此文收集在

《弗洛伊德文集》，第二卷，第 232～452 页。

【拓展训练】

1. 针对你遇到的咨询案例，寻找一个合适的寓言故事，并建议来访者阅读，复诊时请来访者分享他对此寓言阅读的心得体会。

2. 设计几条有关某个具体心理问题的谚语或格言，设计一个如何将这些谚语与格言植入对象的 NLP 实施方案。

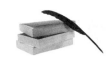

第七章　作家与作品的心理分析

　　荣格在《论分析心理学与诗歌的关系》一文中指出，"个人原因与艺术作品的关系，不多不少恰好相当于土壤与从中长出的植物的关系。通过了解植物的产地，我们当然可以指导并理解某些植物的特性。"① 作家创作了文学作品，作品就像作家心灵的土地上生产的作物，因此，艺术创作是一种心理活动或心智的劳作。但是心理活动的土壤并不是纯净的和单薄的一层，而是层层叠加的或有各种混合腐殖质养分的复合体。因此，一方面，我们只有通过分析这块土地的各种化学成分才能知晓这株作物的特别之处；另一方面，这株有生命力和繁殖力的作物给人带来的美感和营养作用远远超出了朴素无华的土壤本身。所以，对文学作品进行心理分析的目的就在于探究作物的生产过程，了解作物与土壤既有联系又有区别的心理机制，认识作物的营养价值。这样一种心理学与文学相辅相成的研究将有助于我们进一步认识文学的心理治疗价值。本章仅选取历史上几位著名的文学家及他们创作的文学作品来进行心理分析。

第一节　屈原与楚辞创作

　　屈原是中国文学史上伟大的浪漫主义诗人，被誉为"诗歌之父"。历代文人因慕屈子之忠节而对其《离骚》等诗作不断注释、训诂、考据和研究。如汉代有王逸的《楚辞章句》，唐代有陆善经的《文选·离骚注》，宋代有洪兴祖的《楚辞补注》、朱熹的《楚辞集注》，明代有汪瑗的《楚辞集解》、黄文焕的《楚辞听直》、陆时雍的《楚辞疏》，清代有王夫之的《楚辞通释》、钱澄之的《屈诂》、李光地的《离骚经九歌解义》、方苞的《离骚正义》、王邦采的《离骚汇订》、屈复的《楚辞新注》、胡文英的《屈骚指掌》、戴震的

---

　　① 荣格. 心理学与文学［M］. 冯川，苏克，译. 北京：北京联合出版公司，2013：74.

《屈原赋注》、龚景瀚的《离骚笺》、陈本礼的《屈辞精义》等。与古代研究屈原的取向有所不同的是，现代人多从文化学、文艺学、社会学、民俗学、阐释学等多学科的视角来解读《离骚》等文学作品的创作背景、词意和文学价值与意义，但从心理学角度阐释屈原诗作创作心理与心理学意义的研究文献则不多见。第二次世界大战后，17个国家的75名著名人士联合发起了"世界保卫和平大会"。1953年，在莫斯科举行世界保卫和平大会的世界和平理事会上决定将屈原与莎士比亚、但丁、哥白尼并称为世界四大文化名人。因此，无论是从中国诗歌文学史的历史深度，还是从世界性影响的广度来看，研究屈原的诗作都是十分有价值和意义的工作。

一、屈原之死的心理分析

1922年梁启超在《屈原研究》一文中说："研究屈原，应该拿他的自杀做出发点"，这是一个具有心理学眼光的研究建议。因为死亡本是生命的自然结局，但企图自杀则是一种人的心理活动，从精神医学看来，甚至是一种需要紧急心理干预的病态。之前关于屈原之死的绝大多数研究几乎都归结为他不幸的政治际遇，然而与同样遭受厄运的司马迁选择的忍而继续战斗的精神相比，屈原却选择了绝路的自尽，可见，屈原之死并不能单单从不受国君重用流放和楚国之亡等这些外部因素得到合理的解释，而有必要探寻与行为主体自身有关的原因，甚至是个人无意识和集体无意识的某些作用。无论如何，自杀总是个人对待生命意义的一种价值选择。存在主义心理学认为，在本质上，人是自由的，即使在任何边缘性的特别的境遇中，人都是有机会选择自己的想法和行为的。俗语说，盖棺定论，从一个人选择自尽的结局来反观其志其情是一件有意义的研究，这与自杀心理研究中的"心理解剖"（psychological autopsy）意义相同，而且因为这种解释将有助于对后人的心理教育。

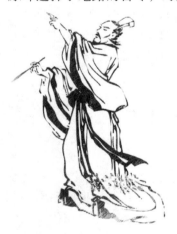

图 7 - 1 屈原

屈原为什么要选择自尽？对此，历史学家关心的是史实，社会学家关注的是人的际遇，政治家思考的是政见与阴谋，文学家想到的是情绪情感，而心理学家感兴趣的则是当事人走向自尽的心理过程，以及这种行为与人格、情绪情感和无意识的关系。下面我们从个性、情绪情感、自尊、族群无意识等几个方面来探讨一下对屈原之死的理解。

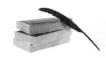

（一）屈原的族群意识对他的志向、自尊、自信和自杀行为的影响

事实上，无论是我们要准确和深刻理解一部文学作品和作家的思想情感，还是要破解作家为何义无反顾地要自尽的原因，就必须全面地了解这个作家所属的族群、家庭出身、家族中对他具有影响的人、人生际遇和创作的历史背景。所谓族群是指在地理上靠近、语言上相近、血统同源、文化同根的一些人群的集合体，也称族团。民族是由许多个族群构成的，在秦统一中国之前，楚国与楚族也是一个在族群心理上有别于周边其他小国和区域文化的族群，《左传·成公四年》中早就有这样的评论："非我族类，其心必异。楚虽大，非吾族也，其肯字我乎？"可见楚国楚人的反叛性与鲁国族群性格的差异还是令那时的史学家印象深刻的。因此，今人在研究屈原的爱国情感时切记不要将楚国等同于中国，将楚族当成华夏民族来看。屈原，名平，字原，出身楚国名门，是春秋时期楚国国君楚武王熊通（？—前690）之子屈瑕的后裔。楚武王本为芈姓，熊氏，武王死后，其子熊赀继位，是为楚文王，而另一公子熊瑕则封于屈，故称屈瑕，屈姓自他始，屈原就是他的后人。楚武王曾是一世枭雄，公元前741年，楚厉王去世，楚武王杀其兄楚厉王之子，自立为国君。楚武王称王，开诸侯僭号称王之先河。楚武王继位后，励志强国，厉兵秣马，继位不足3年就开始东征西讨，克权、降随、伐绞、讨申，扫荡罗、卢、鄢、谷等四国，楚国国势逐渐强大，成为汉东霸主。尤其值得一提的是，楚武王在征途中去世的故事具有一种英雄悲壮的色彩。据史籍载，楚武王最后一次出征时，差不多已70岁的高龄，他临行前就已经明显感受到自己的心神动荡，心律不齐，但他在妻子的支持下仍毅然出征，最后安静地死在征途中一棵开满花的樠树下。屈原的祖先屈瑕（？—前699）虽为武王之子，但也是一名军队的元帅。公元前699年春季，楚武王令屈瑕带病伐罗，出征时就有大臣看出屈瑕因屡胜而骄，"举趾高，心不固矣"，预料他会损兵折将。果然，他轻敌不设防备，被敌军合击，楚军大败，屈瑕率余部逃至荒谷中，自缢身亡。屈瑕的自缢开创了楚国统帅以身殉职、以死谢罪的先例。两位先人为未竟事业而悲壮死去的方式不能说对屈原的心灵世界没有深远的影响。从心理学的角度来看，自杀常表现出奇异的家族性倾向，当然这种视死如归的倾向性并不是指生物遗传性，而可能是指一种家风或对应激事件反应方式的一种偏好倾向。经过三百多年的家风传递，极有可能成为一种族群无意识。屈原投江自沉之前，既有为国身先士卒不畏牺牲，或因骄兵败为自尊而自尽的先祖在前，也有殷贤大夫彭咸谏其君不听投水而死的榜样示范在后。[1] 屈原在《离骚》开篇前八句表现出强烈的氏族意识，王逸注"帝高阳之苗裔兮，朕皇考曰伯庸"时说"屈原自道本与君

---

[1] 王逸《楚辞章句》注解。

共祖，俱出颛顼胤末之子孙"。屈原甚至在沉江最后表明，他要以光明磊落的先贤作为楷模，认定走向不可回避的死亡："知死不可让，原勿爱兮。明告君子，吾将以为类兮。"① 荣格认为，"个人无意识主要是由各种情结构成的，集体无意识的内容则主要是'原型'。"② 可见，屈原之死既有个人无意识的情结，也有族群集体无意识的无形推动。屈原有强烈的贵族优越的情结毋庸置疑。如他在《离骚》开篇就高调宣扬自己是古帝高阳氏的子孙的不凡家世，他在最吉利的庚寅日降生，父亲又赐给自己一个美名。他自认为是一个既具有许多天生内质美，又有良好的修养和美好容态的君子，理当成为君王御驾千里马纵横驰骋的先导，但现实生活却事与愿违。

　　说屈原爱国当然没错，但准确地说是爱他身为贵族的楚国，且更爱他的族人国君。梁启超从屈原的诗作里解读到屈原是一位为情而死的"洁癖"者。所谓"洁癖"在这里专是指他极诚专虑地爱恋一个人，一厢情愿定要和她结为伉俪，然而不幸的是这个恋人不仅忘记他们曾经约定的初衷，而且一再疏远他！对于这位恋人，他又爱又憎，且越憎越爱，不能自拔。他不仅怨恨与他的分别，而且更怨她态度变幻，若即若离，目中无人。一方面他多次曾想放下她去别处寻觅知音，但另一方面却对故国与恋人旧情难以割舍。一时忘怀的快乐与持久的怨恨的矛盾总是日日纠结，令人痛心不堪。结果就在他的恋人客死他乡，故国被秦攻破之后，他用自己的生命殉情，为自己的绝望做了最后的注释。梁启超认为，这位屈原念念不忘的恋人就是那时候的社会，笔者以为应该说是那位曾经与他青年时共商国是的楚怀王更为贴切一点，但用民族学的历史眼光来看，是一种族群向心集体无意识在支配着他如此坚如磐石的信念。从《招魂》一诗来看，在诗人的眼中，似乎除了故国莺歌燕舞、歌舞升平的美好，天下皆是危恶之地，如他认为东方十日代出，流金铄石；南方蝮蛇蓁蓁，怪兽吞人；西方流沙千里，其土烂人；北方飞雪千里，虎豹九关。其狭隘的族群地域意识由此可见一斑。

　　（二）屈原当时复杂的情绪情感状况

　　秦朝以前的古籍上都没有屈原的生平事迹的记载，屈原沉江之后，有西汉文学家贾谊写的辞赋《吊屈原赋》和司马迁写的《史记·屈原贾生列传》算是时间最靠前的文献了，但也时隔100多年之后了。因此，后人对屈原官场失意受逐的事件及其死前最后心境的了解就只能从司马迁写的传记和屈原他自己写的诗文来进行推测了。也许因为司马迁本人也是遭受不公正待遇的文人，因

　　① 《九章·怀沙》。
　　② 荣格. 心理学与文学［M］. 冯川，苏克，译. 北京：北京联合出版公司，2013：61.

此他选择了同为怀才不遇、屡遭受贬谪的屈原和贾谊合写一传，司马迁写本传时显然也把自己的悲愤之情倾注其中，也算是替自己鸣冤了。从《史记·屈原贾生列传》描写的屈原"任、疏、绌、迁、沉"人生际遇的发展线索来看，屈原早年受楚怀王信任，曾任左徒、三闾大夫等官职，参与商议国事、法律制定，兼管内政外交大事。他主张章明法度，举贤任能，改革政治，联齐抗秦。后来楚怀王的令尹子兰、上官大夫靳尚和他的宠妃郑袖等人受秦国使者张仪的贿赂，离间了怀王与屈原的关系。公元前305年，屈原因反对楚国与秦国订立黄棘之盟，被激怒的楚怀王逐出郢都，开始了他长达近20年的流放生涯。后来楚怀王被秦国诱去，客死秦国。楚襄王即位，但屈原仍继续受到迫害，并被放逐到江南。公元前278年，秦国攻破楚国国都，屈原振兴楚国的政治理想彻底破灭。同年5月屈原抱石投汩罗江自尽。屈原当时的情绪究竟如何？据《史记·屈原贾生列传》载，屈原在投江之前，长期独身清苦的流放生活已经将屈原折磨得面色憔悴，形容枯槁。然冰冻三尺非一日之寒，屈原沉江自尽并非一时冲动，而是数年多种负性情绪情感积怨的结果。这些负性情绪情感散在见于屈原所写的一系列诗作之中，尤其是《九章·哀郢》，后人评价是最为凄婉的一首，读之实一字一泪。太史公读《九章·哀郢》时也为之悲伤动情。从诗中可见，屈原的悲情总是与故国和君王的矛盾情感联系在一起，如写思念国君但不得见的悲伤："哀见君而不再得。望长楸而太息兮，涕淫淫其若霰。"但他也抱怨国君对他不公，他责问："信非吾罪而弃逐兮，何日夜而忘之！"为何确实不是我的罪过而遭到放逐？指责君王憎恶忠诚老实、高洁美好的人，却喜欢小人装腔作势的慷慨激昂之辞："憎愠惀之修美兮，好夫人之慷慨。"结果"众踥蹀而日进兮，美超远而逾迈。"小人奔走钻营，日益接近君王，贤人却越来越远离朝廷。屈原对怀王的情感非同一般君臣关系，他甚至在浪漫的幻想中将他对君王的追随比喻为寻觅美女一般的缠绵，这是耐人寻味的。

　　一方面，是他对故国的无比依恋，即使是要死去也不会忘怀："鸟飞反故乡兮，狐死必首丘。"他流放去之愈远，对故土的思之愈切，分离愈久，思之愈浓，他总魂牵梦萦返回故土，而不愿投奔强国他君。另一方面又"心绲结而不解兮，思蹇产而不释。"心思牵挂郁结，愁己忧国爱恨纠缠，不能释然。①事实上，任何一个人只要离开自己熟悉的故居被流放，都会有一种存在迷惘的危机感："发郢都而去闾兮，荒忽其焉极"；"心婵媛而伤怀兮，眇不知其所蹠。"他心绪茫然，不知何处是尽头。"惨郁郁而不通兮，蹇侘傺而含戚。"愁思郁积，内心悲伤是屈原当时的主要心境。屈原内心一直充满矛盾，有时候在难以抉择的时候，他会选择半信半疑的占卜："欲从灵氛之吉占兮，心犹豫而

---

①　《九章·哀郢》。

狐疑。"王夫之言："君子之所以处躬，信诸心而与天下异趋。澄浊之辨，粲如分流，吉凶之故，轻若飘羽。人莫能为谋，鬼神莫能相易。……故托为问之著龟而詹尹不敢决，以旌己志"。王逸则执批评的态度"心意迷惑，不知所为，冀闻异策，其愚甚矣"。

（三）屈原的个性和气质

屈原个性特立独行是所有研究者几乎都认同的。从衣着打扮来观察人的性格和气质是一种公认方便的方法，屈原自己承认他刻意效仿古人的衣着打扮，明示与众不同："謇吾法夫前修兮，非世俗之所服，虽不周于今之人兮，愿依彭咸之遗则。"别人攻击他佩戴蕙草，又指责他爱好采集茝兰。连众女人也嫉妒他的蛾眉丰姿，造谣诬蔑说他妖艳好淫，而他却自认为是坚持一种古人提倡的芳洁高尚的美德而决不动摇，他不仅越来越张扬这种楚巫古文化中巫师的卉服："佩缤纷其繁饰兮，芳菲菲其弥章"，而且将其成为"余独好修以为常"的一种个人偏好。他不怕众口铄金，坚持认为："余虽好修姱以靰羁兮，謇朝谇而夕替；既替余以蕙纕兮，又申之以揽茝；亦余心之所善兮，虽九死其尤未悔。"即使在这种"独穷困乎此时"，他表示粉身碎骨也不改初衷："宁溘死以流亡兮，余不忍为此态也。"在屈原看来，他与那些小人的差异就像雄鹰与燕雀、方与圆是无法共处和通约的："鸷鸟之不群兮，自前世而固然。何方圜之能周兮，夫孰异道而相安？屈心而抑志兮，忍尤而攘诟。伏清白以死直兮，固前圣之所厚！"他确认这种差异和无法通约不仅是前世已经确定，而且以死明心早已有前人榜样在先。值得注意的是，这种差异还仅仅只是衣着服饰而已，而不是大是大非的原则性问题。简而言之，屈原认为自己所想所为绝对正确而且皆有理据。他当时的认知结论就是："举世混浊而我独清，众人皆醉而我独醒，是以见放。"但无论是因为政治主张也好，还是个人的言行处事方式也罢，屈原对当时的生存环境已经出现了严重的不适应。虽然屈原对自己的志向选择有所反思，"悔相道之不察"，甚至想过是否趁迷途还未行远而折返，而且还有他的姐姐和那位渔夫都真情地劝诫他可以圆通一些或者随波逐流就可安身，但屈原因为他心高志远的理想主义终究使他欲罢不能，他表示自己"登高吾不说兮，入下吾不能"[1]。屈原还有强烈的时间存在之焦虑，他多次感叹："汩余若将不及兮，恐年岁之不吾与。"在这种光阴似箭又恐赶不上的紧迫感下，透露着他强烈的君子名节情结："老冉冉其将至兮，恐修名之不立。"这在古时是君子奉行的一种气节，并不算特别，如孔子说："君子疾没世而名不称焉。"[2] 王逸在《离骚》此句下注释："立，成也。言人年命冉冉而行，

---

[1] 《思美人》。

[2] 《论语·卫灵公》。

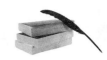

我之衰老，将以来至，恐修身建德，而功不成名不立也。……屈原建志清白，贪流名于后世也。"苏轼亦在《屈原塔》一诗中也这样评论道："屈原古壮士，就死意甚烈。世俗安得知，眷眷不忍决。……古人谁不死，何必较考折。声名实无穷，富贵亦暂热。大夫知此理，所以持死节。"这些评论倾向于认为屈原有担心自己美好的形象与名节不能留名青史的强烈自尊。对此，洪兴祖有不同的看法，他说"修名，修洁之名也。屈原非贪名者，然无善名以传世，君子所耻，故孔子曰：伯夷、叔齐饿于首阳山下，民到于今称之。"夷齐的确是屈原在《九章·橘颂》中表白的人生榜样，曰："行比伯夷，置以为像兮。"洪兴祖在此句之下注释："屈原亦自以修饰洁白之行，不容于世，将饿馁而终。故曰：以伯夷为法也。"因此，屈原认为"杀身成仁"，就要死得轰轰烈烈，故有如此豪言壮语："宁赴常流而葬乎江鱼腹中耳，又安能以皓皓之白，而蒙世之温蠖乎？"由此可见，屈原之死不仅是信仰破灭、仕途无望、失宠失落，更是个性孤傲偏执、怨恨积压、自尊倔强的结果。

从文学治疗的角度来看屈原之死并不只是一件纯粹关乎历史学术研究的事情，而是对于年轻后学者欣赏什么、赞扬什么、学习什么，可能带来深远的示范效应，因此绝不能淡看这种历史人物行为的评价。司马迁就这样评论屈原那种偏执不明智的选择："人君无愚智贤不肖，莫不欲求忠以自为，举贤以自佐。然亡国破家相随属，而圣君治国累世而不见者，其所谓忠者不忠，而所谓贤者不贤也。"① 现代也有学者对屈原之死与司马迁之忍进行了对比研究，是具有启发意义的。② 按照孔子所说的："《关雎》乐而不淫，哀而不伤"③ 艺术创作的原则，屈原可以任性高歌，但可以不伤害自己，也许可以为中国文学做出更多的贡献。孔子曾在《论语·卫灵公》中以史鱼与伯玉两个人为例，说君子处世有两种方式选择：一是像史鱼这个人，当国家有道或无道时，他都同样直爽；二是像伯玉那样"邦有道，则仕；邦无道，则可卷而怀之"。照孔子如此之策略，屈原完全可以放下昏庸的楚王，走遍华夏大地，像孔子那样游说诸国君王推行"美政"，或者像伯玉那样"卷而怀之"，能屈能伸，等待实现中华民族更大发展格局的历史机遇。

二、屈原楚辞创作的心理分析

何为楚辞？宋代黄伯思在《校定楚辞序》的定义较为全面："盖屈宋诸

---

① 《史记·屈原贾生列传》。

② 李洪华. 屈原的"死"与司马迁的"忍"：兼谈文学教育中的生命意识［J］. 南通大学学报（教育科学版），2010，26（1）：79-81.

③ 《论语·八佾》。

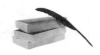

骚，皆书楚语，作楚声，记楚地，名楚物，故可谓之'楚辞'。"① 楚辞亦作
"楚词"，本为楚地的歌辞，战国时楚国的屈原在吸收其营养的基础上，创作
出《离骚》等系列诗篇，后人仿效，名篇继出，逐渐成为一种有浓厚的地方
特色的诗体。西汉末年，刘向将屈原、宋玉的作品以及汉代淮南小山、东方
朔、王褒的作品共 16 篇辑录成集，定名为《楚辞》，但今已失佚。"楚辞"之
名，始见于西汉武帝之时，这时"楚辞"已经成为一种专门的学问，与"六
经"并列。楚辞因其中的《离骚》一诗而闻名，故"后人或谓之骚"，或
"骚体"，《楚辞》的出现打破了《诗经》以后两三个世纪诗坛的沉寂。后人
也因此将与十五《国风》而称为"风"的《诗经》相对举，并称为风、骚，
于是，风、骚成为中国古典诗歌现实主义和浪漫主义创作的两大流派。

在这里我们着重来讨论《离骚》等楚辞创作时的心理过程及艺术创作的
心理机制。先谈谈屈原创作《离骚》等 25 篇诗作当时的历史际遇和心境。一
部具有长远历史影响的作品往往诞生于一个暴风骤雨的时代，必然会从时代的
呼声中汲取力量。屈原生活于怀王、襄王两代，目睹了楚国从强盛走向衰落的
过程，而同期的楚王昏庸，不辨贤愚，奸佞当道。根据西汉司马迁所写的传记
和东汉王逸所做的分析，当时"其后周室衰微，战国并争，道德凌迟，谲诈
萌生。于是杨、墨、邹、孟、孙、韩之徒，各以所知，著造传记，或以述古，
或以明世。而屈原履忠被潜，忧悲愁思，独依诗人之义而作《离骚》，上以讽
谏，下以自慰。遭时暗乱，不见省纳，不胜愤懑，遂复作《九歌》以下凡
二十五篇。"② 从文学治疗的角度来看，屈原创作诗的动机虽有诗教的用意，
而主要是源出自我宣泄与心理疗伤的需求。一部伟大的作品也往往诞生于作者
"穷而后工"的特殊境遇之中。司马迁后来这样评论道："屈平正道直行，竭
忠尽智，以事其君，谗人间之，可谓穷矣。信而见疑，忠而被谤，能无怨乎？
屈平之作《离骚》，盖自怨生也。"可见屈原当时主要的情绪一是痛心楚怀王
听信谗言，不能分辨是非，他竭尽忠心用尽智慧侍奉国君，他的诚信却被怀
疑；二是痛恨诏媚国君的人遮蔽了楚怀王的明见，邪恶的小人危害公正无私的
人，端方正直的人不被昏君谗臣所容。所谓'离骚'者，犹离忧也。班固在
《离骚赞序》中的解释是："离，犹遭也；骚，忧也。明己遭忧作辞也。"汉代
王逸在《楚辞章句》中的解释则是："离，别也；骚，愁也；言己放逐离别，
中心愁思"。认为《离骚》为别愁。清代戴震在《屈原赋注》卷十《音义》
中说："离，犹隔也；骚者，动扰有声之谓。盖遭谗放逐，幽忧而有言，故以

---

① 《宋文鉴》卷九十二。
② 东汉王逸《楚辞章句·序》。

《离骚》名篇。"①无论如何，创作《离骚》是屈原当时人生际遇、个性心理和当时情绪情感的产物，对他自己而言则是官场失意之后的一次文学疗伤，如《汉书·地理志》中所评价的那样："始楚贤臣屈原被谗放流，作《离骚》诸赋以自伤悼"。司马迁对《离骚》中表现出的情绪评价还是很积极的："《国风》好色而不淫，《小雅》怨诽而不乱。若《离骚》者，可谓兼之矣。"刘勰在《辨骚》也说："不有屈原，岂见《离骚》。惊才风逸，壮才烟高。"可见，《离骚》不仅彰显了屈原的文学才华，而且对情绪的自控还可以称得上是符合中庸之道精神的。站在文学治疗的角度来看，既然屈原用诗歌宣泄了自己的负性情绪，心绪理当得到较好的平复，可事实上却并非如此，这如何解释？我们假设屈原如果能在诗作中痛陈昏君和小人该是何等畅快，可是，他的怨恨中充满着他自己没有自觉的矛盾。宋代洪兴祖似乎发现了屈原之情与《诗经·小弁》的相似之处，据司马迁《史记·周本纪》所载，听信谗言的幽王，以莫须有的罪名将太子宜臼逐野流放，太子头疼心烦，忧伤如同棒杵乱捣，他和衣而卧哀声叹，忧伤使他容颜变老。洪兴祖指出屈原的怨君实际上是"以义劘上"，他在《离骚》"怨灵脩之浩荡兮"之句下补注："孔子曰：'《诗》可以怨'，孟子曰：'《小弁》之怨，亲亲也。亲之过大而不怨，是愈疏也。'屈原于怀王，其犹《小弁》之怨乎？"儒家本认为"诗可以怨"，但正因为是《小弁》之怨，怨而不能恨，怨者最后的和最高级别的对至亲的怨刺就容易退变成自杀，虽怨实爱。

屈原的诗作既有写实主义的，也有浪漫主义的。依照荣格分析心理学的眼光，可以将文学创作分为心理模式和幻觉模式两类。前者是指艺术创作的题材来自人类意识经验和生活的领域，它的描述与想象始终未能超越心理学能理解的范围，内容与场景能够为人们所理解。后者则具有晦涩的玄学的和神秘主义的色彩，与普通人的生活或命运相去甚远。对于后者这类文学创作的幻想模式的心理学意义有弗洛伊德和荣格两种解释。如果按照弗洛伊德精神分析的理解，基于幻觉机制的文学创作很可能是源于作者个人生活中的一种恋爱经验，而这种经验在道德上或审美上与自觉意识和社会主流的文化不相容，于是成为不容易辨认的无意识，在作品中反复表现出那种替代难以接受的经验的象征。但是荣格并不满意弗洛伊德的这种"科学"的解释，他认为，艺术创作中的幻觉并不是来源于个人经验，或者说只是理解为一种症状，而是具有更原始的性质，我们应该严肃地看待隐藏在艺术作品下面的幻觉，维护幻觉经验的重要性！"幻觉代表了一种比人的情欲更深沉、更难忘的经验。"荣格的意思是，幻觉是一种超越个人生活经验的集体无意识，所以，他强调说："我们绝不可

① 张岱年. 戴震全书：第三册［M］. 合肥：黄山书社，1995：713.

将这种性质的艺术作品同作为个人的艺术家混淆起来。"在这类艺术中,"幻觉是一种真正的原始经验。幻觉不是某种外来的、次要的东西,它不是别的事务的征兆,它是真正的象征,也就是说,是某种有独立存在权利,但尚未完全为人知晓的东西的表达。"① 荣格站在与幻觉者共情的角度来看待幻觉的意义:"如果说爱情插曲是真正经历过的真实体验,那么,幻觉也同样是真正经历过的真实体验……因为幻觉本身具有心理的真实性,这种真实性丝毫也不逊于物理的真实性。"② 由于我们的意识已经习惯了感官知觉到的已知的事物,而不容易理解和接受那些未知的、神秘的、不可思议的或隐秘的事物,所以,人们也出于恐惧而使自己远离这些神秘的直觉或幻觉,发明了"理智的盔甲和科学的盾牌"来进行自尊的保护,努力建造一个更容易把握的意识世界。但荣格相信,诗人们却具有一种天赋的能力,可以随时将捕获到的生活中黑夜世界一面的各种形影——精灵、魔鬼和神祇,并借助于神话来使他的经验得到最恰当的表现。"诗人的创作力来源于他的原始经验,这种经验深不可测,因此需要借助神话想象来赋予它形式。"诗人"为了表现他的幻觉的怪诞和荒谬,他必须借助一种很难掌握的充满矛盾的想象"③。在屈原的《离骚》等诗作中我们不断看到借力神话幻想的篇章,屈原在官场现实中被贬,被流放,而在诗的世界中他却自由驰骋,文采四溢,受世人追捧。从这种意义上说,屈原的《离骚》等诗作是一系列心理疗伤的记录,而且这也许正是他在楚地流放20多年的精神支柱。

荣格认为,同一部作品并不一定是同一种创作模式,也可以像歌德的长诗《浮士德》一样,第一部分和第二部分之间就隶属于幻想和写实的不同的创作模式。同样,《离骚》的前九个自然段几乎都是写实主义的,主要陈述作者自己的出身、志向、独行其是的个性爱好,以及遭受无奈的流放和悲愤的心情。但从第十个自然段开始,在哭泣中诗锋忽然一转:"跪敷衽以陈词兮,耿吾既得中正。"可见,屈原当时是在跪着诉说着自己悲伤的心情时,忽然豁然开朗,思接千载,文学灵感奔涌而出,一幅春风得意的壮观气派的场景呈现于脑海之中:他驾驭着玉龙乘上凤车,乘风奔向天上的征途。从九疑山到昆仑山,月神在前边开路,后边风神追随驰翔,鸾鸟凤凰为他开道,云霞来迎接护航,缤纷的云霞在身边聚散流动,色彩斑斓上下飞扬……此时,悲痛隐退为背景,作者自己驾驭着玉龙乘上凤车的天国之行的威仪成了安慰诗人心灵的迷幻药,

---

①② 荣格. 心理学与文学 [M]. 冯川,苏克,译. 北京:北京联合出版公司,2013:97.

③ 荣格. 心理学与文学 [M]. 冯川,苏克,译. 北京:北京联合出版公司,2013:99.

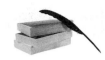

他相信在天上奏《九歌》，舞《韶》乐，可以"聊假日以偷乐"。屈原究竟想在天国寻觅什么？其实他在诗中说得很明白："芳菲菲而难亏兮，芬至今犹未沫；和调度以自娱兮，聊浮游而求女；及余饰之方壮兮，周流观乎上下。"他要趁芳心未老，佩饰正在盛美之时，飘游四方寻求美女。但好不容易遇到的美女不是态度不明确，若即若离，闹别扭，目中无人，就是媒人笨拙无能，他坦言因此而失眠，不能释怀："闺中既已邃远兮，哲王又不寤；怀朕情而不发兮，余焉能忍此终古。"王逸认为，屈原诗作的这种鬼怪神力的特色源于作者当时流放地域的文化影响，如"九歌者，屈原之所作也，昔楚国南郢之邑，沅湘之间，其俗信鬼而好祠（祭祀），其祠必作歌乐鼓舞的乐诸神。屈原放逐，窜伏其域，怀忧苦毒，愁思沸郁，出见俗人祭祀之礼，歌舞以乐，其词鄙陋，因作《九歌》之曲，上陈事神之敬，下见己之冤结，托之以讽谏，故其文意不同，章句杂错，而广异义焉。"而宋代朱熹则认为还是源出屈原不能自控的对君王的那份情感："原之为书，其辞旨虽或流于跌宕怪神、怨怼激发而不可以为训，然皆生于缱绻恻怛、不能自已之至意。"① 鲁迅先生则认为：《离骚》"较之于《诗》则其言甚长，其思甚幻，其文甚丽，其旨甚明，平心而论，不遵矩度"。可见，在极其悲痛的情绪中和迷幻的幻想中吟诵而出的《离骚》几乎就是呐喊，而不再是刻意的文字雕刻了。一句简单的评论"不遵矩度"，概括了屈原诗作非理性的幻想属性。海德格尔曾借荷尔德林那句诗："人充满劳绩，但是还诗意地安居在大地之上"来阐释诗对心灵慰藉的作用，他说："诗人不行动，而是做梦。诗人所制，想象而已。"② 但屈原诗作中关于神话的幻想与通常意义下的文学想象应该还是有所区别的。然而，这些由片刻如梦如幻一般的天马行空带来的欢愉终究不能解决屈原对现实的失意、失望与失败。

第二节　陈白沙心学与诗道

陈献章（1428—1500）字公甫，号石斋，别号碧玉老人、玉台居士、江门渔父、南海樵夫、黄云老人等，出生于广东新会都会村，10 岁随祖父迁居白沙村居住，世称白沙先生。他创造性地继承和发展了孔孟儒学，建立的白沙

---

① 朱熹《楚辞集注序》。

② 海德格尔. 人，诗意地安居［M］. 郜元宝，译. 桂林：广西师范大学出版社，2002：73.

心学不仅使江门成为岭南儒学圣地，而且成为明代心学思想的源头。1574年明神宗皇帝朱翊钧下诏建陈白沙家祠，并赠联赞曰："道传孔孟三千载，学绍程朱第一支。"白沙先生成为岭南历史上唯一可以入祀孔庙的大儒、教育家和诗人，其历史地位和影响可见一斑。研究白沙先生的心学与诗教的关系，不仅有助于我们理解陈献章的心学诗教的特点，也有助于我们认识诗教对心学的表达和对白沙个人心理迷惘问题解决的帮助，以及通过心学与西方海德格尔存在主义现象学的跨文化比较，认识诗教心学的心理治疗价值。

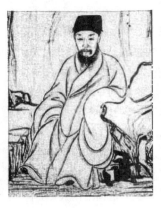

图7-2　陈献章

正如中国古代许多杰出的思想家和文学家一样，陈白沙的仕途也不是一帆风顺。他早年热衷科举，20岁那年考中秀才，同年秋天参加乡试，再考中第九名举人，后来考中副榜进士进国子监读书，但后来两次参加会试，理想终归落空。从心理学的角度来看，这种因挫折而没有实现的愿望可以称之为"未了情结"或"未竟事业"。一方面这是一种心灵创伤，但另一方面也给当事人的人格和态度带来了一次格式塔式转变的机遇。陈献章在27岁会试科举落第后，曾前往江西拜程朱理学家吴与弼为师，打算进一步精研"古圣贤垂训之书"。没想到半年过去了，他却感到体悟真道不知从何处入门的一片迷惘，于是，他毅然告别老师返回故里，筑阳春台为书室，读书静坐，足不出户，当时他"既无师友指引，唯日靠书册寻之，忘寝忘食"，历经数年，还是仍处于一种茫然的"未得"之状况。他认为"所谓未得，谓吾此心与此理未有凑泊合处也"。后来，他终于学会了"舍彼之繁，求吾之约，惟在静坐，久之，然后见吾心之体隐然呈露，常若有物。日用间种种应酬，随吾所欲，如马之御衔勒也"①。这时的白沙已犹如一匹卸掉了马嚼子束缚，可以在原野上纵横奔驰的骏马一般。当时他自信地说道："体认物理，稽诸圣训，各有头绪来历，如水之各有源委也。于是，焕然自信曰：'作圣之功，其在兹乎！'"白沙先生对自己的治学之道进行了小结："虽使古无圣贤为之依归，我亦住不得，如此方是自得之学。"②　在这段自白中，我们看到了白沙先生经历了一个艰辛的治学探索过程，这个过程不仅只是求知的，而且更重要的是他从科举挫折的人生低谷中走出来，完成了一场人生心理危机的自我拯救的过程，这个过程是他治学取向与人生价值观转变合而为一的辩证统一。换

---

① 陈献章. 陈献章集：上［M］. 孙通海，点校. 北京：中华书局，1987：145.
② 陈献章. 陈献章集：上［M］. 孙通海，点校. 北京：中华书局，1987：133.

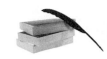

而言之，崇尚读书穷理的程朱理学并没有使他自得，反而悬搁一切现成的和传统的教条与信念，才使他变得心灵解放和自在，由此陈献章的思想逐渐转向主张求之本心的陆九渊心学。成化二年（1466）秋末，陈献章重游太学入京至国子监，因有感触而写下《和杨龟山此日不再得韵》，国子监祭酒邢让读后大加赞许，赞曰"真儒复出"，自此，陈献章才名大震京师。然而，具有历史讽刺意味的是，三年后陈献章第二次参加会试仍名落孙山，看似是历史的嘲弄，然而也许是自性与科举社会制度之间矛盾的必然结果，这种失败促使他决意返回故里，讲学授徒，另辟治学蹊径。尽管成化十八年（1482）前后陈献章受地方官员的推荐，宪宗皇帝下诏征用，授以翰林院检讨之衔，白沙虽应召赴京，但最终他还是以奉养有病的老母为由返归故里，专心治学诗教，77岁时终老。

一、白沙心学与现象学的跨文化比较

说陈献章开创了岭南心学，但他并没有写过一篇完整的哲学论文和专著，他只是不断地写诗和留有不少书法墨宝，他的心学思想只是忽隐忽现地飘逸在诗文的韵律之间，因此，他似乎不像一个典型的哲学家，也不是一个以诗文闻名于世的文学家，而是一个以诗论心学之道的思想家。他属于儒学之流，崇拜孔孟，但却没有直接的师承大师，从这种意义上，他是一个孤标傲世、机杼一家和顶门立户的儒学侠客。他的学问是关于人与世界关系，关于人生哲理和关于解放自我的，从世界哲学和心理学的角度来看，白沙心学不仅具有助人发现自我能动性、治疗自我迷失的作用，而且与现代现象学具有异曲同工之妙，仍具有当下应用的价值。

（一）意识的意向性与"君子一心，万理完具"

比较白沙心学与胡塞尔和海德格尔的现象学，不难发现，白沙心学似乎就是中国式的现象学。作为胡塞尔现象学出发点的布伦塔诺意动心理学认为，心理的本质是意动，是人心的意识指向性或意向性决定了人想看什么和看到了什么。在认识论意义上，现象学认为，世界只不过是其他事物向人的存在方式显示出的结构，这与《孟子·尽心上》"万物皆备于我矣"的观点旨趣相近。从宋明程朱理学的"心即理"到白沙先生的"君子一心，万理完具。事物虽多，莫非在我。"① 再到后来王阳明的"心俱万理"和"宇宙在我"展现了一脉相承的中国式的意动心理学思想。为何"君子一心，万理完备"？这是因为从认识论的意义上看，世界上的任何现象都是对人的显现，意向某物是人意识的基本结构，或者说意向性是意识的基本性质。所谓意向就是意识的指向，换而言

---

① 　陈献章. 陈献章集：上［M］. 孙通海，点校. 北京：中华书局，1987：55.

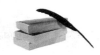

之，是人的认识兴趣、认识角度、认识水平、认识方法决定了人的意识指向不同的事物或事物的不同侧面，甚至决定了心理世界与物理世界吻合的不同的维度和评价的不同标准。传统的哲学家们几乎都同意，真理在于认识与事物规律的吻合，而心学和现象学告诉我们，真理这个概念是属于意向性的，主客观统一的这种真理是通过意识的意向性结构而达到的统一，意向性不同则看到的真理各异。从心理学的角度来解释中国心学的价值不仅符合历史和心学的原旨，而且避免了用唯心主义的帽子遮蔽了心学的学术意义和应用价值。从现象学来看，白沙的诗教为何叫"心学"，这是因为白沙心学具备对意识绝对第一性的认识："君子一心，万理完具。事物虽多，莫非在我。"在现象学看来，"意识是一个内在的存在"，而且是一个无条件的绝对的存在，是一切可能的其他存在者在其中构成自身的存在，是其他的存在者在其中才得以原本的"是"其所是的存在。也就是说，"一切其他的作为实在的存在都只是在与意识的联系中，就是相关于意识才是存在的。""只有当一种意指，即一种意识存在时，在最广泛意义上的被意指者在根本上才能够存在。"①

（二）自得、悬搁与回到事物本身

现象学认为，以往哲学家们将现象与物自体，或将表象与本质、内在与外在、主观与客观、精神与物质、人与物等事物与现象作两分法，实际上只是一种理论上的假设而已。现象其实就是事物本身，事物本身是指在人的意识活动中或在人的存在过程中所显现出来的内容，而不是指不依赖于意识而存在的物质实体。而"现象不是任何一种在其背后还存在着某物的东西，现象所给出的东西恰恰就是那自给自足的东西"②。当然，现象常常受到遮蔽。胡塞尔认为，哲学要以事物本身或现象为研究对象，就要抛弃一切理论的和文化的前提，将那些前置的、传统的、现代的、理论的、教条的、信念的所有既定的东西都放进括号内加以"悬搁"（epoche）起来，而相信自我直观的"自明性"或"明证性"（evidence）。与现象学的"悬搁"方法类似，陈献章提出了自得之说，他主张君子求学问当求之于本心，得之自我，学贵知疑，而不要尽信书，为前人的说教所束缚。他说："以我观书，则随处得益；以书缚我，则释卷而茫然。""千卷万卷书，全功归在我，吾心内自得，糟粕安用那！"③他教育学子，读前人的书关键在于领会其思想智慧，而不是背诵经文，他大胆地宣

---

① 海德格尔. 时间概念史导论［M］. 欧东明，译. 北京：商务印书馆，2009：140 – 141.

② 海德格尔. 时间概念史导论［M］. 欧东明，译. 北京：商务印书馆，2009：115.

③ 陈献章. 陈献章集：上［M］. 孙通海，点校. 北京：中华书局，1987：288.

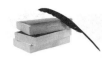

称："吾能握其机，何必窥陈编？"① 白沙先生还要求君子要摒弃一切外物对耳目的影响，不为外物所累，做到"以无所著之心行于天下"。他说："自得者，不累于外物，不累于耳目，不累于造次颠沛，鸢飞鱼跃，其机在我。"② 白沙先生的这些观点在当时的积极意义何在呢？因为在那个时代的宋儒程朱理学已经成为官方显学，到了朱熹时代，儒学几乎到了只要后人恭敬与躬行而已，无须再作探究和著述的状况。在白沙先生看来，"今之学者各标榜门墙，不求自得，诵说虽多，影响而已。"③ 白沙对当下时弊的评论并非妄自菲薄，而是来自他对社会的观察，从师学习和废寝忘食历经数年的闭门苦读的体会。他不是凭借死读书，而是采取了一种近乎诗意般的内观静坐的方法，"舍彼之繁，求吾之约，惟在静坐，久之，然后见吾心之体隐然呈露，常若有物。"④ 陈献章宣称自己"虽使古无圣贤为之依归，我亦住不得，如此方是自得之学。"⑤ 由此可见，白沙先生经历的一种艰辛的寻觅和悬置现成的和传统经典教条的探索过程，最后他终于开创了一条心学自得之学的道路。抛弃书本，那么人的思想和行为该以什么为准绳？现象学主张，"现象学的探究应当从自然的立场出发，也就是从那种最直接的自身给出的存在者出发。"⑥ 现象学的这种哲学取向与中国先秦诸子百家的旨趣类似，一般人认为，道家崇尚自然，儒家着眼人伦，但事实上，儒道两家都主张法天则地。白沙先生不拘于儒道的区别，创造性地提出"以自然为宗"，简洁地表达了人道必须基于自然之道的思想。所谓自然，就是指天然的或本然的状况，就人心来说，就是"天性"。白沙先生希望建立起一种"以自然为宗"的核心价值观和至高无上的治学信念。他强调："学者以自然为宗不可不着意理会"⑦ 对于白沙先生以自然为宗之说可以从如下几个方面来理解：其一，人不仅来自大自然，人死后也终结于自然，人的生与死都是自然的过程；人与天地都是自然之物，都遵循有生有死的自然规律；人无须怀念过去，也无须为财物所累，因为财物生不带来，死不能带走，如白沙先生所说："人与天地同体，四时以行，百物以生，若滞在一处，安能为造化之主耶？"⑧ 其二，人的身体本来就是自然的一部分，人完全是由自然元素所构成的，人与其他生物一样存在，并无特别的神秘；他说："此身一到，精

① 陈献章. 陈献章集：上［M］. 孙通海，点校. 北京：中华书局，1987：279.
② 陈献章. 陈献章集：上［M］. 孙通海，点校. 北京：中华书局，1987：825.
③ 陈献章. 陈献章集：上［M］. 孙通海，点校. 北京：中华书局，1987：191.
④ 陈献章. 陈献章集：上［M］. 孙通海，点校. 北京：中华书局，1987：145.
⑤ 陈献章. 陈献章集：上［M］. 孙通海，点校. 北京：中华书局，1987：133.
⑥ 海德格尔. 时间概念史导论［M］. 欧东明，译. 北京：商务印书馆，2009：144.
⑦ 陈献章. 陈献章集：上［M］. 孙通海，点校. 北京：中华书局，1987：192.
⑧ 陈献章. 陈献章集：上［M］. 孙通海，点校. 北京：中华书局，1987：192.

神具随，得吾得而得之矣，失吾得而失之耳"①。其三，人应该遵循和敬畏自然规律的生活，承认人的自然本性，就必须让生活适意畅神，尽其心性。如孟子在《孟子·尽心上》说："尽其心者，知其性也。知其性，则知天矣。"可见，只有承认自然为宗和愿意率天性而为，才能有所自得，而"自得"则是爱自然之道的升华，爱自然的结果是爱自由。他在一首关于《题画》的诗中写道："金笼锁鹦鹉，山水纵斑鸠。巧拙知谁是？天机不自由。"

从自然到自得，再到自由，我们可以看到从现象学到存在主义的思想发展脉络。海德格尔与胡塞尔有着师生般的渊源关系，存在主义属于广义的现象学运动，存在主义将现象学研究的意识对象从"现象"拓展到"人的存在"和生活世界的领域。法国哲学家和文学家让·保罗·萨特说："人类的自由先于人的本质，并且使人的本质成为可能。""人除了他自己认为的那样以外，什么都不是，这是存在主义的第一原则。"人的实在的存在根本上并不是一个实体，而是一种被体验得到的自由或关系，而欲望就是存在的欠缺，② 这就是说人的自由选择和体验造就了自己！陈献章托病和为母尽孝道，不愿做京官的行为为自己找到了一条自由之旅，也因此造就了一个自在的白沙先生。从存在主义看来，人的存在不仅仅是个人的存在，也包括个人与他人的关系及其与他的世界的全部关系。道不远人，修养如何在做事做人之处体现。人有了自由和自得，接人待物等社会交往中就能心平气和。他说："接人接物，不可拣择殊甚，贤愚善恶一切要包他。到得物我两忘，浑然天地气象，方始是成就处。"③做学问则要求："心地要宽平，识见要超卓，规模要阔远，践履要笃实。能此四者，可以言学矣。"④ 白沙先生认为以自然为宗不仅是一种信念，也是一种快乐，他说："自然之乐，乃真乐也。"⑤

（三）语言是存在之家，但"道不可状，为难其人也"⑥

无论是哲人还是诗人都知道语言对于存在表达的局限性，但他们都是靠语言工作的职业，又根本不可能离开语言，因此，采取何种方式来减少语言对存在之道表述的缺陷就成了现象学和心学共同探索的问题，也正是如此，为诗教心学留出了发展的空间。

海德格尔认为，"当人思索存在时，存在也就进入了语言，语言是存在之

---

① 陈献章. 陈献章集：上［M］. 孙通海，点校. 北京：中华书局，1987：55.

② 萨特. 存在与虚无［M］. 陈宜良，等译. 杜小真，校. 北京：生活·读书·新知三联书店，1987：736.

③ 陈献章. 陈献章集：上［M］. 孙通海，点校. 北京：中华书局，1987：134.

④ 陈献章. 陈献章集：上［M］. 孙通海，点校. 北京：中华书局，1987：135.

⑤ 陈献章. 陈献章集：上［M］. 孙通海，点校. 北京：中华书局，1987：192－193.

⑥ 陈献章. 陈献章集：上［M］. 孙通海，点校. 北京：中华书局，1987：56.

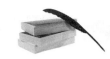

家，人栖居在语言之家"。尽管如此，但存在不等于言语所表达的存在物，语言与存在不能分离又永不统一的矛盾是摆在人类面前一道无法逾越的难题。海德格尔认为，西方哲学两极独立的思维方式已经穷尽了一切继续发展的可能，而应该让位于诗的语言，因为"人愈有诗性，其言说就愈自由"①。无独有偶的是白沙先生似乎也对用诗表达思想情有独钟。尽管白沙先生一生仕途不顺，身子又多有疾患，但他诗赋不辍，乐观通达。的确，我们仿佛可以在白沙先生的草庐里看到了一位安居的诗人。海德格尔认为，如果说人通过建筑而达于安居的话，那么，让我们安居的诗所创造的就是一座建筑，白沙先生正是通过诗作建造了一座让心安居的心学大厦。

道家、心学与存在主义现象学都注意到了言语与存在的这种复杂关系。白沙先生曾有如下的自问自答："道可状乎？"曰："不可。此理之妙不容言，道至于可言则已涉乎粗迹矣。"他认为，言不尽意，即"心得而存之，而口不可得而言之"。即使是自得，也可能"恐更有自得处，非言语可及也"②。那么，是否可以用物体的形状来解释道呢？白沙先生认为也不可以，因为物体受制于具体的形状，它不可能完整地表达渗透于各种事物的道。道虽不可言状，但又无可奈何地离不开语言。那么，怎样做才是合适的方法呢？他认为有两种：一是"举一隅而括三隅，状道之方也"；二是"据一隅而反其三隅，按状之术也"。③ 可见，心学的方法论与现象学重视具体的、特殊的、个案的、体验的研究方法是异曲同工的。关于哲学或心学，白沙先生极少长篇大论，只留下大量诗词、赋、题跋、墓志铭、祭文、书信、墨宝、随笔。心学认为人的存在是不能依靠单纯的研究来把握的，而更应从自己体悟的自然和社会生活来揭示人的存在，观察存在显现的方式和注重对现象的直观把握，这种独特的方法就是静坐反躬自问。他说："若平生忙者，（静坐）此尤为对症药也。"④ 这种与儒、道、佛理相通的心学静（敬）坐法，不仅有助于去除各种语言教条对自我心灵的遮蔽，开放自我之心，而且有益于平心静气，调动心身自我平衡康复的力量。

二、诗道即心法

孔子为何将《诗》放在六经之首？一代大儒陈白沙又为何不著书而独好

---

① 海德格尔. 人，诗意地安居［M］. 郜元宝，译. 桂林：广西师范大学出版社，2002：72.

② 陈献章. 陈献章集：上［M］. 孙通海，点校. 北京：中华书局，1987：161.

③ 陈献章. 陈献章集：上［M］. 孙通海，点校. 北京：中华书局，1987：56.

④ 陈献章. 陈献章集：上［M］. 孙通海，点校. 北京：中华书局，1987：157.

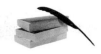
诗？为何在古希腊的传说里，人间最早的诗人被称作是神的儿子？黑格尔又为何认为诗是最高阶段的艺术？荷尔德林为何说："人充满劳绩，但还是诗意地安居于大地上？"这些穿越历史与现实、哲学与文学、古今中外数千年的提问是非常令人惊奇和值得探讨的问题。

清代乾隆年间佛山学人陈炎宗在《重刻诗解序》中评论道："族祖白沙先生以道鸣天下，不著书，独好为诗。诗即先生之心法也，即先生之所以为教也。先生之道因诗教而益彰矣。"① 诗在陈白沙的心学中占有非常重要的作用，可谓是白沙心学的认识论和方法论的主要特征。白沙心学诗道高山仰止，精湛意深，堪称中国传统文化之璞玉。这里我们来讨论一下白沙心学诗意的这种特征及其心理治疗的意义。

（一）作诗切莫迷失本真。有诗人，才有本真的安居

何为诗？东汉许慎（约58—149）在《说文解字》中释义道："诗，志也，从言。"南朝梁代刘勰在《文心雕龙·明诗》中对诗的解说则是："诗言志"，"在心为志，发言为诗"；"诗者，持也，持人性情。"说明古人重点将诗界定为志向、意向心理活动的表达或展现的方式，而不在乎它是一种有韵律的文学体裁。陈白沙深谙诗的这一本质特征，反对不少诗人只是追求诗的词句华丽而忘记诗的旨趣的做法。陈献章认为诗来源于人对自然的领悟，而且人人皆是天生的诗人，他说："受朴于天，弗鉴以人；禀和于生，弗淫以习。故七情之发，发而为诗，虽匹夫匹妇，胸中自有全经。此风雅之渊源也。"白沙先生将诗还原为百姓言说的一种普适方式，而不是风流雅士的特权。正是基于这样的认识，白沙先生指出了当时诗学界的不良风气："诗家者流，矜奇眩能，迷失本真。"诗者过于拘于声律、工整对偶，皓首穷经，粉饰文貌，但无补于世，他认为即使是号称大家的李白、杜甫，其诗也没有达到诗的真正目标。

将诗仅仅理解为一种优美的文学体裁，还是理解为一种可以助人理解自然奥妙的认识方式与贯通六经的学习方式，两者境界的差异的确非常之大。当时有一位后学问白沙先生："君子之所以学者，独诗云乎哉？"白沙回答："一语默，一起居，大则人伦，小则日用，知至至之，知终终之，此之谓知。其始在于立诚，其功在于明善，至虚以静之一，致实以防动之动，此学之指南也。"② 白沙先生认为，诗可用之而小，也可用之而大，全存乎人。他说："天道不言，四时行，百物生，焉往而非诗之妙用？会而通之，一真自如。故能枢机造化，开阖万象，不离乎人伦日用而见鸢飞鱼跃之机。若是者，可以辅相皇极，

---

① 陈献章. 陈献章集：下 ［M］. 孙通海，点校. 北京：中华书局，1987：700.
② 陈献章. 陈献章集：上 ［M］. 孙通海，点校. 北京：中华书局，1987：25.

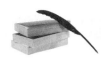

可以左右六经，而教无穷。"① 在白沙先生看来，天道运行的神机妙算几乎就是一本有韵律的诗篇。下面让我们穿越几个世纪来看看西方哲人是如何看待诗与人的本真之关系的。海德格尔特别欣赏荷尔德林的下列诗句："人充满劳绩，但还诗意地安居于大地之上。"他评论道：荷尔德林重言诗意地安居是在这块大地上的安居，这绝不是多余的，反而道出了诗的本质"诗并不飞翔凌越大地之上以逃避大地的羁绊，盘旋其上。正是诗，首次将人带回大地，使人属于这块大地，并因此使他安居"②。人是世界上唯一会制造劳动工具和用劳动创造生活的高级动物，但为什么如此辛劳的凡人却还需要诗意地安居在这块大地之上？这是因为诗的特性给人类从劳绩中抽身而出的思想解放和意义的赋予。人毕竟不是动物，而是有一种追求意义的高级神灵，如果说树巢、土穴、洞窟能为躯体挡风遮雨的话，那么，诗才能让人的神灵安居。因此，海德格尔说："诗首先让人的安居进入它的本质""有诗人，才有本真的安居。"③ 这种本真的安居如何理解？借白沙的话来解，就是"以自然为宗，以忘己为大，以无欲为至，即心观妙，以揆圣人之用。"安居的本质是心安，而这种心安来自于自我："自信自养以达诸用，他人莫能助也。"④ 当然，心安也是可以观察测量的，白沙借程子的话说："切脉可以体仁，仁，人心也。充是心也，足以保四海，不能充之，不足以保妻子。"⑤ "四海"一词，在汉语中的基本释义本指全国或世界各地，但在中医《灵枢·海论》中特指人身之四海：即髓海、血海、气海、水谷之海。纵观上下语境，白沙此语指身体之四海似乎更为贴切。因为在传统中医看来，心的状况是密切关乎五脏六腑的健康的，有云："心为五脏六腑之主"，"心动则五脏六腑皆摇"而"恬淡虚无，真气从之，精神内守，病安从来。是以志闲而少欲，心安而不惧，形劳而不倦，气从以顺，各从其欲，皆得所愿。故美其食，任其服，乐其俗，高下不相慕，其民故曰朴。是以嗜欲不能劳其目，淫邪不能惑其心，愚智贤不肖不惧于物，故合于道。所以能年皆度百岁，而动作不衰者，以其德全不危也。"可见，简而言之，志闲、心安才是人安居的本真！

（二）诗与思，诗让人看到了内在的、无限的、自由的心灵

孔子为何在文学中独取《诗》作为六经之首？亚里士多德为何只著《诗学》

---

① 陈献章. 陈献章集：下 ［M］. 孙通海，点校. 北京：中华书局，1987：11.

② 海德格尔. 人，诗意地安居 ［M］. 郜元宝，译. 桂林：广西师范大学出版社，2002：74.

③ 海德格尔. 人，诗意地安居 ［M］. 郜元宝，译. 桂林：广西师范大学出版社，2002：75.

④ 陈献章. 陈献章集：上 ［M］. 孙通海，点校. 北京：中华书局，1987：12.

⑤ 陈献章. 陈献章集：上 ［M］. 孙通海，点校. 北京：中华书局，1987：26.

而不是其他文论？陈白沙先生又为何只言诗教？而不直言心学之理？黑格尔为何认为"诗的原则一般是精神生活的原则"？诗在文学、艺术和哲学等跨界领域中为何都具有如此崇高的地位？要解答上述这些问题就必须溯源到诗的艺术属性上，以及追问诗与存在之思的关系，或者说诗道与心学有何内在的关系？

海德格尔注意到了这个有趣的问题，并对两者的关系做了最诗意的简述，他说："思服从（存）在的声音，就须寻觅言词，以便使（存）在的真理得以表出……诗与思在照看语言这一点上极其相似，但它们同时又各有所司。说'类似'，意味着有'差别'。思者道说存在，诗人命名神圣。"① "在思中，存在成为语言，语言是存在的家。在其家中住着人，那些思者以及那些用词创作的人，是这个家的看家人。"② 海德格尔并不看好思（考）对认识存在的作用，他认为存在之思既是一种高级的漫游，也是一种非常困窘的事情，虽然是一条无法回避的幽僻的小径，但至多不过是一条不会带来什么簇新的智慧，也是迟早会放弃的田间小道。③ 海德格尔为何对千百年的存在之思（科学与哲学）不寄予厚望呢？这是因为他认为建立在概念基础之上的思对于存在来说是贫乏的、偏见的、狭隘的、不够自由和开放的。之前，亚里士多德和黑格尔都意识到了诗的哲学性，亚里士多德说："诗是一种比历史更富有哲学性、更严肃的艺术，因为诗倾向于表现带普遍性的事，而历史却倾向于记载具体时间。"黑格尔进一步提升了诗对思的作用，他说："诗艺术是心灵的最普遍的艺术。"为何他是这样看待诗对心灵自由开放的作用，这是因为创作诗的心灵本身已经得到自由，诗力求摆脱外在形成材料（或媒介）的重压，不受用于表现的外在感性材料束缚，而只在思想和情感的内在空间与内在时间里逍遥游荡。④ 黑格尔和海德格尔都认为作诗是一种与思非常相近的活动。在黑格尔看来，当人意识到自己的内心活动变成了自己的对象，这时，心灵既是认识主体，又是认识对象，这样它才是自觉的。⑤ 这也就是说，创作诗的过程就是一个自我认识和自我觉察的过程。与思相比，作诗还必须寻找合适的字眼来贴切地表达自己的观念和情绪体验。黑格尔认为使用艺术来表达思的必要性，就在于通过把心灵的生气灌注于外在的现象，让眼睛看得见的现象成为灵魂的住

① 海德格尔. 人，诗意地安居［M］. 郜元宝，译. 桂林：广西师范大学出版社，2002：27.

② 海德格尔. 人，诗意地安居［M］. 郜元宝，译. 桂林：广西师范大学出版社，2002：24.

③ 海德格尔. 人，诗意地安居［M］. 郜元宝，译. 桂林：广西师范大学出版社，2002：31.

④ 黑格尔. 美学：第一卷［M］. 朱光潜，译. 北京：商务印书馆，1994：113.

⑤ 黑格尔. 美学：第三卷［M］. 朱光潜，译. 北京：商务印书馆，1994：10.

所，让人从有时间性的环境和有限的事物行列中浪游的迷途中解脱出来。① 艺术的理想本质就在于使外在的事物还原到具有心灵性的事物，使外在的现象符合心灵，成为心灵的表现。② 艺术借用形象要比思用概念更容易让人看到自己的内心世界。因为思的抽象的普遍性和特殊性并不是真实的和现实的，理念的现实性只有在具体个别事物里才能得到。显然，哲学和科学都是抽象的，而艺术是具体的、个别的和现实的。

接下来的问题是：为何唯独诗是最适合思表达的艺术形式，而不是美术和音乐等艺术形式呢？这是因为"诗所特有的材料就是想象本身，而想象是一切艺术类型和艺术部门的共同基础。"③ 海德格尔其至说："一切艺术本质上都是诗"？④ 由于诗可以去表现一切可以纳入想象的内容。所以，黑格尔认为，"艺术类型发展到最后阶段，艺术就不再局限于某一类型的特殊表现方式，而是超然于一切特殊类型之上。"诗既是人类最早的、原始的母艺术，也是一种超然一切艺术之上的最后阶段的普遍艺术。"因此，诗比任何其他艺术的创作方式都要更涉及艺术的普遍原则。"⑤ 在各门艺术之中，只有诗才可能这样向多方面发展。诗的表现所用的材料不像建筑、绘画、雕塑等艺术形式强烈地依赖于外在的、具体感性的媒介，而是以内心的观念和观感这些精神性的媒介代替了感性的媒介。诗可以用各种内在和外在的形象显出心灵对存在之思的最大的自由度。

（三）"诗人的天职是返乡"⑥

陈献章在《和陶归田园三首》中吟道："我始惭名羁，长揖归故山。"⑦ 他为何放弃在外继续求学求功名而回归故里？当时的社会环境正值贵族弄权、英宗复辟等社会动乱时期，宋以来的程朱理学占据了意识形态的统治地位，思想界如同一潭死水，陈献章两次参加科举会试不中，一身学问但仕途无望，落第后再拜江西程朱理学家吴与弼为师，学习古圣贤垂训之书，"然未知入处"，似乎没有找到真道，半年后，他返乡回到家乡白沙村闭门不出，开始他"既无师友指引，唯日靠书册寻之，忘寝忘食"数年，但仍处于一种茫然的"未

① 黑格尔. 美学：第一卷 [M]. 朱光潜，译. 北京：商务印书馆，1994：195.

② 黑格尔. 美学：第一卷 [M]. 朱光潜，译. 北京：商务印书馆，1994：201.

③ 黑格尔. 美学：第三卷 [M]. 朱光潜，译. 北京：商务印书馆，1994：13.

④ 海德格尔. 人，诗意地安居 [M]. 郜元宝，译. 桂林：广西师范大学出版社，2002：90.

⑤ 黑格尔. 美学：第三卷 [M]. 朱光潜，译. 北京：商务印书馆，1994：14.

⑥ 海德格尔. 人，诗意地安居 [M]. 郜元宝，译. 桂林：广西师范大学出版社，2002：68.

⑦ 陈献章. 陈献章集：上 [M]. 孙通海，点校. 北京：中华书局，1987：192.

得"之状况。他终于明白"学人言语，终是旧套。"① 他对旧学有了自己批判的眼光，"圣贤教人，多少直截分晓而人自不察。索之渺茫，求诸高远，不得其门而入，悲乎！"② 后来，他终于领悟到"疑者，觉悟之机也。一番觉悟，一番长进。章初学时亦是如此，更无别法也。"③ 他在故园里筑阳春台，"舍彼之繁，求吾之约，唯在静坐，久之，然后见吾此心之体隐然呈露，常若有物。日用间种种应酬，随吾所欲，如马之御衔勒也。"④ 当时他的心境正如诗中所说："游目高原外，披怀深树间。禽鸟鸣我后，鹿豕游我前。冷冷玉台风，漠漠圣池烟。闲持一觞酒，欢饮忘华颠。逍遥复逍遥，白云如我闲。乘化以归尽，斯道古来然。"⑤ 自此，他完成了由崇尚读书穷理的程朱理学向主张求之本心的陆九渊心学的转变。看来，陈献章选择弃京师返回家乡自修自得对于存在之思是有利的，甚至说是必要的。海德格尔就有过这样的体验，他曾讨论过这样一个类似的问题："我为什么住在乡下？"因为那里更适合哲学思考，他说："思深深扎根于到场的生活，二者亲密无间……我的工作就是这样扎根于黑森林，扎根于这里的人民几百年来未曾变化的生活的那种不可替代的大地的根基。"虽然只身一人在乡下研修会令人感到孤独，但海德格尔认为，即使在城市里不会感到寂寞，但绝对想象不出这份孤独。他认为，"孤独有某种特别的原始的魔力，不是孤立我们，而是将我们整个存在抛入所有到场事物本质而确凿的近处。""唯其如此，那种原始单纯的生存才会重新向我们言说它自己。"⑥ 海德格尔借诗人荷尔德林"满怀赤诚，返回故园"的诗句而发挥道："接近故乡就是接近万乐之源（接近极乐）。故乡最玄奥、最美丽之处恰恰在于这种对本源的接近，绝非其他。所以，唯有在故乡才可亲近本源，这乃是命中注定的。"海德格尔提出这样一个看似很朴素的问题："还乡意味着什么呢？"他说："还乡就是返回与本源的亲近。但是唯有这样的人方可还乡，他早已而且许久以来一直在他乡流浪，备尝漫游的艰辛，现在又归根返本。因为他在异乡异地已经领悟到求索之物的本性，因而还乡时得以有足够丰富的阅历……"⑦ 显然，陈献章完全具有海德格尔所说的这样一种哲人归隐的处境和游历。还乡对

---

① 陈献章. 陈献章集：上 [M]. 孙通海，点校. 北京：中华书局，1987：174.

② 陈献章. 陈献章集：上 [M]. 孙通海，点校. 北京：中华书局，1987：176.

③ 陈献章. 陈献章集：上 [M]. 孙通海，点校. 北京：中华书局，1987：165.

④ 陈献章. 陈献章集：上 [M]. 孙通海，点校. 北京：中华书局，1987：145.

⑤ 陈献章. 陈献章集：上 [M]. 孙通海，点校. 北京：中华书局，1987：292.

⑥ 海德格尔. 人，诗意地安居 [M]. 郜元宝，译. 桂林：广西师范大学出版社，2002：67 - 68.

⑦ 海德格尔. 人，诗意地安居 [M]. 郜元宝，译. 桂林：广西师范大学出版社，2002：69.

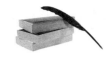

于陈献章来说，就是实现"进修在我，成我者天也"① 的人生诗道之目的。

返乡的根本目的与意义在于亲近本源，而这种本源从字面上看就是返乡者的出生地——有自己母亲的故土，而从哲人的眼光来看则是存在之思的根基，心学逻辑之起点。陈献章这样开诚布公地宣称："此学以自然为宗者也"（《与湛民泽》)② 因此，"诗人的天职是返乡"就是对存在之思的寻根问祖！陈献章曾有诗教于弟子湛若水：

> 有学无学，有觉无觉，
> 千金一瓠，万金一诺。
> 于维圣训，先难后获。
> 天命流行，真机活泼。
> 水到渠成，鸢飞鱼跃。
> 得山莫杖，临济莫喝。
> 万化自然，太虚何说？
> 绣罗一方，金针谁掇？③
> 圣人之学，惟求尽性，
> 性即理也，尽性至命。
> 理由化迁，化以理定。
> 化不可言，守之在敬。
> 有一其中，养吾德性。④

可以认为，这些诗完整地表达了白沙悟道过程，以及他对心学境界与修行方法的理解。

第三节　沈从文与《神巫之爱》

沈从文（1902—1988），中国现代著名的文学家，原名沈岳焕，字崇文，湖南凤凰人。其祖父沈宏富是汉族，祖母刘氏是苗族，母亲黄氏是土家族。沈

① 《与张廷实主事》二十九卷。
② 陈献章．陈献章集：上［M］．孙通海，点校．北京：中华书局，1987：188.
③ 陈献章．陈献章集：卷四［M］．孙通海，点校．北京：中华书局，1987.
④ 陈献章．陈献章集：上［M］．孙通海，点校．北京：中华书局，1987：278.

从文的亦汉亦苗亦土的血缘关系也许是他性格和文学作品呈现出的多元情结和风土人情风格的原因之一。沈从文仅受过小学教育，虽然在北京大学做过旁听生，但从未接受过正规的高等教育，他自学成才，出版过《边城》等多部有影响的文学作品，他曾任过国立山东大学文学院讲师、西南联大中文系教授。他也因与当时主流文学分道扬镳，醉心于经蔼理士和周作人宣传传播的弗洛伊

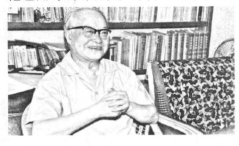

图7-3 沈从文

德泛性主义，偏爱郁达夫式的"生的苦闷"和"性的苦闷"倾诉的自叙，他常用"花""星""虹"和"看虹""摘星"之类的词语隐喻女性与性爱，被"左"翼作家指责是"桃红色文艺"，"文字上的裸体画和春宫"的代表作，甚至有人评论沈从文"人格破裂，精神分家"，或是有"二重人格"，沈从文终于承受不了这些压力而自杀未遂。但他的作品却在许多国度传播，被译成日语、英语、俄语等多种文字出版，并被美国、日本、韩国、英国等十多个国家或地区选进大学课本，还曾两度入围诺贝尔文学奖提名。沈从文的个性与其文学作品的内在关系是中国文人的一个典型。沈从文曾经的一个题词，在他逝世之后被用作了自己的墓铭志，其文曰："照我思索，能理解我；照我思索，可认识人。"① 的确，从沈从文的作品中我们能理解他的个性与心理世界；反过来，了解沈从文的人生经历和个性则能更好地帮助我们理解他的作品。

一、沈从文浪漫叙事的情结

沈从文是一个多情的文人，亦最擅长写男女之间浪漫的风花雪月之情，虽然这些牧歌式的爱情故事都是放在湘西风土人情的背景下展开的，但却是对普遍人性的入木三分的揭示，从而使他的作品具有穿越不同国籍和多民族的永久魅力。可以简约地说，沈从文作品中的这些故事并非完全的虚构，而是来自他自己婚姻家庭和爱情的欢情与悲苦。

沈从文的作品具有融写实、记梦、象征于一体的诗意般的浪漫主义风格，语言朴讷传神，具有浓郁的湘西文化色彩，这不仅与他所属的那个民族的浪漫、执着和敢于叛逆的集体无意识有关，而且与他个人的家庭婚姻和天性活泼好动且又顽劣的脾气也有极大的关系。1930年7月沈从文在胡适的办公室第一次见到张兆和，虽然胡校长夸赞沈从文是中国小说家中最有希望的，但张兆

---

① 沈从文. 抽象的抒情［M］//沈从文全集：第16卷. 太原：北岳文艺出版社，2002：527.

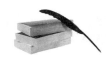

和却不以为然。也许精神分析学说讲得对，越是得不到的对象对男人就越具有魅力，沈从文对张兆和的追求一发不可收拾，情书延绵不绝地表达着心中的爱慕。新婚不久，因母亲病危，沈从文回故乡探望。他在船舱里给远在北平的张兆和写信说："我离开北平时还计划每天用半个日子写信，用半个日子写文章，谁知到了这小船上却只想为你写信，别的事全不能做。"他要"以做张兆和的奴隶为己任。"可见，当时情爱几乎占据了这个年轻文人的心灵。无独有偶，沈从文不仅在别人家里结识他的妻子，也偶然在别人家里认识使他感情迷乱的情人，那是一位让他感觉与自己趣味相投的知音女作家高韵秀，笔名高青子，沈从文与这位才女交谈甚欢，留下了极好的印象。据说这段故事的线索是在现代才女林徽因和美国著名历史学家费正清的夫人费慰梅之间的英文书信中发掘出来的，因为沈从文只对林徽因一个人倾诉过自己内心压抑的秘密。沈从文的《看虹录》晦涩难懂，但如果对照这段生活往事，也就不难理解这部小说中一个男作家为何会在深夜去探访情人的故事背后的原型。林徽因在给友人的信中这样评论沈从文："不管你接不接受，这就是事实。而恰恰又是他，这个安静、善解人意、'多情'而又'坚毅'的人，一位小说家，又是如此一位天才。他使自己陷入这样一种感情纠葛，像任何一个初出茅庐的小青年一样，对这种事陷于绝望。他的诗人气质造了他自己的反，使他对生活和其中的冲突茫然不知所措，这使我想到雪莱，也回想起志摩与他世俗苦痛的拼搏。"① 这也就是说，只有了解了沈从文在爱欲方面的苦闷、挣扎和憧憬的心理情结，才能真正理解他作品中的主人翁的情绪情感。相继不久结识两位女子的感情经历，也许正是沈从文开始创作《边城》这部小说的起因。他曾这样表白自己当时创作的心迹："我的新书《边城》是出了版。这本小书在读者间得到些赞美，在朋友间还得到些极难得的鼓励。可是没有一个人知道我是在什么感情下写成这个作品，也不大明白我写它的意义。即以极细心朋友刘西渭先生的批评说来，就完全得不到我如何用这个故事填补过去生命中一点哀乐的原因。正唯如此，这个作品在个人抽象感觉上，我却得到一种近乎严厉而讽刺的责备。"② "这一来，我的过去痛苦的挣扎，受压抑无可安排的乡下人对于爱情的憧憬，在这个不幸故事上，方得到了完全排泄与弥补。"③ 有研究者认为，沈从文的

---

① 解志熙. 爱欲抒写的"诗与真"：沈从文现代时期的文学行为叙论（上）[J]. 中国现代文学研究丛刊，2012（10）：1－19.

② 沈从文. 水云 [M] //沈从文全集：第12卷. 太原：北岳文艺出版社，2002：113.

③ 沈从文. 水云 [M] //沈从文全集：第12卷. 太原：北岳文艺出版社，2002：110－111.

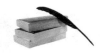

《边城》就是他在现实中受到婚外感情引诱而又逃避的结果。①

文学是人学，但却是变了花样的迂回的"寓言"和"童话"，而不是直接的道白。有研究者认为，沈从文由于在文学起步阶段深受浪漫感伤的"自叙传"写作风气的影响，养成了自我表现、自我分析以至自我暴露的文学趣味。② 可以说，沈从文的文学创作和文学想象和他的情感经历紧密相连、前后相继。沈从文认为，"说文学是'诚实的自白'，相反也可以说文学是'精巧的说谎'。想把文学当成一种武器，用它来修正错误的制度，消灭荒谬的观念，克服人类的自私、懒惰，赞美清洁与健康，勇敢与正直，拥护真理，解释爱与憎的纠纷，它本身最不可缺少的，便是一种'精巧的说谎'。一个文学作家首先得承认这种精巧的说谎，其次，便得学习懂得如何去掌握它。"③ "情感上积压下来的东西，家庭生活并不能完全中和它，消蚀它。我需要一点传奇，一种出于不巧的痛苦经验，一分从我'过去'负责所必然发生的悲剧。换言之，即爱情生活并不能调整我的生命，还要用一种温柔的笔调来写各式各样爱情，写那种和我目前生活完全相反，然而与我过去情感又十分相近的牧歌，方可望使生命得到平衡。这种平衡，正是新的家庭所必不可少的！"④ 由此可见，沈从文牧歌式的爱情小说正是自己内心世界宣泄的产物，而这种创作的过程无异于就是一种对"情感发炎"的自我疗伤。沈从文自我报告这种创作治疗的效果是："时间流注，生命亦随之而动而变，作者与书中角色，二而一，或在想象的继续中，或在事件的继续中，由极端纷乱终于得到完全宁静。"⑤ 沈从文受当时周作人推崇的英国学者霭理士的性心理学的影响，还将自己的创作比喻为是一种对自己的情感进行锻炼的体操："我文章并无何等'哲学'，不过是一堆'习作'，一种'情绪的体操'罢了。是的，这可说是一种体操，属于精神或情感那方面的。一种使情感'凝聚成为渊潭，平铺成为湖泊'的体操。

---

① 刘洪涛. 沈从文小说中的几个人物原型考证［M］//沈从文小说新论. 北京：北京师范大学出版社，2005：234－235.

② 解志熙. 爱欲抒写的"诗与真"——沈从文现代时期的文学行为叙论（上）［J］. 中国现代文学研究丛刊，2012（10）：1－19.

③ 沈从文. "诚实的自白"与"精巧的说谎"［M］//沈从文全集：第17卷. 太原：北岳文艺出版社，2002：390.

④ 沈从文. 水云［M］//沈从文全集：第12卷. 太原：北岳文艺出版社，2002：110－111.

⑤ 沈从文.《看虹摘星录》后记［M］//沈从文全集：第16卷. 太原：北岳文艺出版社，2002：342.

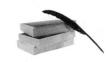

一种'扭曲文字试验它的韧性,重摔文字试验它的硬性'的体操。"① 沈从文这番话就是在刚刚完成《边城》后说给读者听的。从心理学上来看,这种所谓的"情感体操"就是对人的心理弹性或韧性的训练,就是一种自我文学创作治疗。

综观沈从文的作品,其旨趣并不在于去着意描述一个与世界隔绝的、原始的自然之美和生活人情与社会历史,而是在与虚伪、自私、冷漠和金钱的都市文化相对照的背景下,揭示一群生活在传统文化社会中的众生在向现代转型过程中与各种现代观念和文化碰撞的理想的、自然美和民俗美的生命。也许正是沈从文这种与五四新文学和"左"翼文学迥然有别的反现代性、反对政治干预文学,坚持爱至上的自由派的文学风格导致他与当时的社会环境的不适应以及和"左"翼文化阵营的对峙,他一度出现黯然伤神,离群索居,几乎达到身心崩溃企图自杀的境地。他坦然承认,对于人生这本内容复杂、分量沉重的大书,他"翻得太快,看了些不许看的事迹",一方面,他发现了并过于爱那由"形与线"构成的美,"乐于受它的统制,受它的处治";另一方面,他认为"爱与死为邻",他"常常想到死"。② "真欲逃避,唯有死亡。"③ 当然,故事的最后,沈从文自杀未遂,他从一个文学家转身成为一个研究古代服饰文化的学者,他的浪漫文学亦随着他的转型而终结,但是他的故事和作品给后人留下了许多遐想和反思。

二、《神巫之爱》的精神分析

东汉王逸在《楚辞章句》中说:"沅湘之间,其俗信鬼而好祠,其祠必作歌舞鼓乐,以乐诸神。"宋代朱熹在《楚辞集注》中记载道:"荆蛮陋俗,词既鄙俚,而其阴阳人鬼之间,又或不能无亵慢淫荒之杂"。清代顾炎武在《天下郡国利病书》中也有这样的描述:"湘楚之俗尚鬼,自古以然。"那种场景是:"岁晚用巫者鸣锣击鼓,男作女妆,始则两人执手面舞,终则数人牵手而舞……亦随口唱歌,黎明时起,竟日通宵而散。"由此可见,具有性爱天性的原始巫文化盛行是湘西传统文化中一种重要特质,④ 而擅长爱欲抒写的湘西乡

---

① 沈从文. 情绪的体操 [M] //沈从文全集:第17卷. 太原:北岳文艺出版社,2002:216 – 218.

② 沈从文. 烛虚 [M] //沈从文全集:第12卷. 太原:北岳文艺出版社,2002:23.

③ 沈从文. 潜渊 [M] //沈从文全集:第12卷. 太原:北岳文艺出版社,2002:34.

④ 郑英杰,谷遇春. 湘西原始宗教文化特质论 [J]. 吉首大学学报(社会科学版),2008,29(6):1 – 8, 22.

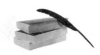

土文学家沈从文先生于 1929 年创作的小说《神巫之爱》就是一篇有助于我们研究 20 世纪初楚巫文化和少数民族性文化的素材和很值得进行精神分析的作品。因为按照弗洛伊德精神分析文学作品的眼光，这部作品具备适合精神分析的几个有利条件：一是小说涉及一个族群的原始宗教文化、性爱文化或男女情爱及其相关心理冲突的题材；二是故事情节浪漫诡异，字里行间常有某种深层的隐喻；三是故事中既有人与人之间复杂微妙的社会心理关系，又有梦境般的想象与天放自由的抒情；四是故事的叙述者就是故事发生地的乡土作家，后来还曾经自杀未遂，住过精神病医院，作品与作者的成长经历、潜意识中的情结和人格的关系具有某些可能的内在联系。弗洛伊德认为，"对人类心理的描述常常属于文学的领域。自古以来，他们就是科学的先驱，同时也是科学心理学的先驱。创造性的作家不能回避精神病学家，精神病学家也离不开创造性的作家。对精神病学的题材进行文学的处理，实践证明是正确的，绝不损害它的美。"① 他还说："精神分析是一种研究方法，可以说是一种像微积分那样的不偏不倚的工具。"②

《神巫之爱》讲述的故事发生在湘西一个叫云石镇的小山村，故事的时间跨度不过只有三天三夜。故事的主线仅仅讲述了一位年轻的湘西神巫在做法事的过程中与美丽热情的花帕族女子感情交互作用的浪漫而离奇的过程。然而，在这简短的故事中，作者向我们展开了人类的本能与超我、传统与现代之间的各种心理冲突与文化现象，隐喻了某些深刻的社会反思与批判。连沈从文本人也认为他的作品是适合于精神分析的，他曾这样说：他的"作品的读者，应当是一个医生，一个性心理分析专科医生，因为这或许可以作为他要知道的一份报告。可哀的欲念，转成梦境，也正是生命的一种形式；且即生命一部分。能严峻而诚实来处理它时，自然可望成为一个艺术品"③。我们试图运用精神分析的观点来重新解读《神巫之爱》故事中的爱欲心理现象，并借此来阐述湘西土司神巫文化给我们带来的现代启示。

（一）神巫为何不愿再做天神之子

"神"是什么？这个全世界都熟悉的词却是一个不好回答的问题，不仅谁也没有见过神，而且各民族和各种宗教、哲学、心理学的回答肯定都不一样。但是，神的使者或神的仆人却是大家都可以看得见的、实实在在生活在世俗社会中的男男女女。所谓神的使者（或神之子）是指那些替神向人类传达神的旨意，也替百姓向神祈福的职业者。在湘西地区神的使者就是神巫，从神巫可

---

① 车文博. 弗洛伊德文集：第四卷［M］. 长春：长春出版社，1998：354.

② 车文博. 弗洛伊德文集：第五卷［M］. 长春：长春出版社，1998：188.

③ 沈从文《看虹摘星录》。

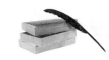

以替神来到人间驱鬼作傩，安抚和满足人类各种合理欲望的代理者的专属性来看，神巫恐怕是世界上最早分化出来的权威白领职业。"神"或"神性"不仅不好研究，而且一直以来也被认为是不可研究的课题，而通过观察神巫这种最能接近神的身旁，最能经常聆听神的声音，最能理解神的旨意的职业者来间接了解神岂不是一种可行的研究途径？从这种意义上说，《神巫之爱》为我们提供了正是这样一个合适研究神的素材或文化样本。

在《神巫之爱》故事中的这位神巫，是一个经常应乡民所邀到乡村去做法事的青年男子，其中"还傩愿"是当地人为消灾灭祸、子嗣兴旺、婚姻美满而祈求神灵护佑，许下心愿，请神巫祭祀傩神的酬神活动。故事中的这位神巫不仅英俊健硕，具有强大的超人力量和敢于赤脚上刀山的勇气，骄傲如狮子的气质，而且直到如今还是一个令青年女子垂青的单身汉。对于芸芸百姓来说，神巫可以带来恩惠、希望和鼓舞，而对于云石镇寨年轻的花帕族女子来说，神巫还是最理想的配偶人选。在具有游侠传统的湘西文化圈中，云石镇花帕青裙的女子相貌美丽，精致如玉，有一双能勾引男人魂魄的大眼睛与长眉毛，聪明若冰雪，温柔如棉絮，是远近出了名的。据说，花帕族的女人在恋爱上的野心有一种如男子打仗般的勇敢，在神巫来到云石镇的三天三夜里，花帕族不到23岁的女子五十多人几乎人人都打扮得像一朵山花，整天有人守候在寨子门外和大路两旁，不断吟唱着甜蜜的情歌，企图能幸运地得到那神巫的降临，盼望这幸福能落在自己头上，将幸运留在自己身边。这些女子"都不缺少把神巫引到家中的心思"，如歌词所唱："把神巫同神巫的马引到自己的家中；把马安顿在马房，把神巫安顿在她自己的有新麻布帐子山棉作絮的房里。"据说"在云石镇的女人心中，把神巫款待到家，献上自己的身，给这神之子受用，是以为比作土司的夫人还觉得荣幸的"。尽管这些女人用尽五颜六色的服饰和甜蜜的情歌诱惑着神巫，而且总是以失败告终，但她们全不相信神巫是不懂爱情的男子，所以她们对神巫的痴爱锲而不舍。可以想象在花帕族女人这样炽热浪漫的追逐之下，大多数男子也许都难以抵挡住如此美色的诱惑。然而，对于神之子的神巫来说，虽然"在任何部落中总不缺少那配得上他的女人，眯着眼，抿着口，做着那欢迎他来摆布的样子"。甚至像故事中的一位厨子所说的那样："为什么他不把这些女人每夜引一个到山上去？"但神巫一直借故逃避与这些主动送上门的美女们接触，据说神巫有两个理由：一个是他清晰知道的神性的理由，一个则是他自己不甚清楚的潜意识。所谓神性的理由是他不曾忘记完成神派遣自己到人间来的意义，为各族民众诚心祈福，他是神的使者，他想成为性爱道德的表率，认为"应当让自己的身心给一个女人所占有"，所以他努力抗拒着那些扰乱他心的女人，他谨小慎微，闭门不出，甚至把双眼闭上，拒绝受到美色的诱惑；将窗户关上，以免听到像包了蜜饯心的

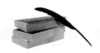

情歌。其实这些行为只说明他对是否能闯过情爱关隘的道德焦虑而已。故事中写道："柔软的撩人的歌声飘荡到各处，一种暧昧的新生的欲望摇撼到这个人的灵魂，他只有默默地背诵着天王护身经请神保佑。"可见，这位年轻的神巫的内心是如何被压抑的力比多所煎熬。然而，这位年轻的神巫也许并未意识到自己的潜意识中还另有一种拒绝的理由则是"因为做了神之子，就仿佛无做人间好女子丈夫的份了。他知道自己的风仪是使所有的女人倾倒，所以本来不必伟大的他，居然伟大起来了。他不理任何一个女人，就是不愿意放下了其余许多美丽女子去给世上坏男子脏污。他不愿意把自己的身心给某一女人，意思就是想使所有世间好女人都有对他长远倾心的机会。他认清楚神巫的职分，应当属于众人，所以他把自己爱情的大门紧闭，独身下来，尽众女人爱他"。神巫的徒儿五常曾发表了一个很奇怪的感想："如果世界上没有师傅，我五常或者会幸福一点，许多人也幸福一点。"这句看上去很随意的话，笔者以为完全可以与尼采那句"要是没有聪明人，上帝本身也不能存在"；而要是"没有愚人，上帝更不能存在"的名言相媲美。"因了师傅，一切人的爱情全是悬在空中。""神巫所挥霍抛弃的女人的热情，实在已太多了。"作为旁观者的仆人五常也许清楚，看到了神巫只是许给女人想象的心跳血涌，但从来就没有实际施予任何人；而他却不知，不让信仰者的希望之火熄灭，"人人仿佛向神预约了一种幸福"，这恰恰是神巫具有永久魅力的奥秘所在。他不明白为什么这地方的女人对神巫如此倾心，于是他向云石镇上卖糍粑的老妇人请教其中的理由。那妇人回答说，这是很平常的道理，因为"神巫有可给世人倾心处"。这种倾心究竟是什么呢？从精神分析的眼光来看，主要的不是他英俊美貌的身躯，而是神巫所带来的"一些幻觉，是一些人类最古老、最强烈和最迫切愿望的满足，其威力的奥秘就存在于这些愿望的力量之中"[1]。尽管成天等候神巫出门唱着情歌的痴心女人的求爱全都枉然，但她们仍然锲而不舍地表达着爱的幻想的自由。

神巫的内心充满矛盾，既想成为一个众女子长久倾心的神巫，又想拥有一个属于自己的美丽可心的妻子。在白天，在法事道场上，神巫用神之使者的口吻和眼神与女人说话，但在夜晚和私下独处时，神巫却表现出另一种人格模样。在众人面前的道貌岸然和在一见钟情的女子面前的畏缩不前，或愿为女神即刻入地狱死而无怨等真情流露形成鲜明的对照，神巫平时要用面具遮掩自己的脸才能出门，他终于感受到了那种来自神的教义和神仆角色的束缚，从心底里冒出了："我愿意做人的仆，不愿意再做神的仆了"的一声憋屈的呐喊。

---

① 车文博. 弗洛伊德文集：第五卷［M］. 长春：长春出版社，1998：181.

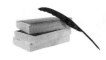

（二）一只山中之王的虎为何夜间才敢到溪涧喝水

神巫喜欢在徒儿五常面前自喻为老虎，也许是因为他喜欢白天躲避着女人，夜晚却去追求女人的特点与老虎昼伏夜出的生活习性相似吧。当仆人五常对神巫说："我的师傅，一个英雄他应当在日头下出现"的，神巫答道："五常，我问你，老虎是不是夜间才出到溪涧中喝水？"五常自然领会师傅话中的隐喻。的确，神巫的风采尽显在夜晚的道场上。伴随音乐舞蹈的神巫"那健全的脚，那结实的腿，那活泼的又显露完美的腰身转动的姿势，使一切男人羡慕、一切女子倾倒"。男人羡慕别的男人好比只是旁观一件不属于自己的东西，而女子观看时的心境则与男人大不相同，她们瞪大眼睛惊眩于神巫好像精灵附身的半疯状况，眼神与心思早随神巫身体的转动而被融入此时此境之中。"神巫歌完锣鼓声音又起，人人拍手迎神，人人还呐喊表示欢迎唱歌的神的仆人。"虽然"神巫如何使神驾云乘雾前来降福，是人不能明白知道的事。""但神巫的歌声，与他那种优美迷人的舞蹈，是已先在云石镇上人人心中得到幸福欢喜了。"显然，星空下、篝火光芒中的所有精彩戏全是属于神巫的，他不仅成为众人瞩目的中心，而且是即将给祈福的人们带来幸运的神的使者。然而，花帕族的女人心里很清楚，"神的数目不可知，有凭有据的神却只应有一个，就是这神巫。他才是神，因为有完美的身体与高尚的灵魂。"在火光下的神巫，虽做着神的仆人的事业，但在一切女人心中，他才是最眼见为实有机会抓住的优秀男人。她们都在心里盘算着，如何在这满天星辰的良夜里，密约神巫一起去看天上的流星，把窗推开援引这人进屋。"这时在场年轻女人，都有一种野心，想在对神巫诉愿时，说着请求神把神巫给她的话。在神巫面前请求神许可她爱神巫，也得神巫爱她"。有趣的是面对如此众多女子踊跃热辣表白的场面，一位 91 岁的族总老人站出来想加以劝阻引导，他说："你们的心愿神巫是知道了，他觉得说错了话又改口说：你们的心愿神是知道了！"结果他将神说成是神巫的口误反而将姑娘们内心的隐私暴露在篝火之中。

面对花帕族女人心知肚明的情愫，神巫感到一种既兴奋又难堪的压力，"你是神的仆，应照神意见行事。"他的仆人这样提醒他。其实对于这个神的仆人的仆人我们可以理解为就是神巫本人自我意识的代言人。正如弗洛伊德分析的那样，"现代作家总是倾向于凭借自我观察将他的主人公分裂成许多部分自我，结果是作家把自己的心理生活中相冲突的几个倾向在几个主角身上体现出来。"[①] 于是，神巫对众人说："神是公正的，凡是分内的请求他无拒绝的道理。神的仆人自然应为姊妹们服务。"他借神之口表达了自己泛爱的潜意识。接着他更借神之问从各位女子的嘴里证实了她们对自己的一片痴情，但是，对

---

① 车文博. 弗洛伊德文集：第四卷 ［M］. 长春：长春出版社，1998：432.

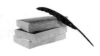
于众女子爱的表白，最后全给神巫瞪目一喝，把剑一扬赶走了。然而，就在法事接近尾声的时候，一位赤着双脚，一肩长长的黑发，一身白衣，不到16岁的女孩，来到神巫面前跪下，美目流盼，仰面望着神巫，与滔滔不绝的众女子相比，她竟默不作声，但神巫却似乎从女孩的眼中听她这样说："跟了我去吧，你神的仆，我就是神！"请注意到"我就是神"的自信之语与众女子向一位从不曾露面的他人之神祈求自己的愿望决然不同。此时，姑娘那秀媚灵通的眼角边浸出两滴泪来，神巫一见，竟忘了自己原来那扮演神巫的威严样，温柔轻声问道："洞中的水仙，你有什么事差遣你的仆人？""你仆人是世间一个蠢人，有命令，吩咐出来我照办。"再请读者注意，这时的神巫已将自己称为女神的仆人了，这种角色的瞬间转变意味深长。那女孩并不搭理神巫的问话，只是用宽大的衣袖擦干眼泪，用手轻轻抚摩神巫的脚背，不待神巫扬那铜剑便先自行走开了。在这片刻光景中神巫不仅有些失态，甚至有点眩目，眼睛虽睁大，但不再代表神，而只是属于他自己了。[①] 神巫心中的火被一个不用语言诉说心愿，待在他面前不足两分钟的女孩点燃了。他决意非要去寻找这女人不可，但超我的神的训诫即刻在耳边响起："事情是神所许可的事，却不是我应当做的事！"但代表自我的仆人的话也即刻进行了反驳："既然神也许可，人还能违逆吗？逆违神的意见，地狱是在眼前的。"的确，神巫第一次决意去追求属于自己的爱，但他需要一种允许行动的充足理由。

艳遇总是来得太突然，次日，神巫再一次在隔壁族总住的正院里无意见到了赫然出现的女神，他觉得这正是昨夜在他脚下求神请愿的小女子。这时"在日光下所见到的女人颜色，如玉如雪更其分明了。女人精神则如日如霞，微惊中带着惶恐，用手扶着门框，对神巫出神"。只见她抱起一个小男孩，用口吮小孩小小的手，温柔如观音。神巫对她说："我的主人，昨夜里在星光下你美丽如仙，今天在日光下你却美丽如神了。"女子腼腆害羞并不作答。于是神巫又说道："神啊！你美丽庄严的口辅，应当为命令愚人而开的，我在此等候你的使唤。我如今已从你眼中望见天堂了，就即刻入地狱也死而无怨。"神巫以为女神不吱声是因为自己可能有些冒犯，于是他继续讨好地说："我生命中的主宰，一个误登天堂用口渎了神圣的尊严的愚人，行为如果引起了你神圣的憎怒，你就使他到地狱去吧。"女神仍然不置可否，转身离开了。此时，神巫没有勇气用手去触碰这女人的衣裙，或走上去把女人拦住，或再说点什么挽留的话，当面错过了机会，只是留下了更加强烈追求的念想。

---

① 关于对着白衣少女的诗意，沈从文在《莲花》（1940）一文中有这样的表述：来了另外一种春天的象征，两条长长的腿子，秀雅而稚弱，神与道德都可从那种完整、精巧以及净白中见出。正是神的本体，道德的元素，白得稀奇。

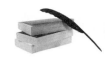

当族总老人问及神巫是否有意中人时，他说："天堂的门我是无意中见到了，只是不知道应如何进去。"各位读者，从神巫两次用"天堂"隐喻的语境来看，我们应该知道世俗人所说的"天堂"就在何处，到天堂那里去为何会有无比的快乐。正在此时，五常在外打听消息回来，兴高采烈地告诉主人："天堂的路去此不远，流星虽美却不知道哪一条路径。""有小孩子没有？"神巫将自己最大的疑惑脱口说了出来。五常则用俏皮撒野的口吻答道："那'圣地'是还无人走过的路！"主仆各自的想法心照不宣。神巫愈加疑惑，如果五常带回家的这朵花真从那少女头上掉下来的，那先一刻自己在前面院子所见到的女人又是谁？如果"幸福真是孪生"，那又该用什么作为可心的标准进行选择？人间真的有不少孪生姊妹，可未曾听闻有孪生的爱情呀。

于是，这主仆二人决定披星戴月去三里路外碉楼附近寻觅五常见过的另外一个传说中的美女。一路上他们戴着面具躲过了七个痴情等待的女子，但是当他"远远地望到那从小方窗里出来的一缕灯光，神巫心跳着不敢走了"。神巫爬到窗口看到那女子的背影，心乱极了。他凝神静气如醉如痴地看那女子正在用稻草编制一个小篮，却将给他垫脚的五常忘了，把自己该做的事情也忘却了。这只"夜间才到溪涧喝水的虎"此时不仅尚缺乏破窗而入搞清真相的游侠勇气，而且令他真正迟疑的是他不明白自己在道场上和族总院子里两次见到的女子，以及此刻见到的女子背影，究竟是同一个人，还是一对孪生姐妹呢？白日在族总家中见到的女子，抱起的那个小男孩又是谁的种根呢？老天既生下了这姊妹两个，同样的韶年秀美，那谁应当得到神巫的爱情呢？神巫一心只想要那个在神坛上用眼神向他传情的女子。

为了不辜负如此满天星星的夜晚，也是为了用歌声测试一下不远处那美人的反应，神巫压低声音，仰面向星光唱道："瞅人的星我与你并不相识，我只记得一个女人的眼睛，这眼睛曾为泪水所湿，那光明将永远闪耀我心。"过了一会，他又唱道："天堂门在一个蠢人面前开时，徘徊在门外这蠢人心实不甘。若歌声是启辟这爱情的钥匙，他愿意立定在星光下唱歌一年。"然而，意想不到的是，神巫将"这歌反复唱了二十次三十次，窗中却无灯光重现，也再不见那女人推窗外望。意外的失败，使神巫主仆全愕然了"。为何这位少女对神巫的歌声全无反应呢？神巫原以为这女子也会同其他女人一样在夜中轻轻地唱歌，念着所爱慕的人名字呢。可是主仆二人在窗前来回头走了三次，企图引起那女子的注意，可女人在灯下做手工，似乎全无知觉，女子的行为完全出乎一向自傲的神巫意料之外。

（三）"凡是幸运它同时必是孪生"究竟隐喻什么

为了解开神巫心中的困惑，弄清两个美女的关系，五常去云石镇上找卖糍粑的老妇人请教，得知原来族总家有一个哑子寡媳妇，还了解到几里路外碉楼

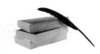

附近有一个族总的亲戚，也是一个哑子，她是族总家中寡媳妇的妹妹，前夜还到道场上请福许愿。五常担心师傅生气、失望，很难启齿道出原委真相。但神巫全不在乎，他说："我见到她时她真只用眼睛说话的。一个人用眼睛示意，用口接吻，是顶相宜的事了，要言语做什么。"对于一贯采用仪式与舞蹈动作来与神沟通的神巫来说，也许他更喜欢沉默如金的人远胜过那些喋喋不休的人，哑并不意味着不能交流，并不能阻碍心领神会的情侣之间的感应，正如老子所说的那样："大音若希"。从精神分析来看，潜意识的确更容易从眼神，而不是语言表现出来。①

根据花帕族谚语道出的习俗是："猎虎的人应当猎那不曾受伤的虎，才是年轻人的本分。"于是，主仆二人决定当夜第二次寻访那远居的女子。他们冒着雨，趟着溪水，出了云石镇大寨门，经过无数人家，经过无数田坝，到了他们寻芳的地方。神巫端着激动的心跃过那山茉莉的矮篱，来到窗下，他攀在窗边等候了许久，估计女人已经熟睡。眼看灯快熄了，经过许多次犹豫和尝试，他终于跳进了女子的房间，来到床边，不知是兴奋，还是害怕，他全身发抖，用手掀开那细白麻布的帐门，他吃惊地发现，原来这里竟然并在一头睡着的是姊妹两人，神巫疑心今夜的事完全是一个梦。

小说结尾奇峰突起，意味深长，给读者留下了太多想象的空间和很多未解的疑团：这两姐妹为何要老远跑来睡在一起？那个在小说中缺席的哑子寡媳妇的丈夫又是谁？祈福的小妹流出的眼泪究竟意味着先天聋哑？还是另有其他无法诉说的苦厄？那老妇人大笑，拍手摇头，说："年轻人，在一百匹马中独被你看出了两只有疾病的马，你这相马的伯乐将成为花帕族永远的笑话了。"如果这两姐妹仅仅是聋哑，那不应该成为笑柄，因为这似乎不符合朴素的花帕族人的美德！这个故事难道仅仅就是为了印证花帕族"凡是幸运它同时必是孪生"这句俗语吗？我以为作者的深意并不是如此浅显简单。还记得当那白衣哑巴少女流泪的时刻，"天空的西南角正坠下一大流星，光芒如月"的天象吗？按照俗信的说法，这是否意味着爱情的转瞬即逝，抑或青春生命的悲剧？的确，整个故事写男女爱情热烈浪漫，但终归是一场凄美的悲剧。《神巫之爱》的写作完全符合亚里士多德对悲剧特性的定义，即具有能打动人心的突转、发现和苦难情节，以及具有韵律的格律文和唱段等经过装饰的语言形式。所谓"突转"指行动的发展从一个方向转至相反的方向；所谓"发现"是指从表面上看不到的转变，所谓"苦难"则是指毁灭性的或包含痛苦的行动。

---

① 作者对哑子的情感可以参见沈从文《梦和呓》（1938）："常有山灵，秀腰白齿，往来其间。遇之者即喑哑。爱能使人喑哑——一种语言歌呼之死亡。'爱与死为邻'。"

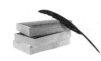

按照亚里士多德的看法，通过悲剧引发的怜悯和恐惧使得人的这些情感得到疏泄。① 事实上，当我们读到"女人不作答，从那秀媚通灵的眼角边浸出两滴泪来了"等语句时会涌现出许多怜悯的情愫来。作者还借仆人五常在醺醉中所做的肆无忌惮的怪梦，描绘了一种爱情与死亡共时态的意境："梦境又不同了。他似乎同他的师傅往一个洞中走去，师傅伤心地哭着，大约为失了女人。大路上则有无数年轻女人用唱歌嘲笑这主仆二人，嘲笑到两人的嘴脸，说是太不高明。五常就望到神巫同自己，真似乎全都苍老了，胡子硬戳戳全不客气地从嘴边苗长出来了。他一面偷偷地拔嘴上的胡子，一面低头走路。他经过的地方全是坟，且可以看到坟中平卧的人，还有烂了脸装着一副不高兴神气的。他临时记起了避魔咒的全文了，这咒语，在平时是还不能念完一半的。这时一面念咒语一面走路，却仍然闻得到山茉莉花香气，只不明白这香气从何处吹来。"② 读到这里你不感到脊背上泛起一阵悲哀的凉意吗？虽然情节是悲剧的灵魂，但艺术的根本目的乃在于促进人的灵魂得到提升与净化。当面对两位同样韶年秀美却难以分辨彼此的女子时，仆人五常问神巫："虎若是孪生，打孪生的虎要问尊卑吗？"神巫回答："但是我只要我所想要的一个，如果是有两个可倾心的人，那我不如仍然做往日的神巫，尽世人永远倾心好了。"这位道行颇高的神巫在有机可乘的时刻，表现出了令人钦佩的价值选择。可以这样认为，《神巫的爱》写得浪漫诡异，情节跌宕起伏，引人入胜，美丽的背后有凄凉的故事，炽热的呓语映衬着情深的哑语，人物和行动中处处隐喻着人性本能与超我两股潜流的冲突；没有说教，但却启迪着人的向善之心；没有讽刺挖苦和激烈的批判，却促进我们对国民性的反思，完成对中国传统文化的去魅，揭开了人的无穷欲望就是神巫文化的千古谜底。作者在描写那哑巴少女美目流盼瞅定神巫的时候，想到了《庄子》一书。的确，庄子在《养生主》《人间世》《德充符》《大宗师》《达生》和《至乐》等文章中提到了多位肢体畸残的历史人物和能工巧匠，庄子意在"通过形体的残疾来表现德的内充"这重语境。这也提示《神巫之爱》的创作受到了《庄子》思想的影响，也试图用哑女作为需要重视女性内在美的一种反衬的象征。

---

① 亚里士多德. 诗学［M］. 陈中梅，译注. 北京：商务印书馆，1999：63－89.

② 关于湘西土司文化圈中坟多、初夜权等相关问题的记录可参见沈从文散文《白河流域几个码头》中的一段描写：三个县分清中叶还由土司统治，土司既由世袭，永顺的姓向，保靖的姓彭，永绥的姓宋，到如今这三姓还为当地巨族。土司的统治已成过去，统治方法也不可考究了，除了许多大土堆通称土司坟，但留下一个传说尚能刺激人心。就是做土司的，除同宗外，对于此外任何人新婚都保有"初夜权"。新妇应当送到土司府留下三天，代为除邪气，方能发还。也许就是这种原因，三姓方成为本地巨族。土司坟多，与《三国演义》曹操七十二个疑冢不无关系，与初夜权执行也有关系。

沈从文认为，小说的作用是帮助"生命的明悟，使一个人从肉体理解人的神性和魔性如何互为缘，并明白人生各种形式，扩大到个人生活经验之外。或积极地提示，一个人不仅仅能平安生存即已足，尚必须在生存愿望中，有些超越普通动物肉体基本的欲望，比饱食暖衣保全首以终老更多一点的贪心或幻想，方能把生命引导向一个更崇高的理想上去发展"①。照此观点来看，本作品的用意在于让读者明白即使是神巫这种以天神之子自居的职业者，其人性也是由本能和超我的冲突贯穿其中的。世上本没有神，当然也没有不食人间烟火超脱于文化之外的神巫。信神不如信自己，信命不如大胆追求自由。读完小说，我无比感叹，"年轻的人对别人的爱情不要太疏忽，对自己的爱情不要太悭吝。"这也许就是那一代文学大师们对自己人生经历的体悟吧。

【拓展阅读】

1. 楚辞研究教学视频：http://video. chaoxing. com/serie_400000118. shtml.

2. 南通大学楚辞研究数据库：http：//chuciyj. ntu. edu. cn/.

3. 陈献章，《陈献章集》，孙通海，点校，中华书局，1987 年。

4. 沈从文全集下载阅读：www. ed2kers. com. rar.

5. 张公善，《生活诗学》，中国科学技术大学出版社，2013 年。

【拓展训练】

1. 根据文学史，选定其中一位自己感兴趣的文学家及其文学作品进行心理学研究，并撰写一篇研究论文。

2. 学习弗洛伊德在《陀思妥耶夫斯基与弑父者》② 一文中的研究方法，尝试从跨文化的文学作品中提炼出一个心理情结或心理命题进行研究。

---

① 沈从文. 沈从文读书与做人 [M]. 北京：国际文化出版公司，2014.

② 车文博. 弗洛伊德文集：第四卷 [M]. 长春：长春出版社，2014.

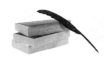

阅读治疗的处方

为了方便临床医生和患者找到合用的药物，药学将所有的药品根据其治疗功效进行分门别类，文学阅读治疗也可如此，根据心理问题的类型与治疗目的，将具有心理治疗功效的文学作品分为相应的若干类别，心理咨询师可以根据实际需要加以选用。

第一节　励志类作品

励志类作品一般是指激发理想、树立信念、鼓舞斗志的各类文学作品。意志是人最重要的心理品质之一，在发动与维持人的行为中具有核心的作用，既是人事业成功的主要条件，也是患者发挥主观能动性，参与疾病治疗和战胜疾病的自我力量，因此，培养与提高人的意志力成为心理治疗的重要目标。然而，没有理想和信念的坚强意志是没有的，信念和理想给意志注入了意义和价值的内涵，是坚强意志所维护和实现的内在目标。因此，激发理想、树立信念、鼓舞斗志就成为心理健康教育、心理咨询和心理治疗中的重要内容。

具有励志作用的文学作品常见于寓言、诗歌、小说、杂文之中。下面介绍与分析几部具有代表性的励志作品。本类作品阅读的合适对象为：意志薄弱者、抑郁症、焦虑症、意义迷惘综合征、自杀未遂者等。

一、理想实现问题

追求事业理想是人成就动机的目标。理想有大小、高低和远近之分，实现理想有顺意与受挫之别。能否实现理想，个人意志是重要的关键。如何培养坚强的意志，首先需要正确地认识困难。春秋战国时期的寓言《愚公移山》[①] 给我们讲述了一个如何看待克服困难、实现理想的哲学故事。当然，正确解读这

---

① 列御寇《列子·汤问》。

则寓言，是利用好这篇寓言进行阅读治疗的前提。既然是寓言，就应知道寓言借助比喻、夸张、象征和虚拟手法来讲解深刻道理和教育人的这个特点，而不能用现实主义文学的视角来看待与分析《愚公移山》的教育意义。当代有个

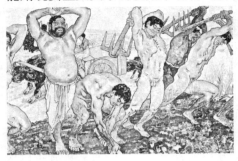

图8-1　徐悲鸿《愚公移山》

别文人和从事教育的人用破坏生态环境、"人不能胜天"等观点来批评和否定这篇寓言的积极教育作用，实际上是曲解或误读了这篇寓言原创者的深刻用意。从阅读心理治疗的角度来看，这篇寓言的教育着眼点是阐述人的远大理想（梦想）、坚定的信念和意志力的重要性与表现出的巨大的精神作用。愚公相信："虽我之死，有子存焉；子

又生孙，孙又生子；子又有子，子又有孙；子子孙孙无穷匮也，而山不加增，何苦而不平？"这是一种基于辩证思维推理的坚定信念，愚公决心搬走拦在家门口的那两座巨大的山，当然是一切巨大困难的象征，而不是写实。最后，还是由神仙"夸娥氏"的两个儿子将这两座大山背走了。"夸娥氏"原为"夸蛾氏"，因"娥"与"蛾"在古代为通假词，故"夸蛾"常被写成"夸娥"。古文里"蛾"又通"蚁"，"夸"为巨之意，故从愚公到"夸娥氏"象征的实为"蚂蚁大力神"之精神。古人以此寓言激励后人，希望读者从本寓言中读出山虽巨大，但万物皆备于心，人心更能远大的精神。如人居于地球，却在梦想的激励下将星际航行步步推进，即使牺牲无数，亦锲而不舍。可见，愚公之理想和意志实为人之为人的道行。当然，愚公移山并不是蛮干，而是基于一种山不增而人繁衍无穷的理性思维，最终因"精诚之心""体道以通神"，而获得了成功。1945年中国正处于抗战时期，毛泽东主席在中共七大作闭幕词时引用《愚公移山》这个典故来激励中国共产党人，他说，"现在也有两座压在中国人民头上的大山，一座叫做帝国主义，一座叫做封建主义。中国共产党早就下了决心，要挖掉这两座山。我们一定要坚持下去，一定要不断地工作，我们也会感动上帝的。这个上帝不是别人，就是全中国的人民大众。全国人民大众一齐起来和我们一道挖这两座山，有什么挖不平呢？"毛泽东赋予和阐发了愚公精神在新的历史条件下的现实意义，借此成为激励共产党人坚忍不拔、不懈奋斗和发动群众、团结群众、依靠群众的动员令。新中国成立后，《愚公移山》作为"老三篇"之一在社会上普及，愚公移山的典故成为一种与时俱进的精

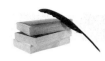

神食粮。①

　　其他合适阅读的励志作品还有：吴运铎的《把一切献给党》，刘伟的《活着已值得庆祝》；苏联柳·科斯莫杰米杨斯卡娅的《卓娅和舒拉的故事》；美国阿尔伯特·哈伯德的《把信送给加西亚》，沃尔特·艾萨克森的《爱因斯坦传》《史蒂夫·乔布斯传》，伊莎朵拉·邓肯的《生命之舞》，海伦·凯勒的《我生活的故事》，露易丝的《生命的重建》；英国詹姆士·鲍斯威尔的《约翰逊传》；法国西蒙娜·德·波伏瓦的《萨特传》等。

二、人生的意义与挫折问题

　　人生的目的是什么？人活着的意义是什么？人遇到挫折该如何面对和处理？历史上的许多政治家、企业家、文学家、运动员、音乐家和歌手，乃至普通百姓的人生奋斗的故事为我们提供了很好的榜样和回答上述问题的多种答案。

　　美国温斯顿·格卢姆于1986年出版的小说《阿甘正传》描绘了一个先天智障的小男孩福瑞斯特·甘自强不息，在多个领域创造奇迹的励志故事。他参过军，上过战场，作为美国乒乓球队的一员到了中国，为中美建交立下了功劳；他还成为橄榄球明星，他跑步横越了美国，成了社会名人；猫王和约翰·列侬两位音乐巨星也是通过与阿甘的交往而创作了许多风靡一时的歌曲；阿甘还通过捕虾成了一名企业家，他淳朴而善良，为了纪念死去的布巴，他成立了布巴·甘公司，并把公司的一半股份给了布巴的母亲，自己宁愿去做一名园丁；他勇敢正直，告发了水门事件的窃听者，他还多次受到了总统的接见。《阿甘正传》被改编成电影，于1995年获得奥斯卡最佳影片奖、最佳男主角奖、最佳导演奖等6项大奖，阿甘再次成为全世界瞩目的明星，成为鼓励智障人士不要气馁追求理想的榜样。

　　其他合适阅读的小说还有：英国丹尼尔·笛福的《鲁滨孙漂流记》；爱尔兰艾捷尔·丽莲·伏尼契的《牛虻》；苏联高尔基的《童年》《在人间》和《我的大学》；美国海明威的《老人与海》，Don Yaeger 的《最美的奉献》，安德烈·阿加西的《阿加西自传》，拉尔夫·艾里森的《看不见的人》；日本黑泽明的《蛤蟆的油——电影大师黑泽明成长自述》；挪威乔斯坦·贾德的《苏菲的世界》等。

　　其他合适阅读的励志诗词与散文有：刘禹锡的《浪淘沙》："莫道谗言如浪深，莫言迁客似沙沉。千淘万漉虽辛苦，吹尽狂沙始到金。"郑板桥的《竹

---

　　①　杨永芳，陈晋芳. 愚公移山形象的传承与演变 [J]. 黑龙江史志，2010（6）：131 –132.

石》："咬定青山不放松，立根原在破岩中。千磨万击还坚劲，任尔东西南北风。"李世民的《赠萧瑀》："疾风知劲草，板荡识诚臣。勇夫安识义，智者必怀仁。"汉乐府的《长歌行》："百川东到海，何时复西归？少壮不努力，老大徒伤悲。"等。散文有：刘心武的《风中黄叶树》、丰子恺的《渐》、夏衍的《野草》、林希的《石缝间的生命》、林再复的《榕树，生命进行曲》等。

三、患病与残疾问题

患病和创伤是人生中最不可预料的、最常见的、负性的应急事件，如何对待患病，尤其是如何看待和应付那些致死性疾病和突如其来的重大创伤？如何看待和应对疼痛？如何接受先天的或创伤后的残疾？这些都是心理咨询中最棘手的问题。我们应该感谢那些患有重病或经历了重大创伤的人为我们写下了许多感人的故事，他们的坚强意志、豁达的胸怀、积极乐观的态度可以成为激励病患者和残疾者自强不息的榜样。

《钢铁是怎样炼成的》是苏联作家尼古拉·奥斯特洛夫斯基所创作的一部自传性长篇小说，发表于1933年。这部小说是作者在病榻上历时3年才完成的。作品中的主人公保尔·柯察金参军后当过侦察兵和骑兵，在一次激战中，

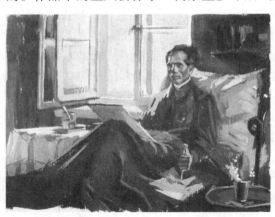

图8-2　保尔·柯察金

他的头部受了重伤，但他用顽强的毅力战胜了死神；转业后他又经历了修建铁路，缺吃少穿，露天住宿，秋雨、泥泞、大雪、冻土等艰苦生活，武装匪徒的袭扰和疾病的威胁，他还经历了失恋的痛苦。他先后经历了四次濒临死亡而回到人间的创伤。由于种种伤病及忘我的工作和劳动，保尔的体质越来越坏，丧失了工作能力，只得长期住院治疗，直至全身瘫痪，双目失明。保尔也曾一度产生过自杀的念头，但他终于从文学创作中再次找到生命的意义。保尔忍受着疾患上的巨大痛苦开始学习创作，在母亲和妻子的帮助下，他以亲身经历为蓝本创作的小说《暴风雨所诞生的》终于出版了。在作者1936年去世前的两年间，该小说用各种语言重印重版了50次。在苏联解体之前，这部小说先后用61种文字印行了600多次，共3 000余万册，同时流传多个国家，其中中文，也有二十余种译本。可见该小说的读者之多，影响之广也是世界文学史上少有的。

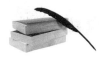

《钢铁是怎样炼成的》出版后，以生动而又富有生活气息的语言，主人公震撼人心的英雄事迹和纯洁感人的生活细节，以及引人深思的精神内涵，在社会上得到热烈的反响，成为鼓舞成千上万的青年坚定革命意志的一种精神力量。这部小说属于现实主义，并没有把主人公保尔的坚强意志和刚毅的性格看成是天生的，也没有把他塑造为一个完人，通过故事情节的展开，我们看到了一个从最底层的社会阶层和经历了苦难童年生活的青年是如何通过战争和艰苦的劳动成长的人生历程。可以学习到英雄坚持真理的人生观，战胜艰难困苦的刚毅性格，对待时间和工作意义的生命意识，在爱情问题上的人生态度和豁达境界，小说结尾的那段话曾被许多人背诵并作为人生的座右铭。

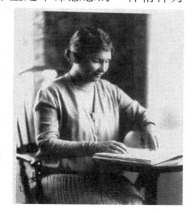

图8-3　海伦·凯勒《假如给我三天光明》

其他有益于患者和残疾者励志的作品还有：美国海伦·凯勒的《假如给我三天光明》，欧文·斯通的《渴望生活：凡·高传》；丰子恺的《无常之恸》等。

第二节　自我认识类作品

自我意识是人之为人的基本特点。自我意识是个体对自己的身心状况，以及对自己与别人和周围世界关系的认识，它是人格结构的核心部分。自我意识包括自我认识、自我体验、自我调控。其中自我认识是自我意识的认知成分，包括自我感觉、自我观察、自我观念、自我分析和自我评价等层次。古希腊传说中有一个人面兽身的怪兽名叫斯芬克斯，整天蹲伏于路边的悬石上，向来往行人询问智慧女神所授的隐谜，如果行人猜不出谜底，他就将其撕成碎片。他的隐谜是：什么东西早晨用四条腿走路，中午用两条腿走路，晚上用三条腿走路？他提示说，在一切生物中只有此物是用不同数目的腿走路，而且腿最多时，正是速度力量最小时。其实，"斯芬克斯之谜"正是人的自我认识之谜。它启发人们，唯有正确认识自我，把握自我，才是人得以生存和发展的出发点。约在公元前5世纪，古希腊人就在神庙上刻下了"认识你自己"这样的警示。詹姆斯就曾说过：心理学就是关于自我意识的学说。可见，自我认识不仅是一切人类心理问题的渊薮，也是心理健康的根本枢机。然而，正如人不能看见自己的后脑勺一样，人需要通过一些外在的如镜子之类的东西来帮助自我的认识，而文学作品是具有这种功能的镜子。正如鲁迅所说："我的确时时刻刻解剖别人，然而更多的是无情地解剖自己。"①

具有促进自我认识作用的文学作品常见于散文、自传性小说之中。本类作品阅读的合适对象有：神经症患者、骄傲自大者、意义迷惘综合征、自杀未遂者等。

一、解剖自我

按照弗洛伊德关于人性的学说，人内心深层的潜意识都是动物式的贪心自私、好色阴暗的。许多文学作品揭露了人内心的丑恶，对于全面的人性观教育来说，也不乏是一种必要的补充。俄国陀思妥耶夫斯基创作的长篇小说《地下室手记》就是这类作品的一个典型。据说，作者在创作这部小说的前一年先后遭遇了物质、感情、事业、精神的多重打击，这部小说"是在狱中的铺板上，在忧伤和自我瓦解的痛苦时刻思考的结果"。他通过主人公在地下室这个失去自由的狭小空间里的自白和意识流的描述，充分暴露了一个心怀歹毒、其貌不扬、有病的懦弱的中年人的灵魂，借此来揭露一些俄罗斯人的丑恶和悲剧的一面，他说这种悲剧就在于认识到自己的丑恶，"表现为内心痛苦，自我惩罚，意识到美好的理想而却又无法达到它。"这是一本书中只有唯一的一个人物的小说，是只有一个人孤独地思考和与自己对话的小说，是一个没有情节和行为的意识流小说。

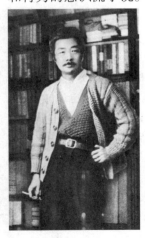

图8-4　鲁迅

不仅鲁迅先生自己承认曾一时倾慕陀思妥耶夫斯基等人，而且后人的许多研究都发现这两位伟大的作家都有相近的创作旨趣，那就是敢于直面人类最阴暗、变态的，然而是真实的另一面。鲁迅先生也从不忌讳谈论自己灵魂深处的光明和黑暗、希望和绝望、理想和现实的矛盾，就在写作《影的告别》这篇散文的同一天，鲁迅在一封信中写道："我自己总觉得我的灵魂里有毒气和鬼气，我极憎恶他，想除去他，而不能。我纵竭力想遮蔽着，总还怕传染给别人，我之所以对于和我往来较多的人有时不免感到悲哀者以此。"② 作品中的那个"影"只是"毒气和鬼气"的一种象征，隐喻人性中的那些阴暗面。鲁迅在1925年5月30日

---

① 鲁迅《坟·写在〈坟〉后面》。
② 鲁迅《鲁迅书信集·致李秉中》。

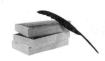

致信许广平说："我的思想太黑暗，而自己终不能确知是否真确，又不得而知。"① 他还曾经说过："积习之深，我自己知道。还没有人能够真的解剖我的病症。批评家触到我的痛处的还没有。……还没有人解剖过像我自己那么解剖。"② 于是，鲁迅先生有如下的自白："我知道我自己，我解剖自己并不比解剖别人留情面。"解剖自己不仅是为了认识自我，还是自我的治疗。如他自己所说："我也在救助我自己，还是老法子：一是麻痹，二是忘却。一面挣扎着，还想从以后淡下去的'淡淡的血痕中'看见一点东西，誊在纸片上。"③

　　鲁迅先生是如何解剖反思自己的呢？那就是因小见大，因今日之事追溯过往之错。如在《野草·风筝》一文中，鲁迅先生对自己在少年时候做过的一件"精神虐杀"小兄弟爱好风筝的事懊悔不已。他当时愤怒地将小兄弟即将做完工的一个风筝折断翅骨、掷在地下，踏扁了，这是因为他自己很嫌恶这种游戏，认为这是一种没出息的孩子所做的玩意。后来人到中年的鲁迅，因为看了儿童教育的书才懂得了"游戏是儿童最正当的行为，玩具是儿童的天使"的道理，虽然小兄弟早已全然忘却这些童年的事，但鲁迅先生仍然对自己少年时代的糊涂和对小兄弟爱好的"精神虐杀"行为感到心情如铅一样地沉重，并认为这是对自己内心的一种道德"惩罚"，尽管这种"二十年来毫不忆及的幼小时候对于精神的虐杀的这一幕"已经不为别人记得了，然而正是因为一次偶然的阅读，将这个陈旧的精神债务"忽地在眼前展开，而我的心也仿佛同时变了铅块，很重很重地坠下去了。"在这篇散文中，我们不仅看到了鲁迅先生自我反思和自我批评的精神，而且见识了一次通过阅读而达到刺激读者自觉反思的案例。

　　1919 年鲁迅创作的短篇小说《一件小事》，后来收录于《呐喊》小说集中。鲁迅先生自称从乡下进京城 6 年来，当时的社会风气给年轻的他只留下了"教我一天比一天的看不起人"的印象，但一位平凡车夫如何对待跌倒在地的老女人的行为不仅让作者多年难以忘怀，而且让作者"这时突然感到一种异样的感觉，觉得他满身灰尘的后影，霎时高大了，而且愈走愈大，须仰视才见。而且他对于我，渐渐的又几乎变成一种威压，甚而至于要榨出皮袍下面藏着的'小'来。"这件小事"叫我惭愧，催我自新，并增长我的勇气和希望"。由此可见，鲁迅先生的这些杂文具有促进自我认识和自新的心理治疗功能。

① 鲁迅《两地书·二四》。
② 冯雪峰. 回忆鲁迅 [M]. 北京：人民文学出版社，1952.
③ 鲁迅《鲁迅文集·杂文集·而已集·答有恒先生》。

纪伯伦在《我曾七次鄙视自己的灵魂》这首诗中，解剖了自己灵魂深处的恶性：第一次是在她可以上升而却谦让的时候。第二次是我看见她在瘸者面前跛行的时候。第三次是让她选择难易，而她选择了易的时候。第四次是她做错了事，却安慰自己说别人也同样做错了事。第五次是她容忍了软弱，而把她的忍受称为坚强。第六次是当她轻蔑一个丑恶的容颜的时候，却不知道那是她自己的面具中之一。第七次是当她唱一首颂歌的时候，自己相信这是一种美德。（冰心译）

其他适合于促进自我解剖的其他作品还有：法国卢梭的《忏悔录》；美国克利福德·比尔斯的《一颗找回自我的心》；黎巴嫩哈·纪伯伦的《叛逆的灵魂》；英国艾丽丝·默多克的《钟》；周国平的《岁月与性情——我的心灵自传》等。

二、经梦认识潜意识

精神分析学将梦视为是进入人的潜意识的一条路径。因此，我们可以从文学家关于梦的记述那里获得许多关于人性的认识，将那些罪恶的潜意识暴露于阅读眼光之下而达到心理治疗的效果。当然我们要知道文人写的梦并非一定是作者本人真的梦境的记述，也许只是借助梦的形式表达一种隐喻的思想而已。鲁迅先生曾写过不少关于梦境样式的杂文，如《野草》散文集中就有《颓败线的颤动》《墓碣文》《失掉的好地狱》《死火》和《死后》等篇是借梦叙事的。我们仿佛看到一副这样的作者像："我疲劳着，捏着纸烟，在无名的思想中静静地合了眼睛，看见很长的梦。"[1] 为何要做梦和写梦，鲁迅先生说："我想，苦痛是总与人生连带的，但也有离开的时候，就是当熟睡之际。醒的时候总免去若干苦痛，中国的老法子是'骄傲'与'玩世不恭'，我觉得我自己就有这毛病，不大好"。[2] 看来，做梦和写梦也是有助于释放压抑的精神和暂停精神痛苦的。综观鲁迅先生这些描写梦境的杂文，不难发现这些梦大多涉及死亡、恶念等阴暗的或罪恶的念头和恐怖的场景，如"我梦见自己躺在床上，在荒寒的野外，地狱的旁边"；"我梦见自己死在道路上"；等等。但基于鲁迅先生以医治国民劣性为己任的眼光来看，这些梦中的"恶鬼"即是需要治疗的国民集体无意识。鲁迅这样提示读者："朋友，你在猜疑我了。是的，你是人！我且去寻野兽和恶鬼……"鲁迅先生撰文的目的就是要去深挖国民人格潜意识中的恶根。《颓败线的颤动》一文描写了穷困的两代人之间的一种怨恨

---

① 鲁迅《野草·一觉》。

② 鲁迅《两地书·二》。

的情感关系：一个曾经为了养育儿女和生计而卖身的女人，在垂老的时候，在薄情寡义子女的指责中深夜出走，赤身露体地、石像似的站在荒野上，"于一刹那间照见过往的一切：饥饿，苦痛，惊异，羞辱，欢欣，于是发抖；害苦，委屈，带累，于是痉挛；杀，于是平静。……又于一刹那间将一切合并：眷念与决绝，爱抚与复仇，养育与歼除，祝福与诅咒。"这一前一后几十年两个梦境的对照，是多么可悲可怕的一种人性暴露。事实上，传统中国式的多子女的大家庭，不仅导致贫困，而且常常导致亲子之间的心理怨恨。虽然传统的儒家孝道要求子女对父母要恭敬，但人性深处的潜意识却在梦中暴露出对父母的怨恨，同样，针对忘恩负义的子女，那位含辛茹苦的母亲的"口唇间漏出人与兽的，非人间所有，所以无词的言语"。俗语说，"虎毒不食子"，但人间却可能发生动物世界不可能发生的事。人是一种独特的充满矛盾心理的动物。

在《死火》一文中，鲁迅先生写道："我梦见自己在冰山间奔驰。"然而，在"冰谷四面，又登时满有红焰流动，如大火聚，将我包围"。但这是被冰封的"死的火焰"，鲁迅先生希望他的温暖能唤醒麻木的国民精神，就像用温暖唤醒死火，"永不冰结，永得燃烧"一样，然而，他的奋斗不仅势单力薄，杯水车薪，而且可能导致自我牺牲，如"有大石车突然驰来，我终于碾死在车轮底下"。

作为文人的鲁迅先生酷爱阅读十分自然，但有趣的是连梦里他也在阅读，在《墓碣文》一文中他就描述了一次特别的阅读："我梦见自己正和墓碣对立，读着上面的刻辞。"那上面仅存有限的文句——"于浩歌狂热之际中寒；于天上看见深渊。于一切眼中看见无所有；于无所希望中得救。"显然这是借梦境中墓碣文隐喻对自我过去人生的反思与盖棺定论：这就是由浩歌狂热之际中寒，于天上看见深渊，于无所有和无所希望中得救的矛盾转化的辩证法。如果说墓碣文的正面概述了死者的一生，那么墓碣文的背面或阴面文字则解释了它的死因，因为这是一条虽然有毒牙的长蛇，但它"不以啮人，自啮其身，终以陨颠"。它只是想知道自己的自性和本味而"抉心自食"，虽"创痛酷烈"，但它"痛定之后，徐徐食之"，脸上绝不显现哀乐之状。仿佛在说："待我成尘时，你将见我的微笑！"表现出一副冷眼看人生的超然态度。从道家和存在主义看来，人是一种向死而生的存在，也是一种独具自我意识的动物，基于人知道会死亡的这个存在前提，假设从自己已经死亡的虚无处回头看今日人生之轨迹岂不可以让人更加清晰自己人生的目标与意义。

适合阅读的作品还有：俄国陀思妥耶夫斯基的《罪与罚》；奥地利弗洛伊德的《释梦》。

三、经兽性认识人性

人本由动物进化而来，人的内心深处亦还保留着动物的本性，故心理学称之为"兽我"。因为人常常披着伪装的外衣不易为人所认识，所以，经由动物的观察和描写常有助于对人性的透视。古代的寓言，现代的神魔小说均属于这一类文学作品。

美国现实主义作家杰克·伦敦（Jack London，1876—1916）所著的《野性的呼唤》（*THE CALL OF THE WILD*）是自然主义文学的代表作，他采取了拟人的手法描写了一只名叫巴克的狗为适应环境求生存，从人类文明社会的宠物变为野性之狼的故事。根据联合国教科文组织的一项调查，杰克·伦敦是当代整个欧洲作品被翻译最多的美国作家，而《野性的呼唤》又居其50部作品之首。这部小说已被译成80多种不同的文字流行于全世界，被列入美国大学文科必读参考书目之一。为何这部关于一只狗的故事会如此流行，成为一本现代的文学名著？这是因为这是一部深刻揭露现代人性丑陋的寓言。作者杰克·伦敦只是借用了一只狗的视角，以狗的自尊、忠诚、勇敢、感恩、羞耻心的品性作为对比参照，将人类自私、虚伪、尔虞我诈、阴险的本性刻画得淋漓尽致，反映了这个社会"优胜劣汰，适者生存"的冷酷现实。巴克本是一只生活在居家舒适环境中的小狗，但不幸被人拐卖到原始的荒野去当苦力的雪橇狗，残酷的生存竞争唤醒了巴克内心深处的原始野性，经过挫折的历练，巴克最终赢得了狗群头领的位置。后来因为巴克的恩主遇害身亡，彻底粉碎了巴克对于人类的留恋，它毅然跟随内心深处的召唤，回归到了那个本来属于它的原野。巴克狗经历了"幻想—破灭—再幻想"的蜕变过程，从狗变成狼，隐喻、象征、暗示、讽刺、警示和再现了一系列的人生主题。作者通过史诗般的语言，具有神秘感的北国雪野的描写，对野性美的动物生活情境的刻画写得真切形象，令人感动。《野性的呼唤》并非仅仅是一个动物故事，而是关于人类灵魂深处兽性的一个寓言，巴克狗的邪恶隐喻的就是荣格关于集体无意识学说的一个"阴影原型"。这部小说不仅讽刺了"人乃万物之灵长"的人类中心主义观念，而且生动地说明了动物原始的种族遗传记忆在生存竞争中的重要作用。事实上，这种集体的无意识的记忆图谱和行为反应习惯模式常常会在关乎生存危机时会自动地苏醒过来，这正是美国现实生活中那些"两条腿"的人与人之间尔虞我诈，弱肉强食，竞争无处不在的真实写照和无情地揭露。本书的北国雪野不仅用来象征考验意志的严酷的生存环境，也隐喻北国的荒野是人们灵魂净化的圣地和具有道德感化的力量。在北国可以像冰雪一样将那些恶念融化殆尽，而当远离北方的荒原来到人声嘈杂的城市时，人似乎又恢复了恶的本

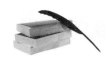

性。美国著名诗人和传记作者卡尔·桑德堡这样评论《野性的呼唤》："这是有史以来最伟大的狗的故事，同时也是对人类灵魂最深处那奇异而又捉摸不定的动机的探讨。我们越是变得文明，就越是感到恐惧。"事实上，《野性的呼唤》并不是在写一只狗，而是作者本人生活磨难和精神痛苦的投射。杰克·伦敦出生于美国加利福尼亚旧金山的一个破产农民家庭。他做过童工、工人、水手和记者，也当过劫取牡蛎的"蚝贼"，流过浪，受尽生活折磨，有过短暂不幸福的婚姻，后又患有尿毒症。40岁时，他因过量服用了吗啡而英年早逝。他在自己16年的创作生涯中留下了50部作品，他的作品不仅在美国本土广为流传，而且受到世界各国人民的欢迎，他的文学创作不仅是他观察世界、思考世界，向世界呐喊的声音，也是拯救自己，提升生命价值，是在人类文学天空放飞的一只让世人仰慕的风筝。

其他适合阅读的作品有：古希腊的《伊索寓言》；法国让·亨利·卡西米尔·法布尔的《昆虫记》；姜戎的《狼图腾》等。

四、关于人的生死问题

求生是动物和人类的本能，但热爱生命却是人类坚强意志的最高体现。美国作家杰克·伦敦以他淘金的经历与想象创作出短篇小说《热爱生命》，书中告诉我们这样一个关于人如何在辽阔可怕的荒野上，在缺乏食物，腿受伤，又遇到饿狼的险恶环境下奋力求生的感人故事。一个处于如此险境的人尚且这样不放弃自己的生命，也许正是因为有一匹企图想吞噬他的饿狼的存在，但究竟是因为恐惧所激发的勇气，还是因为人不愿输给一匹饿狼的自尊才产生了如此惊人的力量？但无论如何，这篇小说传达的热爱生命的力量却是感人至深的。

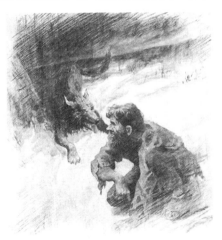

图8-5　杰克·伦敦的《热爱生命》插图

有生必有死，人固然有一死，但大多数人贪生怕死，因此，自古以来，上至帝王将相、达官贵人，下至芸芸众生都会为人生存在的这个终极问题而绞尽脑汁，在健康时谁都不愿意去想象和讨论这个自己将从地球上消失的问题，好像死亡是一件离现在非常遥远的事情。但一旦年老体衰或罹患重病时则又表现得恐慌无措，或烧香拜佛，或寻觅仙丹，或醉生梦死，然而所有这些都无法真正克服这种从存在到虚无变化的恐惧，于是乎，生死问题就成为宗教、哲学、存在主义心理学和文学一直关注和探索的问题。鲁迅先生在《立论》一文中借给满月的小孩的不同说辞，讨论了一个严肃的但又具有讽刺性的人生话题，那就是人人明知道必然会死，但却避讳讲有关死亡的真话，而且"说要死的必然，说富贵的说谎。但说谎的得好报，说必然的遭打"。回避死亡的话题，却不能真正让死亡的恐惧消失，于是，看文学家写死亡的作品也不妨当作一种恐惧的脱敏疗法。

我们可以从关于死亡话题的文学作品中汲取哪些具有治疗意义的思想和力量呢？笔者以为主要有以下三点。

其一，从死亡教育中获得认识顿悟和成长的契机。事实上，文学史上有不少作品就是在遭受了严重的挫折和打击，在经历了死亡一般的恐惧与绝望之后创作出来的，换而言之，面对死亡的境遇才会触发对自我深刻的反思和造就独一无二的杰出作品。鲁迅先生就曾写了不少关于死亡意象的作品，他认为关于死后情境的想象也是一种将他的心的平安冲破的力量，而且可以激发出许多关于朋友和仇敌关系的思考。[1] 中医很早就将死亡的观念当作一种治疗工具，如《灵枢·师传》中说："人之情，莫不恶死而乐生，告之以其败，语之以其善，导之以其便，开之以其所苦，虽有无道之人，恶有不听乎？"也就是说唤醒人爱生、惜生的意识的最好方法，莫过于让人走到存在的边缘，面对死亡！叔本华曾经说过：死亡是意志挣脱原有的羁绊和重获自由的一个转机。存在主义心理学认为：唯有体会到死的不可替代性，才能体会到个人的独一无二性；唯有体会到死是"不确定的确实的可能性"，我们才会珍惜今天的存在，开心地过好每一天。虽然生可能各人不一样，但死却是人人平等的，我们只拥有今天。从这种意义上说，死亡教育是一种可以改变许多观念，尤其是促使放弃那些曾经非常执着"无明"的力量。

人在生前总不愿意想象死亡的事，更不愿意去想象死后别人对自己的各种评价与反应，但鲁迅在《死后》这篇关于死后梦中意象的杂文十分具有启迪的意义，"假使一个人的死亡，只是运动神经的废灭，而知觉还在，那就比全死了更可怕。"因为你可能听到在你死后的各种感叹、各种情绪与情感的反应，鲁迅先生不无调侃地写道："几个朋友祝我安乐，几个仇敌祝我灭亡。我却总是既不安乐，也不灭亡。不上不下地生活下来，都不能负任何一面的期望。""我先前以为人在地上虽没有任意生存的权利，却总有任意死掉的权利的。现在才知道并不然，也很难适合人们的公意。"试想一下，如果每个人都

---

[1]　鲁迅《野草·死后》。

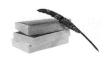

想象一下自己死后人们对自己的评价，肯定对生前自己的许多思想、人生观和价值观会产生很大的影响，对自己与他人的关系做出新的调整。传统的中国人总乐意在人死后做很多的形式隆重的悼念仪式，死去的人全然不知，而活着的人却缺乏利用这个课堂做一番与自我关联的反思，灵堂只是成为一种隔断与逝者告别的花哨的摆设。

其二，克服对死亡的恐惧与无知，坦然地接受不可避免的致死性疾病和死亡。美国文学艺术学院院士苏珊·桑塔格（Susan Sontag，1933—2004）也是一位乳腺癌患者，因为她患病的经历，深感到世俗社会中有一种关于疾病意义的隐喻文化像鬼魅般地萦绕着患者的身上，尤其是癌症、艾滋病这些致死性疾病负载了太多的神秘感，塞满了太多的在劫难逃的幻象。任何一种病因不明、医治无效的重疾，都无一例外地被赋予道德方面的意义。人们将自己内心深处所恐惧的各种东西与这些重病联想起来，患病仿佛变成了一种受罚或羞于启齿的过错；另外，病名变成了一种形容词，将对疾病的恐惧移植到政治和日常生活中别的事物上去，疾病变成了一种攻击别人的隐喻。1964年桑塔格开始发表文章将病患的"意义的世界"称为"影子的世界"，1978年她发表《作为隐喻的疾病》一文，1989年又发表《艾滋病及其隐喻》。她说："我一再伤心地观察到，隐喻性的夸饰扭曲了患癌的体验，给患者带来了确确实实的后果：它们妨碍了患者尽早地

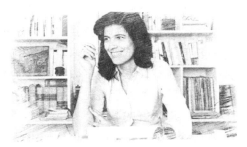

图8-6　苏珊·桑塔格

去寻求治疗，或妨碍了患者作更大努力以求获得有效治疗。我相信，隐喻和神话能置人于死地。"[1] 她指出，世俗关于癌症的许多看法以及加诸其上的那些隐喻，如情感压抑、消沉的性格、罪孽报应，反映了我们这种文化的巨大缺陷，反映了我们对死亡的阴郁态度，反映了我们有关情感的焦虑。因此，桑塔格说她写作此书的目的是为了平息患者和人们对疾病的想象，减少因为对疾病的胡思乱想而遭受的比疾病本身更多的痛苦。她反对演绎疾病的意义，她认为癌症尽管它是一种重病，但也不过是一种病而已。它根本不是什么上苍降下的一种灾祸，不是老天抛下的一项惩罚，也不是羞于启齿的一种东西。疾病它本身没有"意义"，那些所谓的"意义"都是一些没有根据的不合理的想象。桑塔格希望通过她的辩驳，消除那些关于疾病的隐喻，还原疾病本来的面目，不

---

① 桑塔格. 疾病的隐喻［M］. 程巍，译. 上海：上海译文出版社，2003：90.

必对一些有效的治疗方式产生非理性的恐惧，告诫患者主动了解自己所患疾病的实情，做一个知情的、积极配合的，为自己寻找良好治疗方法的患者。

其三，人固有一死，但要死得其所，只有死得其所才是无憾的。在文学世界中，不仅有不少文学作品描写了多种多样的死亡情境和自杀行为，而且一些文学家自己也企图自杀和亲历自杀。因此，我们应该从阅读中懂得什么才是死得其所及如何避免自杀。对于前一种关于死得其所的教育，毛泽东关于纪念白求恩和张思德所写的文章是不错的案例。1939 年毛泽东在《纪念白求恩》一文中赞颂白求恩同志毫不利己专门利人，对工作极端负责任，对同志对人民的极端热忱，对技术精益求精的精神，号召后人"学习他毫无自私自利之心的精神。从这点出发，就可以变为大有利于人民的人。一个人能力有大小，但只要有这点精神，就是一个高尚的人，一个纯粹的人，一个有道德的人，一个脱离了低级趣味的人，一个有益于人民的人"。白求恩虽死犹荣，成为国际主义精神的杰出代表。1944 年毛泽东在张思德追悼会上说："人固有一死，或重于泰山，或轻于鸿毛。为人民利益而死，就比泰山还重；替法西斯卖力，替剥削人民和压迫人民的人去死，就比鸿毛还轻。张思德同志是为人民利益而死的，他的死是比泰山还要重的。"毛泽东在这里回答了死得其所的问题："我们想到人民的利益，想到大多数人民的痛苦，我们为人民而死，就是死得其所。"

对于后一种关于避免自杀的教育，茅盾先生 1928 年创作的短篇小说《自杀》是一篇很好的教材。一位传统的但又可能未婚先孕的环小姐，因这个时时刻刻压迫她的秘密的负担，使她逃入孤独，她害怕别人恶意冷漠的脸和嘲讽唾骂的嘴，她以为唯一的解决办法是自杀，可是直到她濒临死亡的时候她才顿悟："应该还有出路，如果大胆地尽跟着潮流走，如果能够应合这急速转变的社会的步骤。"这篇故事告诫了那些曾经自杀未遂的人：自杀并不是解脱的唯一方法。

其他适合阅读的作品还有：黎巴嫩纪伯伦的《先知·沙与沫》；韩小蕙的《体验自卑》，巴金的《忆》《生》《死》，朱光潜的《谈摆脱》等。

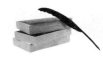

第三节　爱情与婚姻类作品

爱情与婚姻是人类最基本和最重要的社会心理现象，也是心理咨询中最常见的心理问题和文学艺术经久不衰的创作题材。人类爱情情感的丰富多彩和各种各样奇葩的男女关系，苦甜酸辣，几乎只有那些有过亲身体验的文学家能够感知和叙述一二，而心理学等其他学科的笔触实在望尘莫及。文学给人类的爱情和婚姻中的各种心理现象开辟了几乎唯一的叙事渠道。

一、恋爱与失恋问题

就数量而言，爱情小说、诗歌散文肯定是读者最多的文学作品。根据弗洛伊德的性爱理论，无论是爱情的甜蜜、海誓山盟的爱情，还是纠结的爱情、失恋的痛苦、出轨的爱情和各种奇葩的男女关系都是需要满足欲望和抒怀的，否则压抑的情绪情感会变化滋生出各种花样癔症、强迫症等精神疾病来。相对于现实的爱情而言，言情的文学作品具有替代满足的作用，从这种意义上说，言情文学作品实在是人类社会最有广泛心理需要的精神安慰剂。就文学治疗的功能而言，言情作品可以分为：适合于婚姻冲突、失恋和婚外恋等几种类型。

托尔斯泰晚年的代表作长篇小说《复活》是一部具有道德教育意义的爱情小说。作品是以一件发生在 19 世纪俄罗斯的真人真事为蓝本而创作的，托尔斯泰以这个故事为主线，用了 10 年时间，六易其稿，终于完成了这部不朽的名著。故事叙述了贵族青年聂赫留朵夫在爱情道德上的变化与发现良心的新生过程。聂赫留朵夫原来是一个真诚、充实、乐于为一切美好事业而献身的青年，并真挚地爱着姑妈家的养女兼婢女玛丝洛娃；后来他占有了玛丝洛娃，但又抛弃了她，结果导致玛丝洛娃被赶出家门，沦落风尘，因被指控谋财害命而受审判的悲剧。时过境迁，聂赫留朵夫又以陪审员的身份出庭，认出了从前被他引诱和抛弃的女人，深受良心的谴责。法庭审判之后，聂赫留朵夫开始认清了自己虚伪可耻的一面，并决心悔过自新，他向法官申请准许自己同玛丝洛娃结婚，以赎自己造成的罪过，不幸婢女在狱中死于斑疹伤寒。在托尔斯泰改编的故事中，聂赫留朵夫为她奔走申冤，陪她流放西伯利亚，终于曾经迷失的爱情和道德良心被复活，而且堕落的玛丝洛娃也重新获得了心灵上和爱情上的新生。

英国当代著名的女哲学家和女作家艾丽丝·默多克（Iris Murdoch,

1919—1999）发表于 1958 年的小说《钟》（*THE BELL*）是一部广受瞩目的作品。艾丽丝·默多克曾六度入围"布克奖"，两度被英国皇室封为爵士，是英国当代文学界的明星。在《钟》这部小说中，默多克借着钟的象征意义进行了一场关于多元爱情观的探讨。在这部小说中，

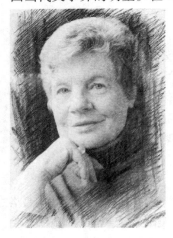

作者描述了朵拉与丈夫和情人之间的三角恋、迈克尔与男孩尼克的同性恋、凯瑟琳对上帝的"神爱"与对迈克尔的"人爱"的情感困境等充满矛盾与冲突的爱情闹剧与悲剧。在故事中的各式各样的男女各以不同的方式追寻着真爱，要么是分不清什么是爱什么是性的"三角恋"，要么是一种爱的专制，要么是背负着"神爱"与"人爱"的冲突的爱情，这些为世俗和宗教所不能容的爱情注定是个悲剧。通过这些悲剧性的爱情故事，作者宣扬了一种爱情观："爱就是在思想上认识到他人的客观存在，并尊重他人的客观存在。"

图 8－7　艾丽丝·默多克

其他适合阅读的作品还有：《诗经》，汤显祖的《牡丹亭》；意大利薄伽丘的《十日谈》；英国艾米莉·勃朗特的《呼啸山庄》、夏洛蒂·勃朗特的《简·爱》；澳大利亚考琳·麦卡洛的《荆棘鸟》；加拿大迈克尔·翁达杰的《英国病人》；美国查尔斯·巴克斯特的《爱情盛宴》等。

二、婚外恋问题

婚外恋是古今中外都普遍存在的一种社会现象。在霭理士看来，发生婚外恋情本是所有人的一种自然倾向，他说："大多数的人，无论男女，是单婚而兼多恋的。那就是说，他们只愿意有一次永久的婚姻，而同时希望这种婚姻关系并不妨碍他或她对其他一个或多个异性的人发生性的吸引，固然我们也可以感到这种引力和在婚姻以内所经验到的引力在性质上是不一样的，同时他们也会知道，把这种引力多少加以控制，使不致于推车撞壁，也是可能的事。这种单婚与多恋的倾向，似乎是两性所共有的一个现象。"① 在弗洛伊德看来，婚外恋正是婚后夫妻情与爱分离的结果。他认为，与男人需要降低性对象的身份才能提高性享受和性能力一样，女人的爱情生活则需要犯禁的气息。"一旦在这种性关系中混有犯禁的或秘密的成分，就像夏娃摘取禁果，她的性兴奋程度

---

① 霭理士. 性心理学［M］. 潘光旦，译注. 北京：商务印书馆，1997：375－376.

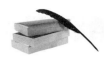

便大大提高。这种由偷情所得到的乐趣，从她丈夫那里根本无法得到的。"①
虽然性禁忌和相关习俗与法律会压抑人的性欲的自由实现，但弗洛伊德并不认
为应该废除这些性的禁制。因为如果真的当性欲畅行无阻地得到满足时，爱情
便开始变得无价值，人生也变得空虚起来。人类社会发明的性禁忌和相关法律
对性欲的自由实现进行阻碍和调节，正如堤坝拦截河流可用于发电和提高灌溉
与通航能力一样，适当禁欲可以将本能升华为创造文明的无穷无尽的力量。

　　德国文学家歌德创作的《商人、美人儿和律师》是一篇难得的适合那些
有红杏出墙想法的女性阅读的小说。一位富翁让自己年轻美貌的妻子单独孤守
在宽大的家里，时间一长，得不到丈夫雨露滋润的少妇"不知不觉地她心中
渐渐滋生出一种对异性渴望的躁动，她想遏止，却已为时过晚。孤独寂寞，百
无聊赖，以及舒适、优越、富裕的生活，成为培育这种非分欲望的温床"。她
终于耐不住寂寞，引诱了一位年轻英俊的律师来做自己的临时情人。然而，这
位律师并不是一个花花公子，而是一位有道德和智慧的君子，他既没有简单拒
绝年轻夫人的浓情蜜意，也没有与她即刻苟合，而是请求她一同先做些慈善的
事，并且将完成这些善事作为成为情人的一个条件。戏剧性的变化出现了：
"一个星期过去了，她面颊上的红晕开始消退，原来十分合体的衣服现在穿在
身上显得又肥又大，她过去四肢矫健动作敏捷，而现在变得软弱无力。"通过
做善事的行为疗法和素食的饥饿疗法，这位原先春心荡漾的少妇终于顿悟了律
师的良苦用心，也发现了自己的良心，她说："您使我保存住了我自己，您还
给了我一个自我。我认识到，我整个生命从现在起都是您赐给我的。""是您
通过劝导和让我寄予希望教育了我，现在这两者都不再需要，如果我们使自己
认识到一个善良的、强有力的自我，这个自我一直默默无闻地静静地生活在我
们的内心世界，直到有一天它能够主宰我们，至少通过温馨的回忆能使我们觉
察到自我的存在。"

　　俄国批判现实主义作家列夫·尼古拉耶维奇·托尔斯泰创作的长篇小说
《安娜·卡列尼娜》也是一部关于婚外情问题的心理小说。据说该小说出版后
在俄国引起了一场大爆炸性的社会议论、推崇、非难和争吵，但不久，社会就
公认它是一部了不起的文学著作，受到文学家的众口赞誉。列宁也曾反复阅读
过这部小说，他赞誉说："托尔斯泰在自己的作品里能提出这么多重大的问
题，能达到这样大的艺术力量，使他的作品在世界文学中占了一个第一流的位
子。"这部小说创作于 19 世纪后半期的沙皇俄国，当时正值俄国整个社会处

---

① 弗洛伊德. 性学与爱情心理学 [M]. 罗生，译. 南昌：百花洲文艺出版社，
1996：172.

于由古老、守旧的封建社会向新兴的资本主义社会急剧转变的特殊时期。在欧洲资产阶级人文思想的启蒙运动的影响下，人们要求人性解放、恋爱自由、婚姻自主的呼声越来越高，这时的托尔斯泰便打算写一部出身上层社会的有夫之妇失足的小说。不久，离托尔斯泰居住的农庄不远的地方，一个叫安娜兹科娃的妇女，因为发现自己的情人另有新欢，于是一气之下离家出走，后来不幸死在货车车轮下。托尔斯泰受这出悲剧的触动，开始《安娜·卡列尼娜》的创作。在作者看来，安娜·卡列尼娜的悲剧命运除了受当时俄国社会政治经济和道德观念的冲突与剧变等因素影响之外，安娜个人的感性人格、性与婚姻的不和谐、性理性迷失当是主要的原因。她为了追求感性的自由情爱，摆脱没有真爱的婚姻枷锁，不惜抛家弃子，失去了理性的调控和束缚，在尚未正式离婚之前就与情人私奔，结果使得自己陷入一团冲突与矛盾的乱麻之中，落得个无家可归的悲惨结局。细腻的人物心理描写是《安娜·卡列尼娜》的艺术魅力所在，作为红杏出墙的安娜具有爱与恨、期盼与绝望、信任与猜疑、勇敢与软弱等心理矛盾的多重性和复杂性：她既厌恶丈夫的沽名钓誉，认为他是不懂男女情爱的木偶和官僚机器，又有背弃丈夫，抛弃儿子的内疚和负罪感；既有勇于背叛封建婚姻伦理的羁绊，喊出"我要爱情"的勇气，又不能跨过被人抛弃的打击而表现出逃避的懦弱，隐喻了在资本主义思潮冲击下俄国人当时内心的矛盾与躁动。虽然《安娜·卡列尼娜》于1877年完成，但安娜的故事迄今仍旧具有很强的现实意义，安娜的悲剧是个性解放与传统法律、宗教、舆论的冲突，也是她个人内心中的恐惧、危机、被抛弃的孤独感和进退两难的困境导致她精神分裂，走向自我毁灭的结果。要么接受自己，要么不要走出围城，这是我希望所有婚外恋者记住的生存法则。

适合阅读的作品还有：法国福楼拜的《包法利夫人》；英国劳伦斯的《查泰莱夫人的情人》；美国霍桑的《红字》；日本渡边淳一的《失乐园》等。

三、亲子关系问题

父母与孩子的关系，其中最重要的是父母的教养方式是影响孩子心理健康非常重要的因素。经验表明，父母溺爱孩子或不愿意放手是最常见的问题。读一读纪伯伦的诗歌《你的孩子其实不是你的孩子》也许会有所启发。诗中这样写道：

你的孩子，其实不是你的孩子，
他们是生命对于自身渴望而诞生的孩子。
他们通过你来到这世界，却非因你而来，

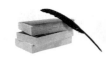

他们在你身边，却并不属于你。

你可以给予他们的是你的爱，却不是你的想法，

因为他们自己有自己的思想。

你可以庇护的是他们的身体，却不是他们的灵魂，

因为他们的灵魂属于明天，属于你做梦也无法达到的明天。

你可以拼尽全力，变得像他们一样。

却不要让他们变得和你一样，

因为生命不会后退，也不在过去停留。

你是弓，儿女是从你那里射出的箭。

弓箭手望着未来之路上的箭靶，

他用尽力气将你拉开，使他的箭射得又快又远。

怀着快乐的心情，在弓箭手的手里弯曲吧，

因为他爱一路飞翔的箭，也爱无比稳定的弓。

　　纪伯伦的这首诗告诉了天下父母如何处理亲子关系的一个原则：这就是放开抓紧孩子箭的手，让他朝前飞奔。

　　其他合适的阅读作品有：英国唐纳德·W.温尼科特的《妈妈的心灵课：孩子、家庭与外面的世界》，梅兰妮·克莱茵的《儿童精神分析》；美国塞尔玛·弗雷伯格的《魔法岁月：0～6岁孩子的精神世界》，约翰·布雷萧的《家庭会伤人》，亨利·马西的《情感依附》，朱迪·巴伦和肖恩·巴伦的《男孩肖恩：走出孤独症》；龙应台的《亲爱的安德烈》；日本河合隼雄的《孩子的宇宙》；瑞士维雷娜·卡斯特的《童话的心理分析》等。

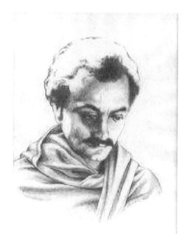

图8-8　纪伯伦

【拓展阅读】

　　1. 阅读日本村上春树的小说《挪威的森林》或看其同名电影，探讨作品对青少年恋爱与自我问题的心理健康教育意义。

　　2. 阅读美国作家杰罗姆·大卫·塞林格的《麦田里的守望者》，分析这部小说在青少年群体中流行的原因，讨论"麦田里的守望者"隐喻了什么？

【拓展训练】

1. 列举自己最喜欢的一部文学作品，对自己有何影响？写一篇自我阅读的心得体会，重点分析该作品中的哪个人物，或什么情节，或什么言语对话或词句最为触动自己内心的某种情结？

2. 通过广泛阅读梳理出针对某类心理问题（如青少年心理问题、人际关系问题、神经症）的文学作品处方清单。

3. 学唱《阿甘正传》电影歌曲：http：//www.9ku.com/geshou/510/pic.htm